新型冠状病毒肺炎影像学

2019-nCoV

XINXING GUANZHUANG BINGDU FEIYAN YINGXIANGXUE

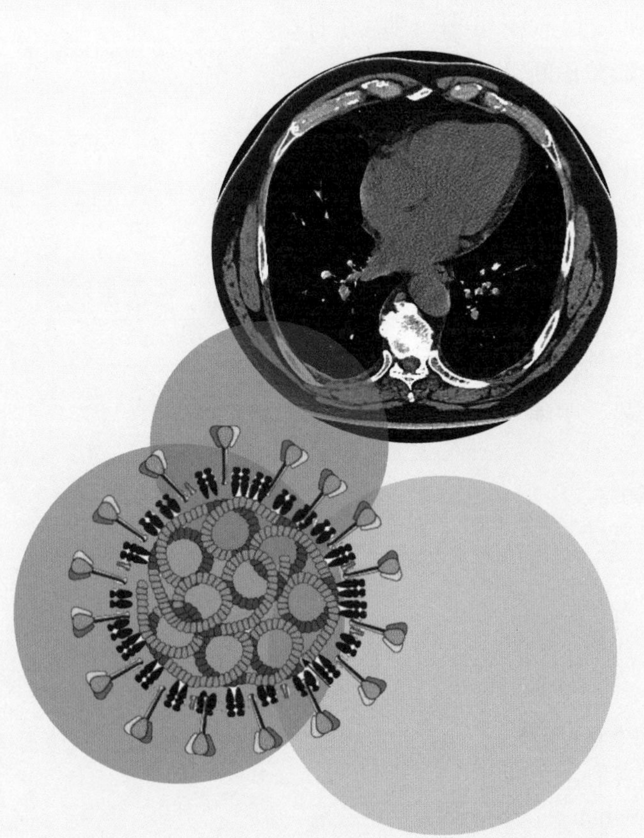

陆霓虹 杜映荣 白劲松 主编

云南出版集团
YNK 云南科技出版社
·昆明·

图书在版编目（CIP）数据

新型冠状病毒肺炎影像学 / 陆霓虹，杜映荣，白劲松主编 . —昆明 : 云南科技出版社，2020.8
ISBN 978-7-5587-2783-2

Ⅰ . ①新… Ⅱ . ①陆… ②杜… ③白… Ⅲ . ①日冕形病毒—病毒病—肺炎—影象诊断 Ⅳ . ① R563.104

中国版本图书馆 CIP 数据核字 (2020) 第 039058 号

新型冠状病毒肺炎影像学

陆霓虹　杜映荣　白劲松　主编

责任编辑：胡凤丽　赵敏杰
助理编辑：唐　慧　王首斌
整体设计：长策文化
责任校对：张舒园
责任印制：蒋丽芬

书　　号：ISBN 978-7-5587-2783-2
印　　刷：昆明亮彩印务有限公司
开　　本：889mm × 1194mm　1/16
印　　张：12.375
字　　数：200 千字
版　　次：2020 年 8 月第 1 版　　2020 年 8 月第 1 次印刷
定　　价：48.00 元

出版发行：云南出版集团公司　云南科技出版社
地　　址：昆明市环城西路 609 号
网　　址：http://www.ynkjph.com/
电　　话：0871-64192760

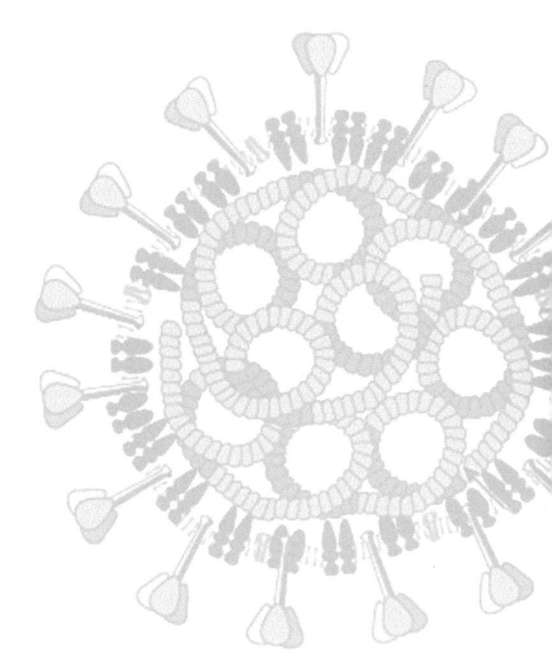

主编

陆霓虹　杜映荣　白劲松

副主编

李　翔　罗　壮　吴　磊　黄红丽　李　杰　董昭兴

高建鹏　李国忠　段劲宇　陈杨君　刘　勇

编委

焦官平　武昆利　欧阳兵　姜建杰　吕正煊　孙娅萍

夏加伟　王　佩　刘洪璐　杨永锐　郑　刚　王　辉

童晓燕　陈海云　陈苏云　沈凌筠　李海雯　徐肇元

李晓非　刘　才　岳云璇　方如意　杨继群　金　媛

杨　艳　寸新华　冯　程　刘　俊　吴爱辉　王　霖

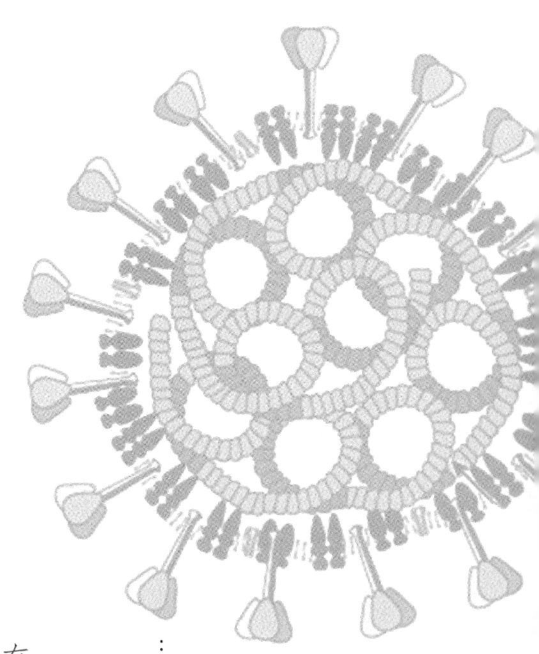

序

2019年底爆发的新型冠状病毒肺炎疫情持续至今已有三个月了，这是一次中华人民共和国成立以来从没有过的发病突然、传播迅速、波及面最广的传染病。疫情暴发后，广大医护人员成为最美的逆行者，他们用自己的生命诠释了什么是“白衣天使”。

昆明市第三人民医院是云南省收治“新冠肺炎”的定点医院，也是收治病人最多的医院。在与死神较量的日日夜夜里，他们充分发挥“大专科、小综合”的优势，集中呼吸、重症、传染、心脏、结核、影像的学科优势，不断探索影像学特点和规律，对指导临床诊治尤其是重症病例救治起到了重要作用。

为加强对新型冠状病毒肺炎的规范诊疗，提高对该类疾病的诊治能力，陆霓虹、杜映荣、白劲松教授在总结临床实践的基础上，主编《新型冠状病毒肺炎影像学》一书。本书概述了新型冠状病毒的发病机理、临床分类和影像学表现，详述了“新冠肺炎”的影像学诊断方法，由于所有影像学资料均来自作者实践，更显得弥足珍贵。为提高临床鉴别诊断水平，本文还介绍了其与甲流及乙流等病毒感染所导致的肺炎影像学的诊断和鉴别诊断的要点。

对于“新冠肺炎”的诊断，影像学特征性改变与核酸检查同等重要，不可或缺，这已成为专家共识。本书作者长期从事呼吸系统疾病的临床及科研工作，是此次收治新型冠状病毒肺炎患者的一线工作者。作者为编写本书参考了大量国内外文献资料，内容科学、新颖，具有良好的实用性、科学性、指导性。本书可供医学院校临床教学以及呼吸科、传染科、影像学科、疾病预防控制中心人员和基层卫生人员参考使用。

《新型冠状病毒肺炎影像学》一书的出版，为新型冠状病毒肺炎的影像学诊断提供了最新、最系统的指导。我相信本书将为云南省新型冠状病毒肺炎的防治做出可贵贡献。在此，我表示衷心的祝贺！也愿意将本书介绍给广大医护人员。

王仁平

云南省医院协会呼吸内科管理专委会主任委员

昆明医学会呼吸疾病内科专业委员会主任委员

2020 年 3 月 4 日

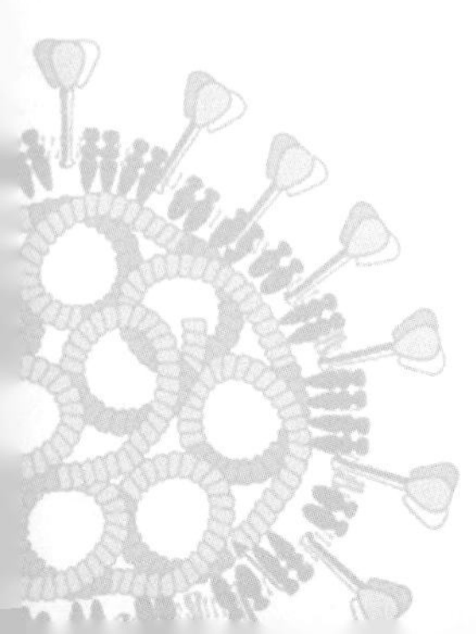

专家简介

Introduction of experts

陆霓虹

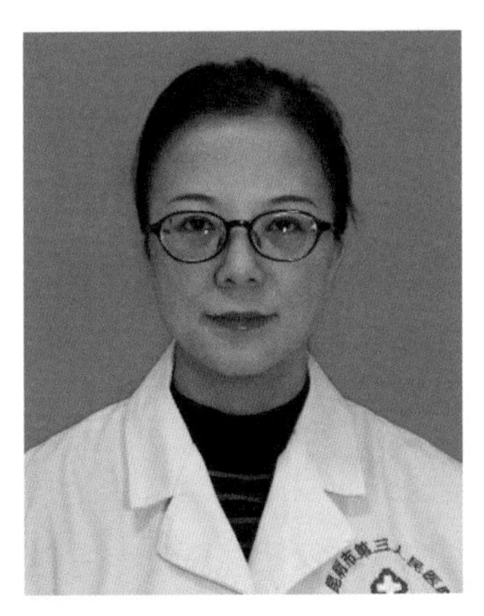

呼吸内科副教授，副主任医师，医学博士，硕士研究生导师，昆明市第三人民医院呼吸与危重症科主任。云南省医学会呼吸病学分会青年委员会委员，云南省医师协会呼吸病分会委员，中国医药教育协会介入微创呼吸分会委员，中国西南微创介入联盟副理事长，昆明市医学会呼吸病学分会委员，云南省抗癌协会康复会常务委员。云南省结核病学学科带头人，昆明市科技局中青年学术与技术后备人选，昆明市卫计委“十、百、前工程”学术与技术带头人，昆明市官渡区科技局学术与技术带头人。《中国医药导报》审稿专家。承担国家自然课题1项，多项省市级科研项目，结题5项，发表SCI论文8篇，核心期刊论文20余篇，获得专利4项，出版医学专著4部。获得云南省科技进步奖三等奖1项，昆明市科技局科技进步二等奖1项。担任大理大学内科学讲师、昆明医科大学内科学讲师。

从事呼吸内科临床诊疗十余年，擅长呼吸内镜介入治疗及呼吸系统疑难疾病的临床诊疗，开展结核介入治疗，包括支气管镜球囊扩张、冷冻、氩气刀等，目前已开展肺结节及气管支气管结核镜下微创治疗1700余例。运用昆明市第三人民医院引进的云南省首台“电磁导航支气管镜”开展介入治疗，提高了医院肺微小结节的鉴别诊断和肺结核精准诊疗的能力。

专家简介

Introduction of experts

杜映荣

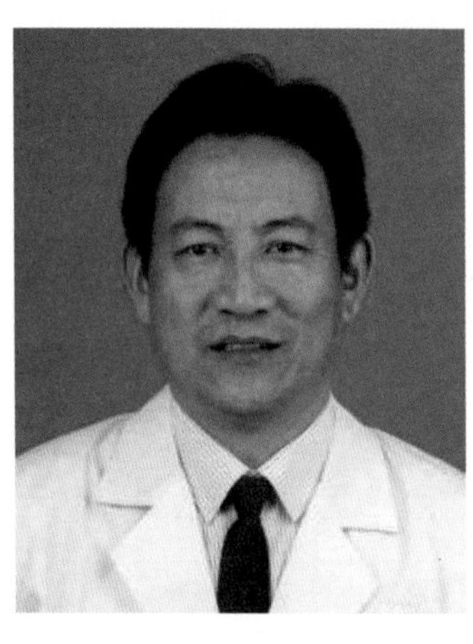

昆明市第三人民医院院长、心血管内科主任医师、昆明医科大学教授、大理大学教授、云南省传染性疾病诊疗质量控制中心主任、大理大学硕士生导师、中国老年学会心脑血管病专业委员会委员、云南省医学会心血管病学分会委员、云南医师协会心内科医师分会常委、云南医师协会高血压医师分会常委、云南省医师协会老年重症医师分会常委、云南省医师协会继续医学教育分会常委、云南省卫生科技教育管理协会理事、云南省生物医药研究会医学专业委员会常委、省市级医疗事故鉴定专家组成员、昆明市心内科临床知名专家。1997—2000 年就读于昆明医学院心血管内科研究生班，2012—2014 年就读澳大利亚弗林德斯一南开大学医院管理研究生。多次获得昆明市卫生系统先进工作者称号，2005 年个人获得“云岭先锋工程党员先锋模范岗”，并被昆明市人民政府授予“昆明市十佳医生”的光荣称号。主持参加多项科研课题，主编出版医学专著 3 部，在省级以上杂志发表科研论文 20 余篇。

对高血压、冠心病、高脂血症、心力衰竭等心血管疾病的诊治有较丰富的临床经验。

专家简介

Introduction of experts

白劲松

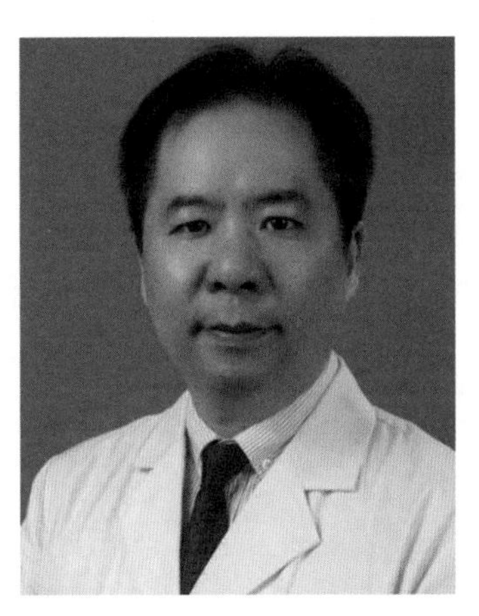

昆明市第三人民医院副院长、主任医师、教授、硕士研究生导师，昆明医科大学、大理大学兼职教授、云南省艾滋病临床诊疗专家组成员、云南省防痨协会副理事长、云南省医师协会感染科医师分会副主任委员、云南省传染病质量控制中心副主任委员、昆明市传染病质量控制中心副主任委员、昆明市第七批学术和技术带头人、第八批昆明市有突出贡献优秀专业技术人员。主持或参与多项科研课题：国家自然基金课题 1 项，国家重大科技项目 3 项，云南省级课题 1 项，昆明市市级科技课题 6 项。获“中国西部地区优秀科技图书一等奖”，“昆明市科学技术进步二等奖”1 项，“昆明市科学技术进步三等奖”5 项。撰写专著 6 部 、省级以上刊物发表论文 50 余篇，其中 SCI 收录 2 篇。

擅长内科常见多发性疾病的诊治及急危重症疾病的救治。

目录

CONTENTS

附录／105

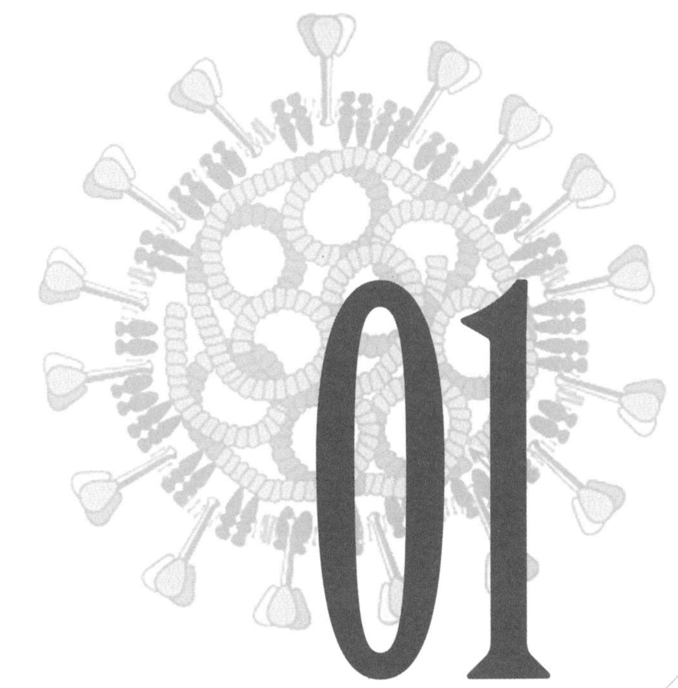

第一章 呼吸系统正常影像解剖

编写：陆霓虹

第一节　概述

一、影像学的起源及发展、应用

（一）X 射线的起源

X射线实质上是一种比光波更短的电磁波，它不仅在医学中用途广泛，成为人类战胜许多疾病的有力武器，而且还为今后物理学的重大变革提供了重要证据。因为这些原因，在1901年诺贝尔奖的颁奖仪式上，发现X射线的伦琴为世界上第一个荣获诺贝尔奖物理奖的人。人们为了纪念伦琴，故将X射线命名为伦琴射线。随后X射线为医学诊断及发展做出极大贡献。

（二）CT 技术的发展

随着现代影像学的进步，电脑断层扫描（computed tomography，CT ）技术有了极大发展。它是用X射线照射人体，由于人体内不同的组织或器官拥有不同的密度与厚度，故对X射线产生不同程度的衰减作用，从而形成不同组织或器官的灰阶影像对比分布图。通过对比分布图进而以病灶的相对位置、形状和大小等改变来判断病情。由于有电脑的辅助运算，所以CT所呈现的为断层切面且分辨率高的影像，在临床诊断应用中具有良好价值。X线及CT在呼吸系统疾病诊断中具有重要作用，X线图像可反映正常与病变组织的密度，如高密度和低密度，但没有量的概念。CT图像不仅以不同灰度显示其密度的高低，而且还可依组织对X线的吸收系数说明其密度高低的程度，具有一个量的概念。CT值代表X线穿过组织被吸收后的衰减值。

每种物质的CT值等于该物质的衰减系数与水的衰减系数之差再与水的衰减系数相比之后乘以1000。即：某物质CT值=1000×（u-u水）/u水。单位名称为HU（Hounsfield Unit）。人体组织的CT值范围从空气的-1000HU到骨皮质+1000HU，共有2000个CT值。空气的CT值最低为-1000HU；脂肪的CT值为-50至-100；水的CT值为0（±10）HU；软组织的CT值为20～50HU；骨皮质的CT值最高，为1000HU。总之，组织密度高，则CT值大，反之亦然。常见病变CT值：渗出液>18±2HU；漏出液<18±2HU；炎性包块0～20HU；囊肿+15HU至-15HU；肺癌平均40HU；结核病灶约60。通过这个量的进一步精确划分，使CT的准确性较X线具有明显提高。

了解X片及CT的基本原理，使临床医师进一步掌握影像解剖学，学习影像解剖位置，对临床医师判断呼吸系统疾病具有重要作用。通过运用X片及CT检查结果对肺内病灶进行初步定位及了解，判定病情性质及严重程度，避免漏诊及误诊具有明显临床意义。熟练掌握X片及胸部CT的读片知识，通过断层及不同层面的CT定位及扫描，对呼吸科医师及传染病临床医师进一步进行病情判断、呼吸道疾病诊断及鉴别诊断、开展对症治疗具有重要意义。

二、肺的解剖结构

肺（lung）的形态为圆锥形，分为一尖（肺尖）：向上经胸廓上口突至颈根，超出锁骨内侧1/3上方2～3cm。一底（膈面）；二面（纵隔面、肋面）：纵隔面亦称内侧面，肋面隆突，与肋和肋间隙相贴；三缘（前缘、后缘、下缘）：肺前缘介于肋面和纵隔面之间，较锐利。下缘也介于肋面和纵隔面之间，亦较锐利，肺后缘钝圆。肺分为左肺、右肺。左肺为两叶，由斜裂进行划分。右肺为三叶，由斜裂及水平裂进行划分（图1-1-1）。气管分为左右支气管进入左右两肺进行气体交换（图1-1-2）。

主支气管在肺门处分出肺叶支气管（lobar bronchi），肺叶支气管入肺后再分出肺段支气管（segmental bronchi）。肺段支气管再反复分支，越分越细，呈树枝状，称支气管树（bronchial tree）。右主支气管入肺门后即由后外侧发出短的上叶支气管，本干继续下行进入斜裂称中间支气管，中间支气管又分为右肺中叶、下叶支气管。左主支气管入肺门后分为左肺上、下叶支气管，分别进入左肺上、下叶（图1-1-3）。

右肺上叶支气管分为三支，尖、后、前段支气管。右肺中叶支气管分为两支，即外侧段及内侧段支气管。右肺下叶支气管分为5支，即上段（背段）、内侧底段、外侧底段及前底段、后底段支气管。左肺上叶支气管分为四支，即尖后前段及舌段支气管，左肺下叶分为上段（背段）、内侧底段、外侧底段及前底段、后底段。内侧底段与前底段支气管常为共干，外侧底段与后底段支气管常为共干（图1-1-4）。

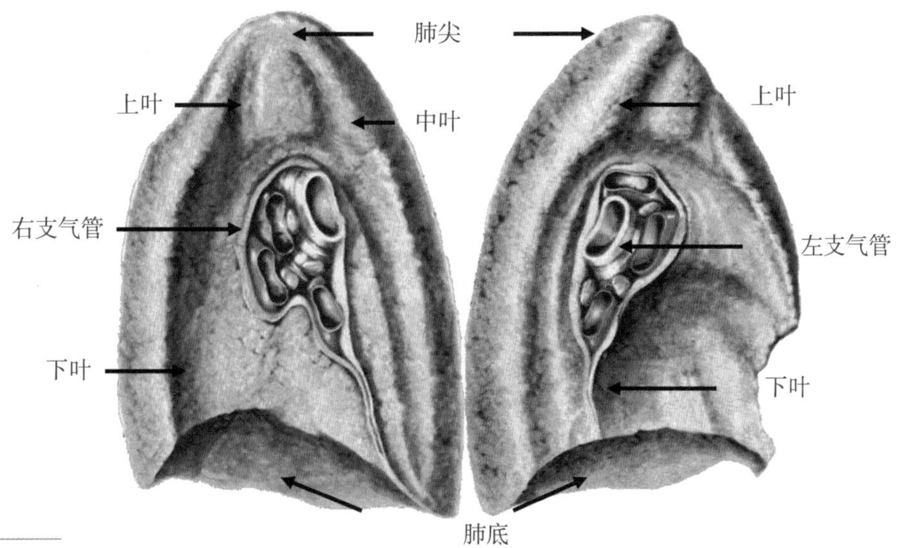

图 1-1-1 右肺、左肺内侧面

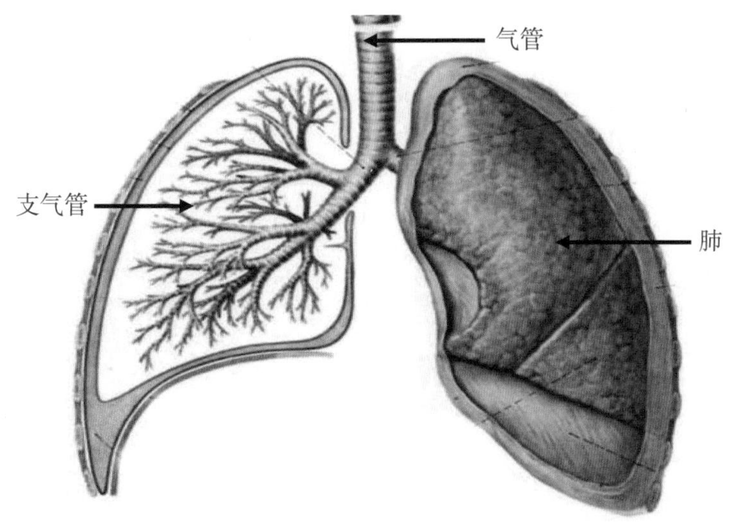

图 1-1-2 肺部解剖结钩

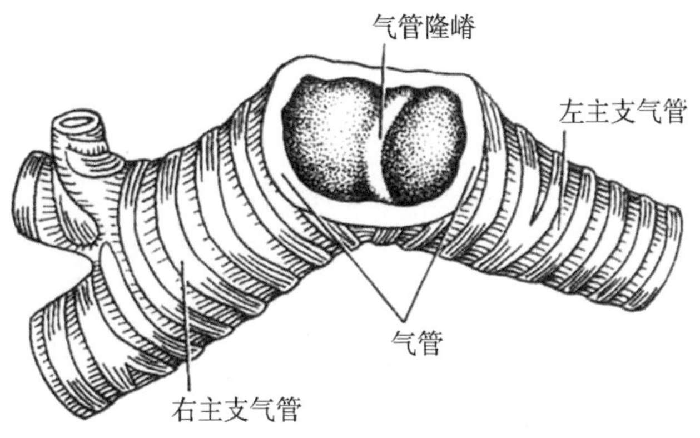

图 1-1-3 肺叶支气管解剖结构

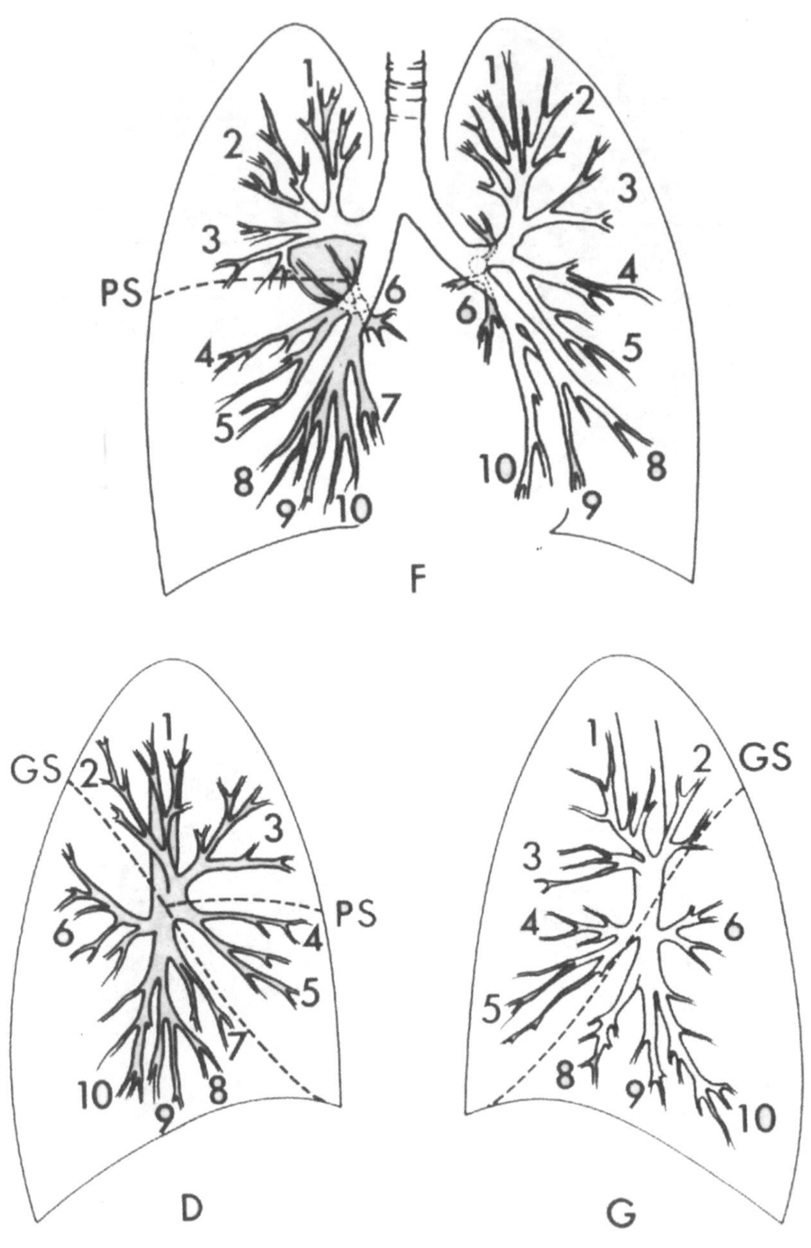

图 1-1-4 支气管分段解剖结构图

支气管肺段（bronchopulmonary segment）简称肺段（S）是每一个肺段支气管及其分支分布区肺组织的总称，无论是形态上或是功能上都可作为一个单位。每一个肺段均呈圆锥形，尖向肺门，底朝向肺底面。左、右肺通常有10个段，左肺有时与相邻的肺段支气管共干，两肺段合并，故左肺常为8个段。肺段解剖在临床上具有重要意义（图1-1-5 ~ 图1-1-8）。

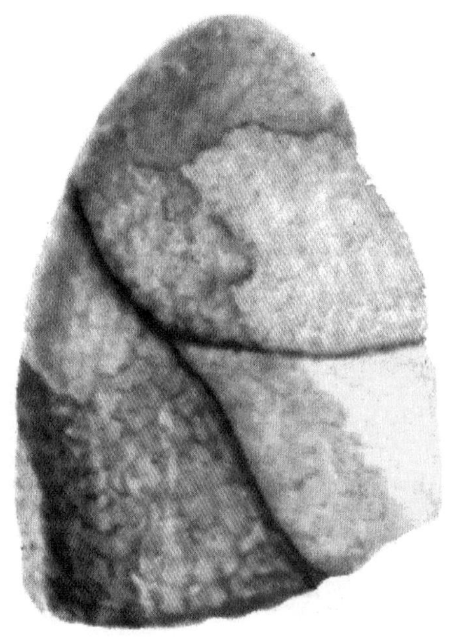
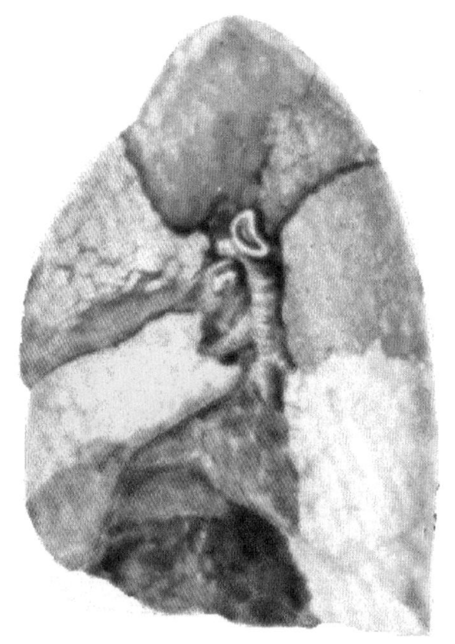

图 1-1-5 右肺肺段解剖

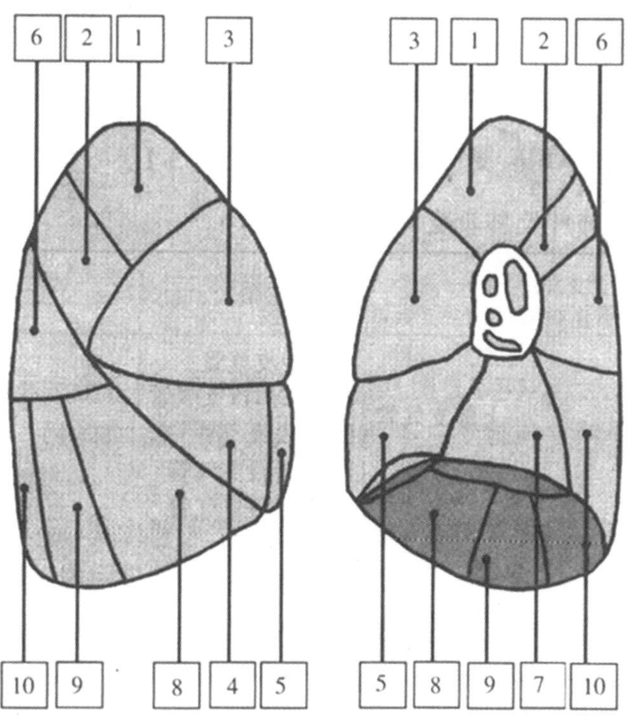

图 1-1-6 右肺肺段解剖

备注：1 尖段；2 后段；3 前段；4 中叶外侧段；5 中叶内侧段；6 上段（背段）；7 内侧底段；8 前底段；9 外侧底段；10 后底段

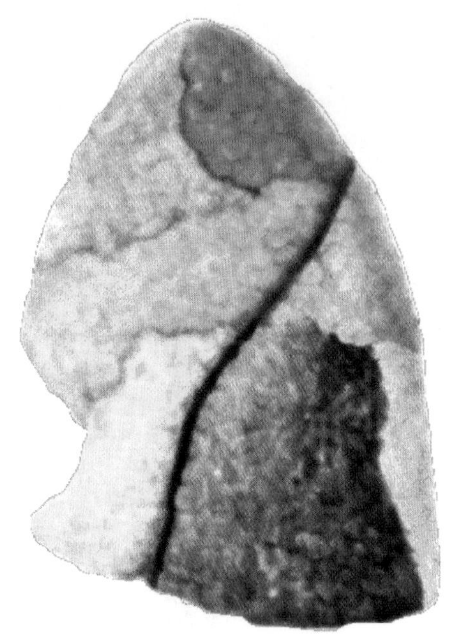
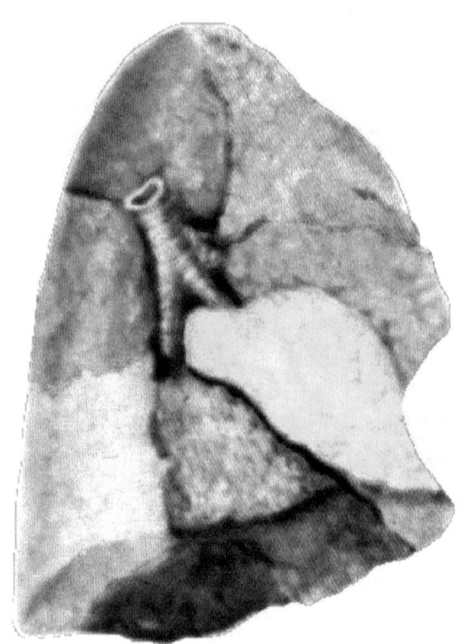

图 1-1-7 左肺肺段解剖

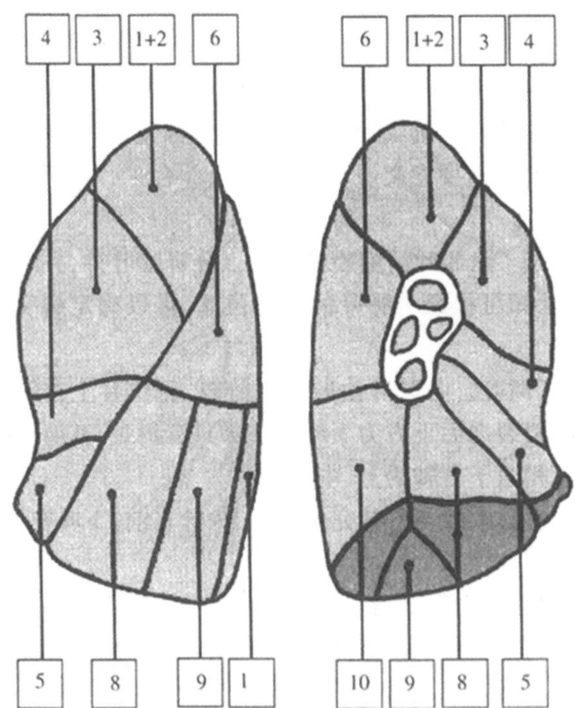

图 1-1-8 左肺肺段解剖

备注：1 尖段；2 后段；1+2 尖后段；3 前段；4 上舌段；5 下舌段；6 上段（背段）；7 内侧底段；8 前底段；9 外侧底段；10 后底段

三、气管的解剖结构

下呼吸道自气管向下逐渐分支，通常一分为二，每分一支，其总面积比上一级至少大20%左右。从气管到末梢，通常分为23级。气管位置在颈椎C6至胸椎T5、T6之间，全长10 ~ 12cm，前后径1.5 ~ 2.0cm，左右径2.0 ~ 2.5cm，分叉位于胸椎T5上部，胸骨角或稍下，气管软骨环14 ~ 16个。右主支气管短而宽，偏斜较小，气管插管或异物易进入；左主支气管与轴线偏斜较大，但较细而长，引流效果差而易发生支气管扩张（见图1–1–9）。气管及支气管、亚段命名了解后进一步需掌握解剖学结构（见图1–1–10）。

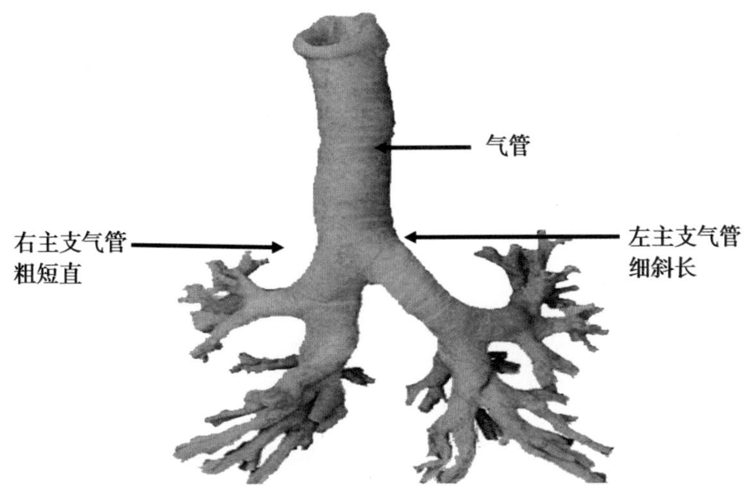

图 1–1–9 气管的解剖结构

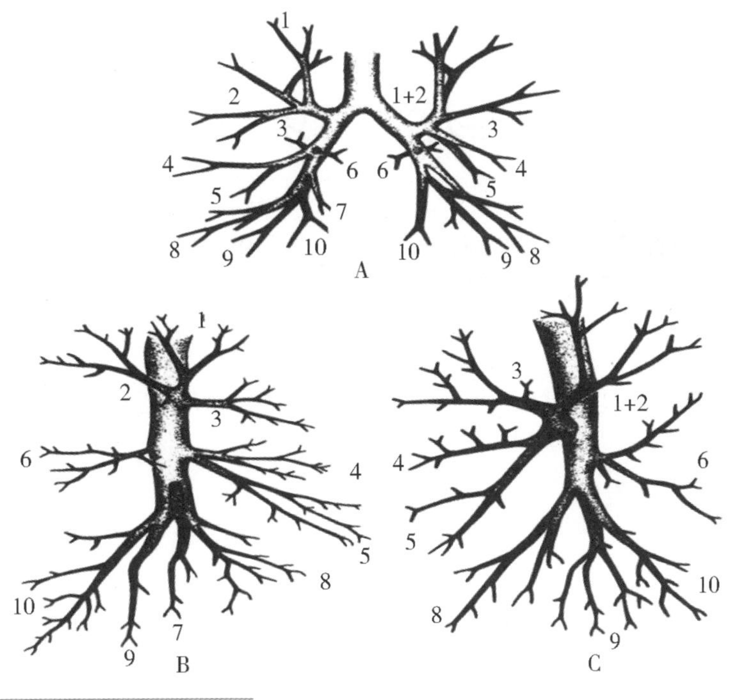

图 1–1–10 支气管分支示意图（A 正位 B 右侧位 C 左侧位）

四、左右支气管及亚段分支命名

只有完整了解左右两肺的支气管压段及分支命名，才能掌握左右支气管及亚段分支横断面解剖影像。

右肺

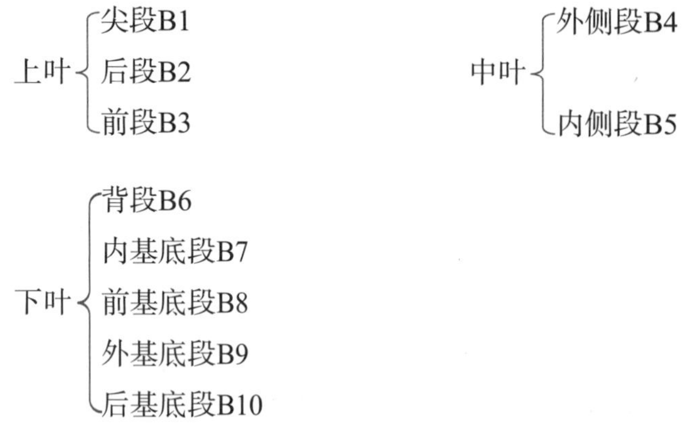

左肺

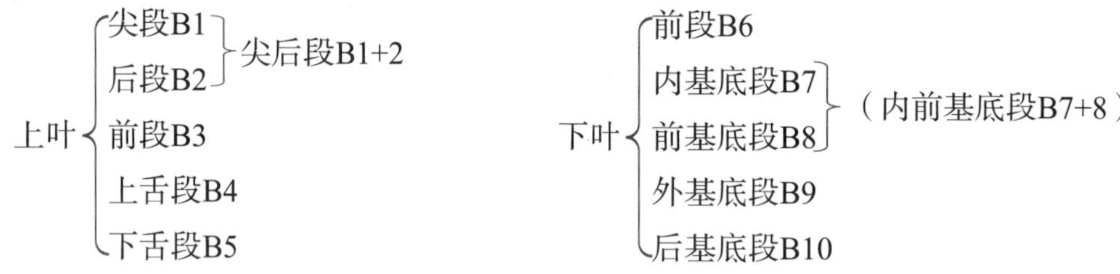

第二节　正常呼吸系统X射线摄影胶片影像

一、气管、支气管X片影像图

胸部X射线摄影胶片可见气管分为左右主支气管进入肺门，右主支气管分为上、中、下叶支气管，左主支气管分为上、下叶支气管（图1-2-1 ~ 图1-2-4）。

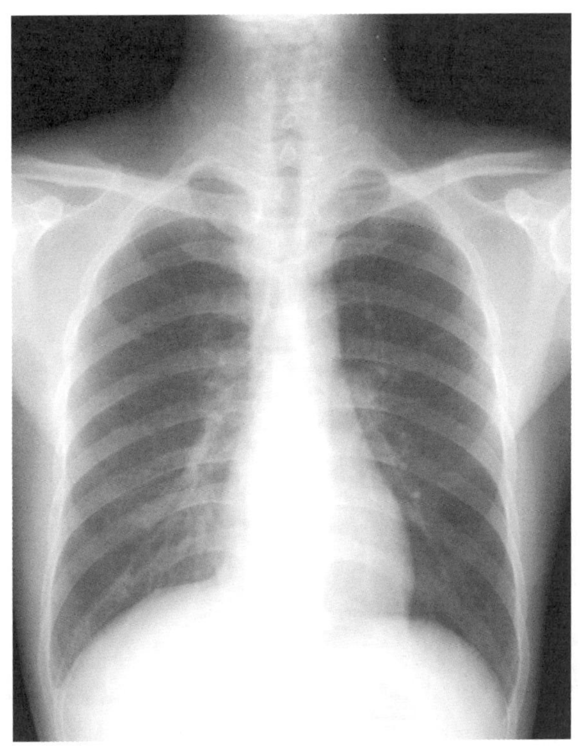

图 1-2-1 气管影像解剖图

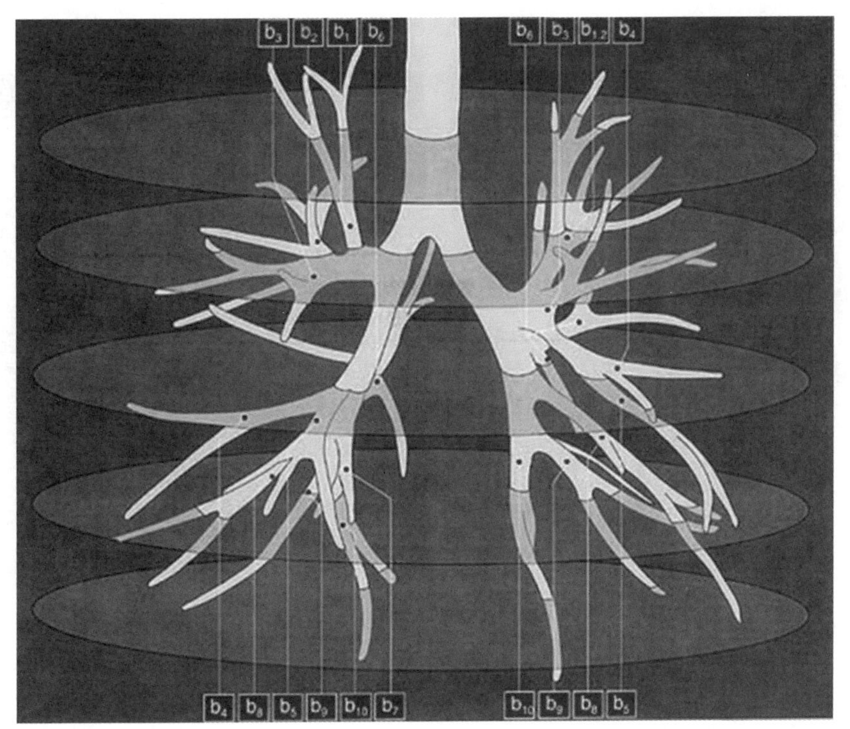

图 1-2-2 左右支气管及亚段分支横断面解剖命名

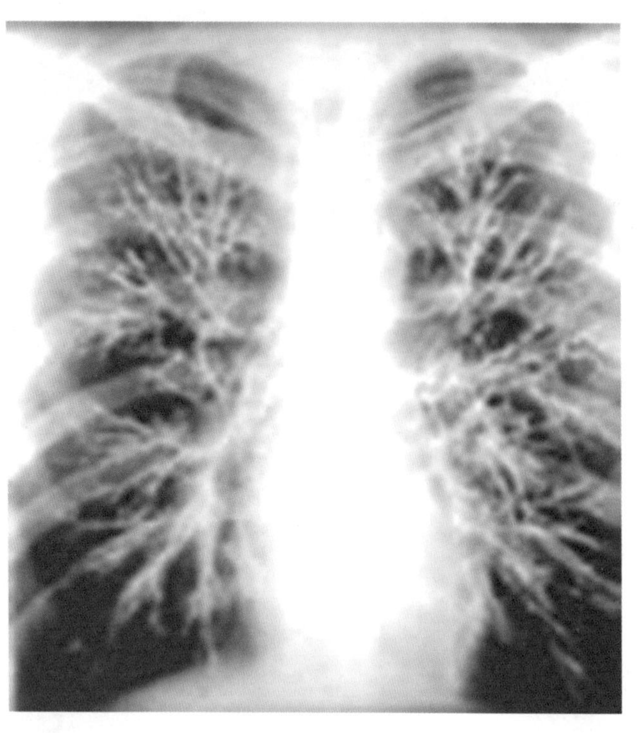

图 1-2-3 左右支气管及亚段分支造影示意图

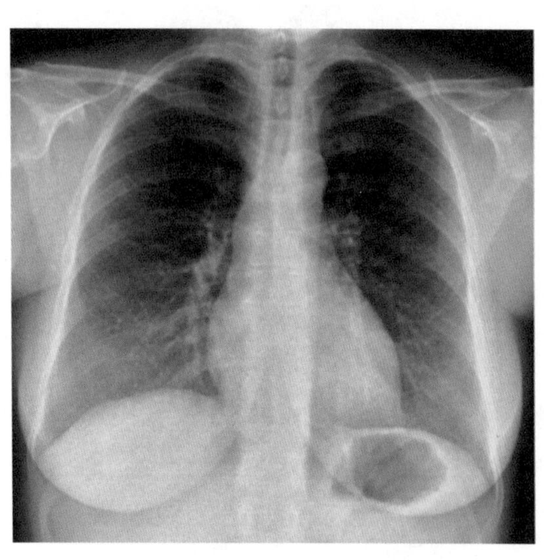

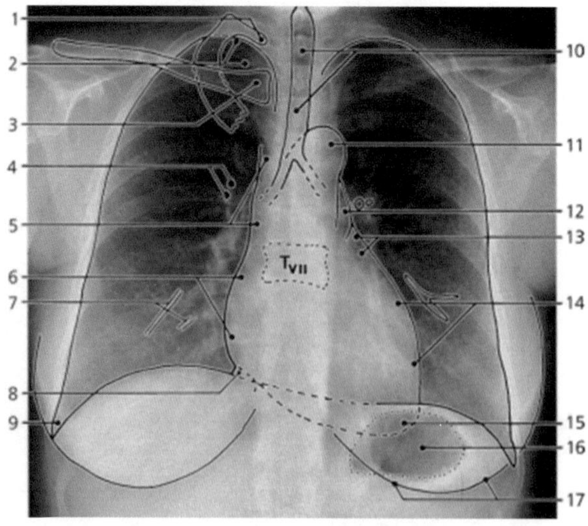

图 1-2-4 胸部 X 射线摄影胶片影像解剖图

1. 第一肋骨头
2. 肺尖
3. 锁骨胸骨末端
4. 支气管和肺血管
5. 上腔静脉
6. 右心房
7. 肺血管
8. 下腔静脉
9. 肋隔沟
10. 气管
11. 主动脉弓
12. 肺动脉干
13. 左心耳
14. 左心室
15. 心尖
16. 胃底空气
17. 乳房

二、左肺、右肺X射线摄影胶片影像解剖（详见图1-2-5～图1-2-10）

（一）右肺

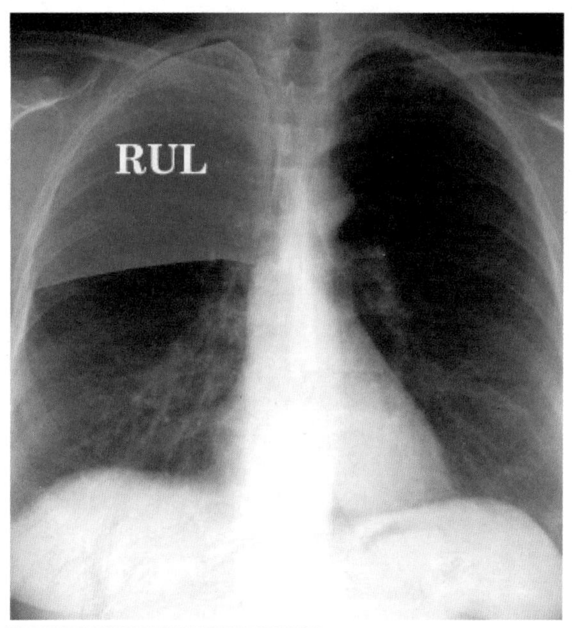

图 1-2-5 右上叶

（right upper lobe, RUL）

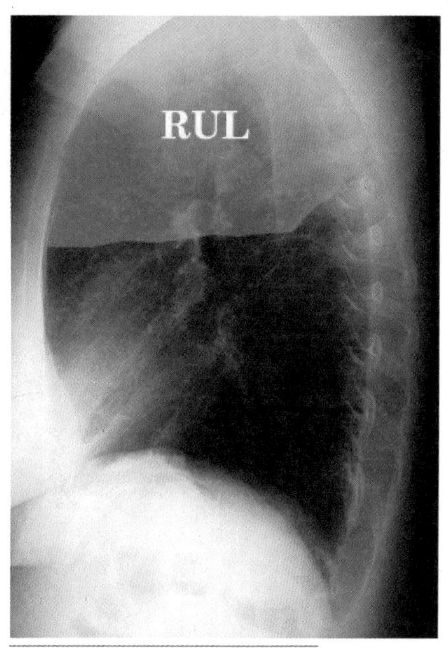

图 1-2-6 右上叶

（right upper lobe,RUL）

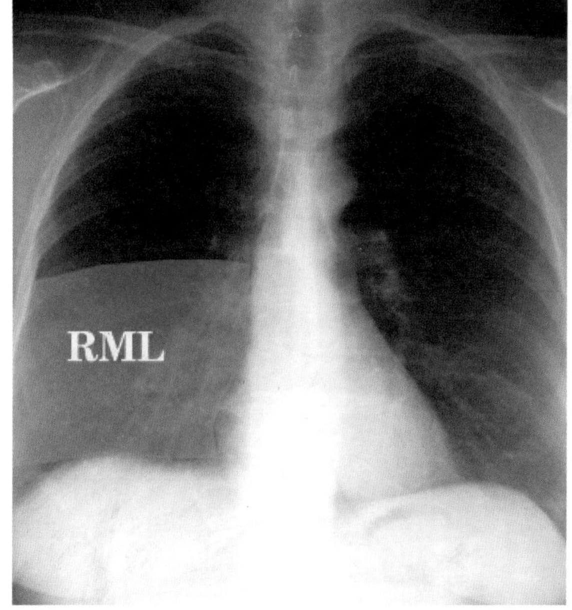

图 1-2-7 右中叶

（right middle lobe,RML）

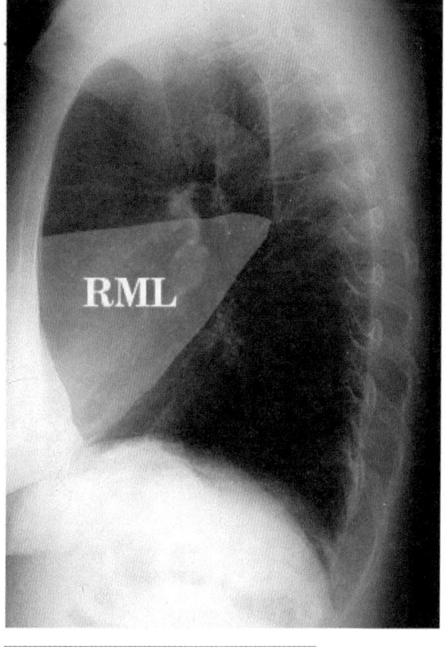

图 1-2-8 右中叶

（right middle lobe,RML）

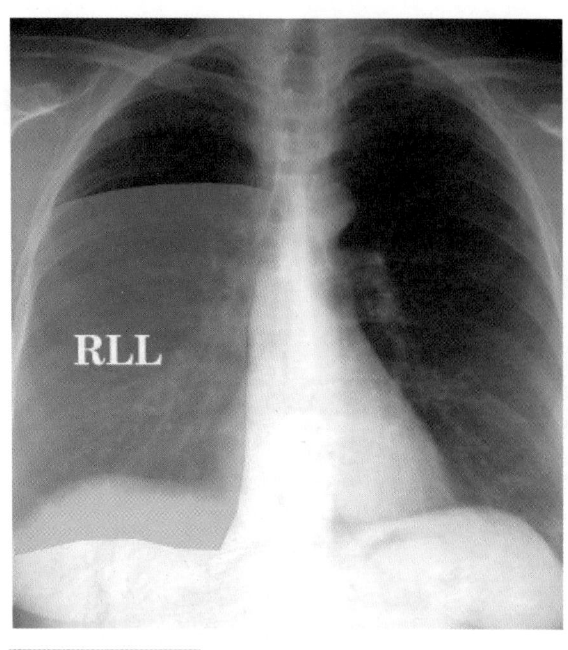

图 1-2-9 右下叶

(right lower lobe,RLL)

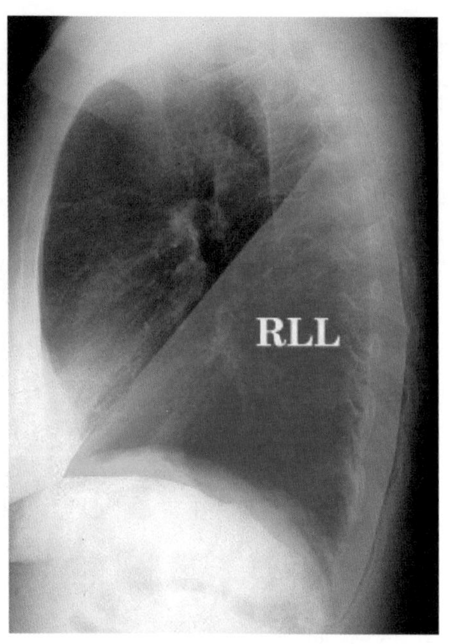

图 1-2-10 右下叶

(right lower lobe RLL)

(二) 左肺 (见图 1-2-11 ~ 图 1-2-14)

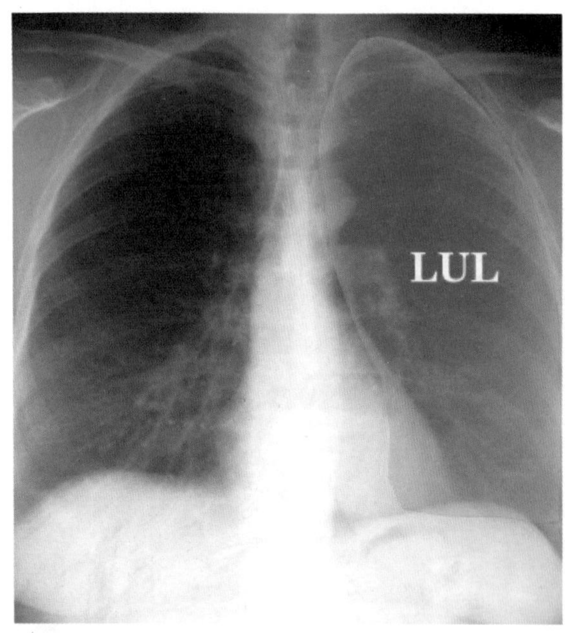

图 1-2-11 左上叶

(left upper lobe,LUL)

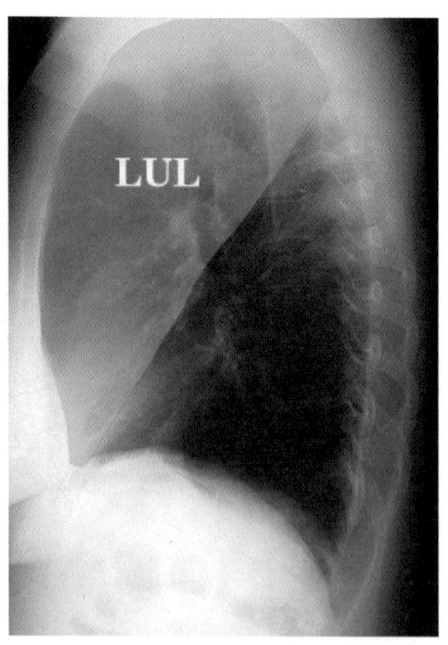

图 1-2-12 左上叶

(left upper lobe,LUL)

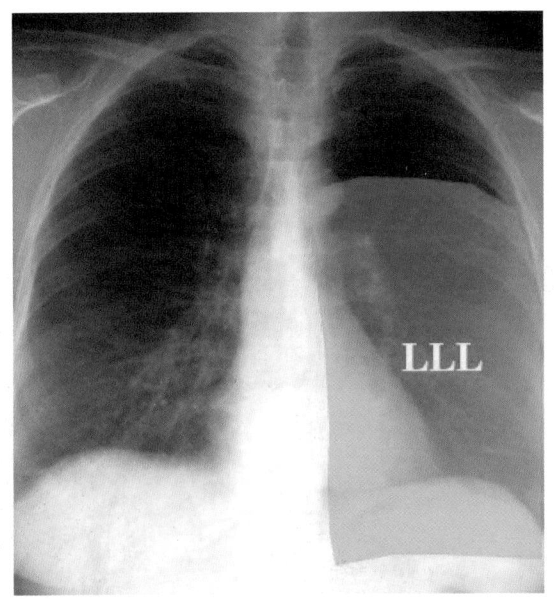

图 1-2-13 左下叶

（left lower lobe,LLL）

RLL

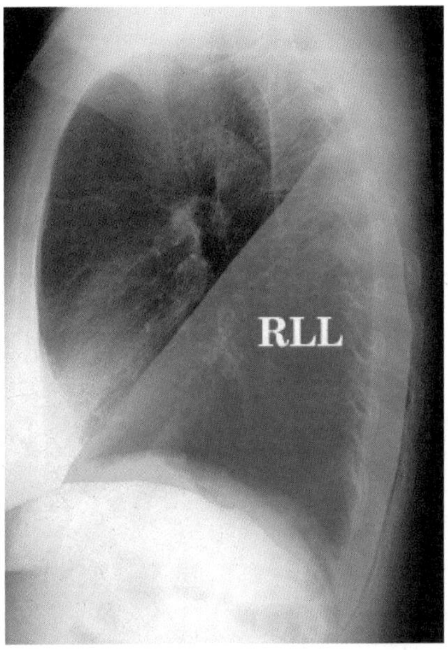

图 1-2-14 左下叶

（left lower lobe,LLL）

（三）正常左右肺斜裂、水平裂对应影像（见图 1-2-15）

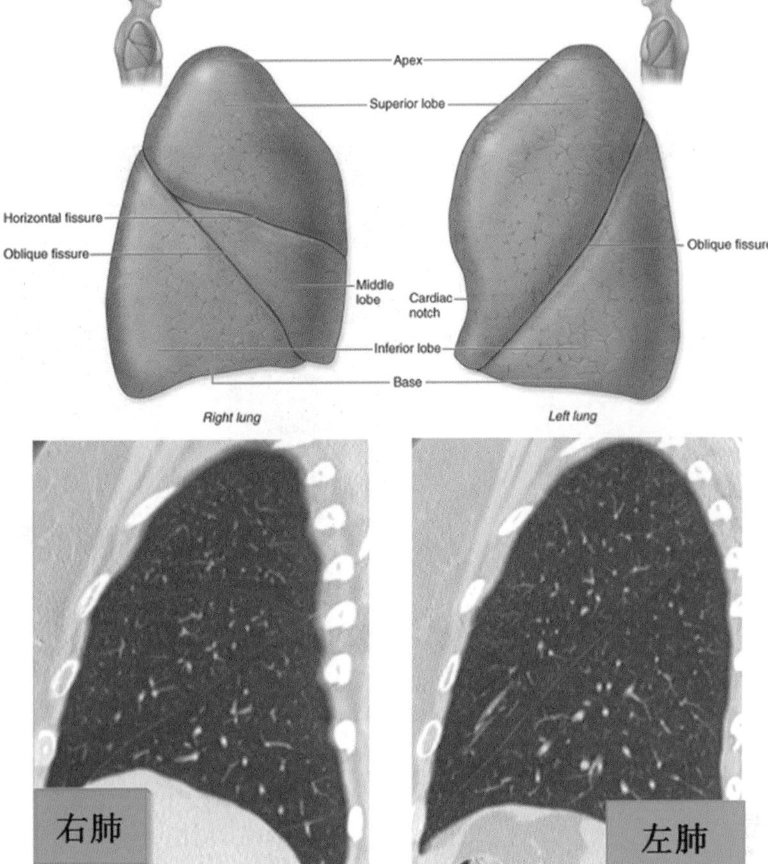

图 1-2-15 正常左右肺斜裂、水平裂对应影像

三、气管支气管及亚段在胸部X射线摄影胶片上的正常影像解剖

（一）右肺支气管分段（见图1-2-16～图1-2-25）

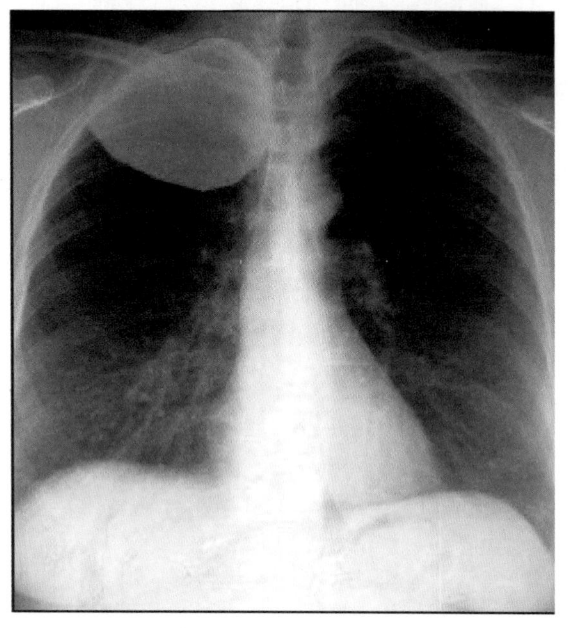

图1-2-16 尖段B1

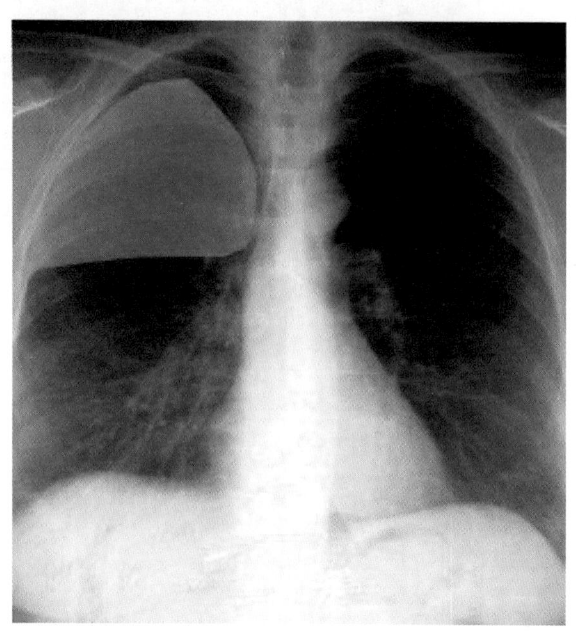

图1-2-17 后段B2

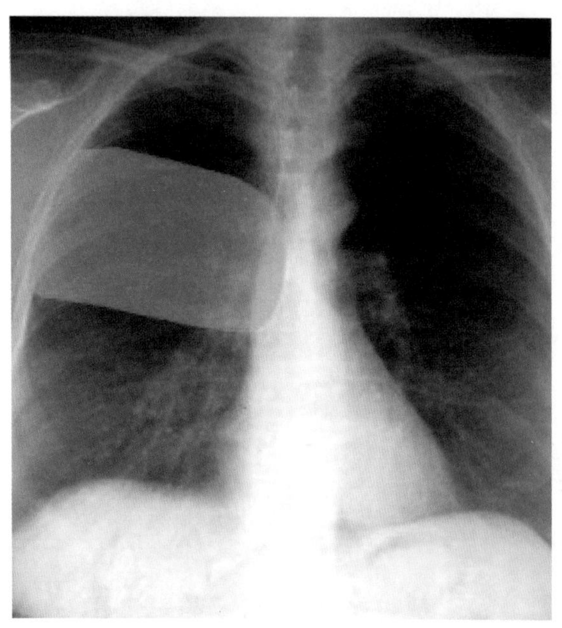

图1-2-18 前段B3

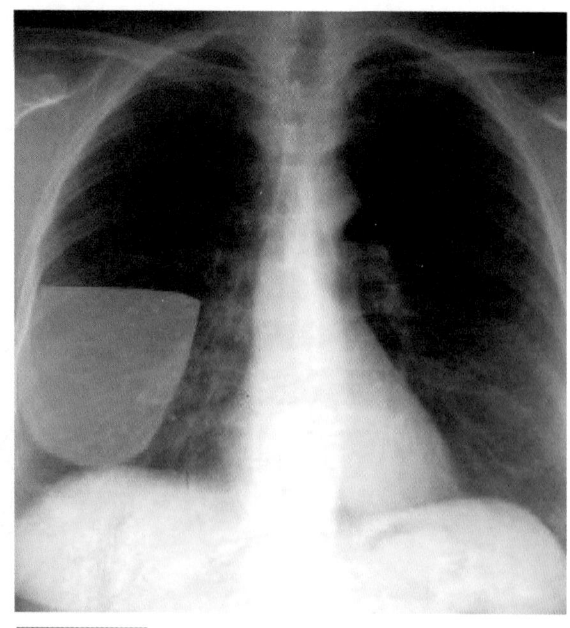

图1-2-19 外侧段B4

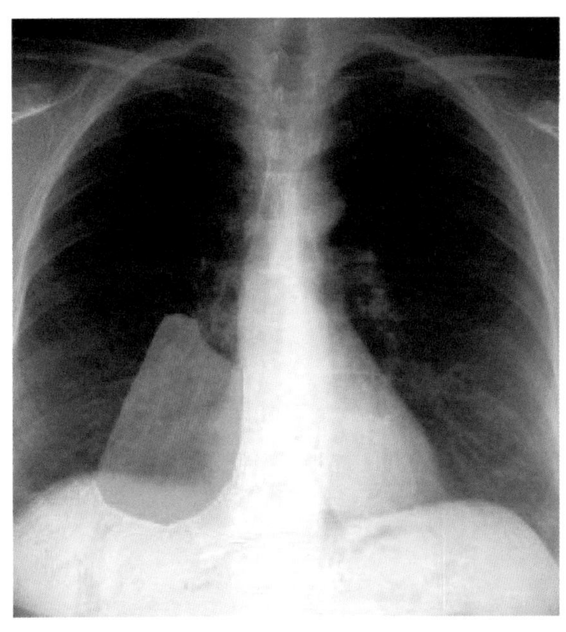

图 1-2-20 内侧段 B5

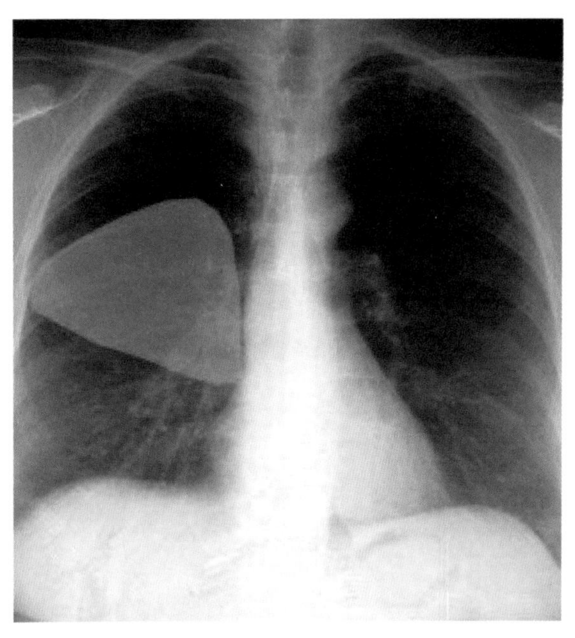

图 1-2-21 背段 B6

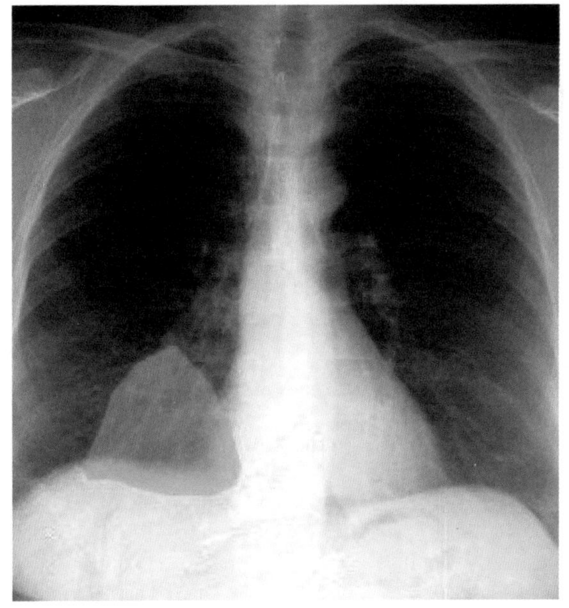

图 1-2-22 内基底段 B7

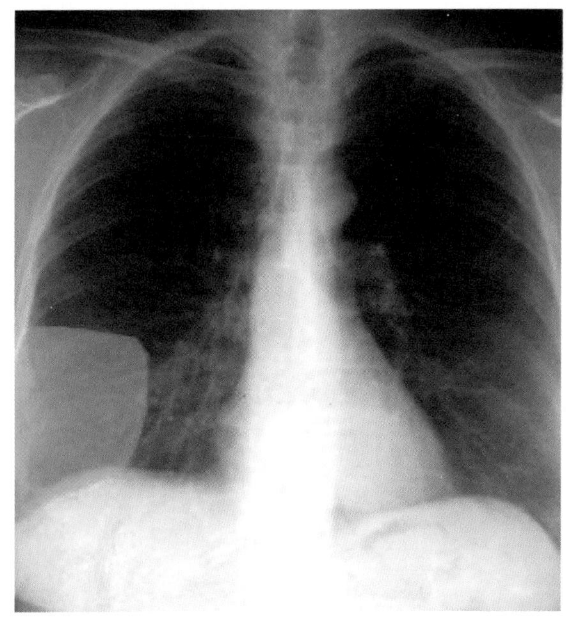

图 1-2-23 前基底段 B8

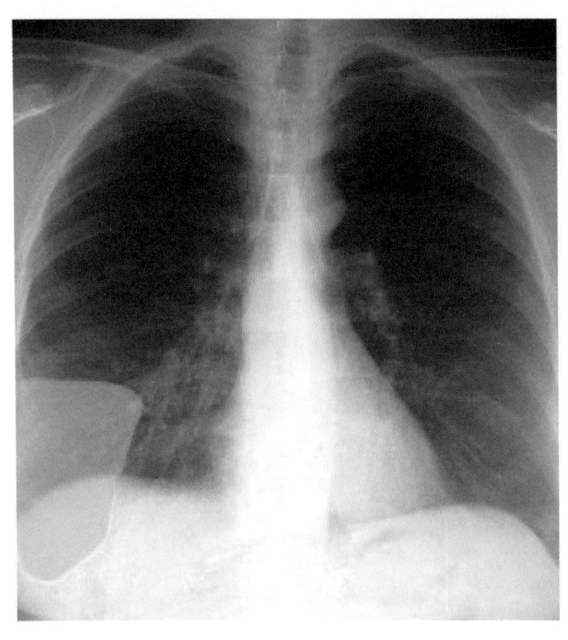

图 1-2-24 外基底段 B9

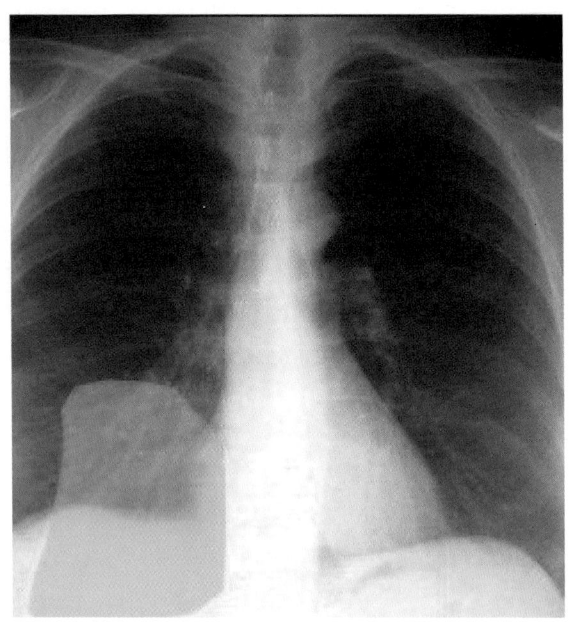

图 1-2-25 后前基底段 B10

（二）左肺支气管分段（见图 1-2-26 ～图 1-2-33）

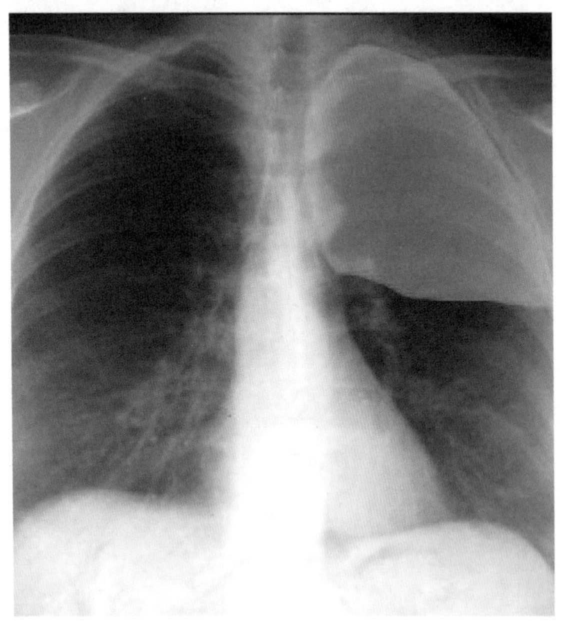

图 1-2-26 尖后段 B1+2

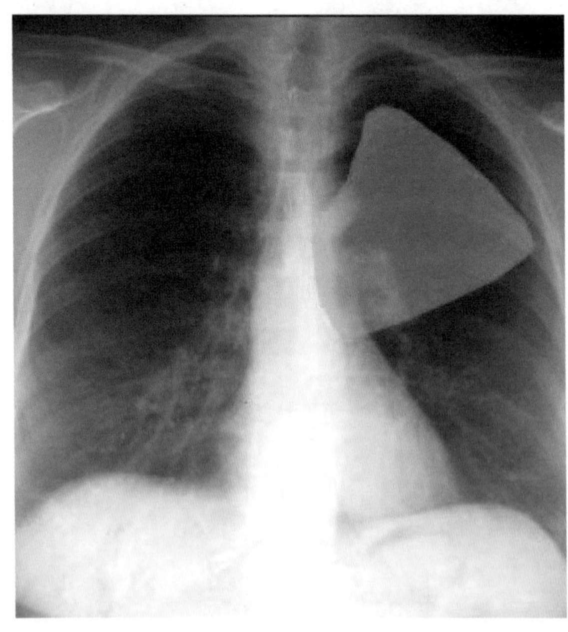

图 1-2-27 前段 B3

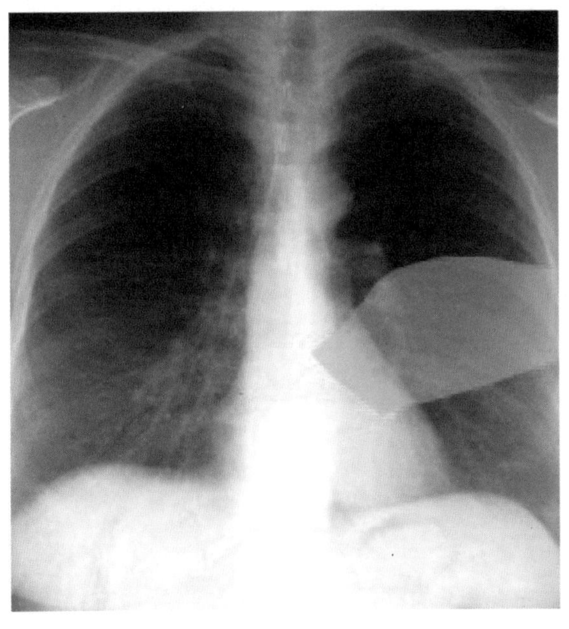

图 1-2-28 上舌段 B4

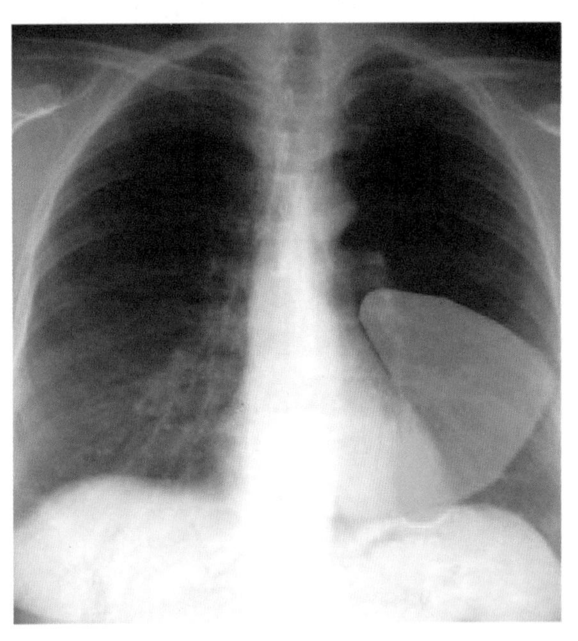

图 1-2-29 下舌段 B5

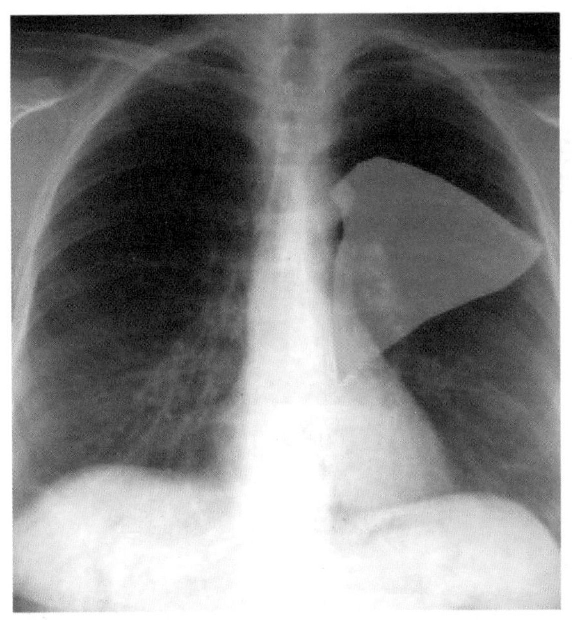

图 1-2-30 背段 B6

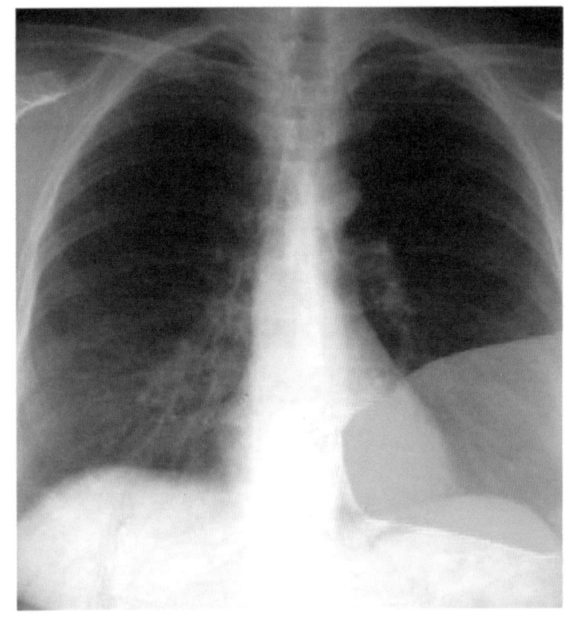

图 1-2-31 内前基底段 B7+8

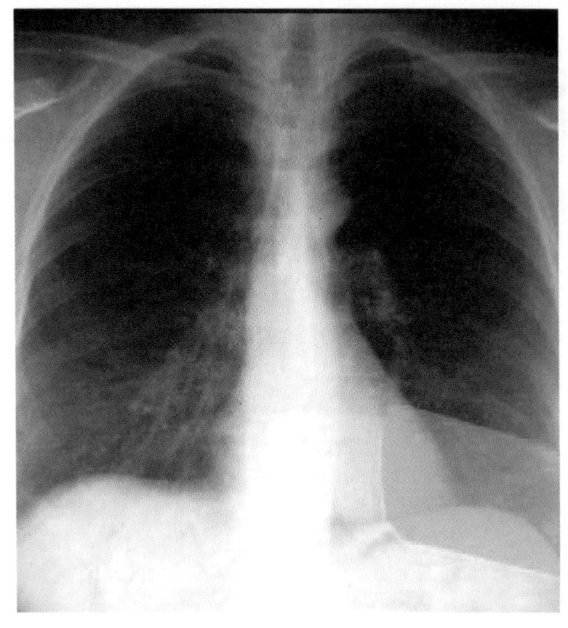

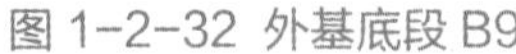

图 1-2-32 外基底段 B9

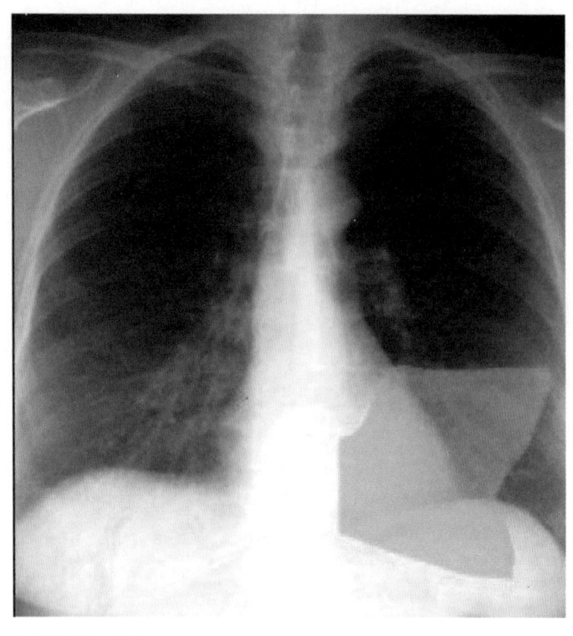

图 1-2-33 后基底段 B10

第三节 正常呼吸系统CT影像

支气管及亚段分支对应CT解剖影像见图1-3-1所示。

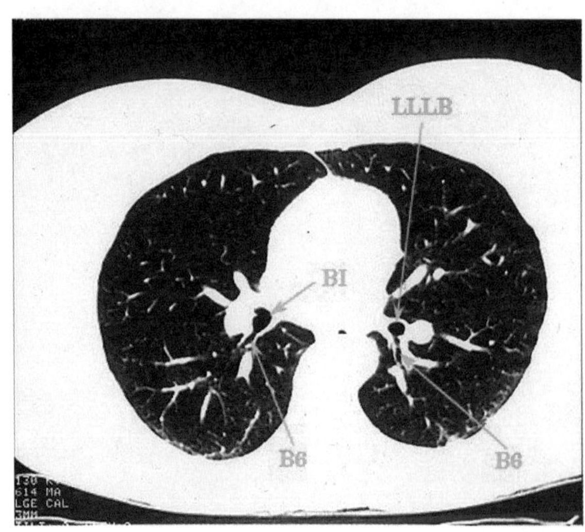

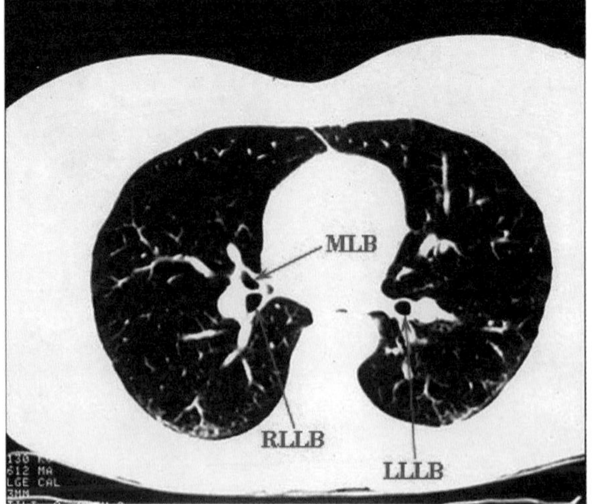

图 1-3-1 支气管及亚段分支对应CT 解剖影像（1）

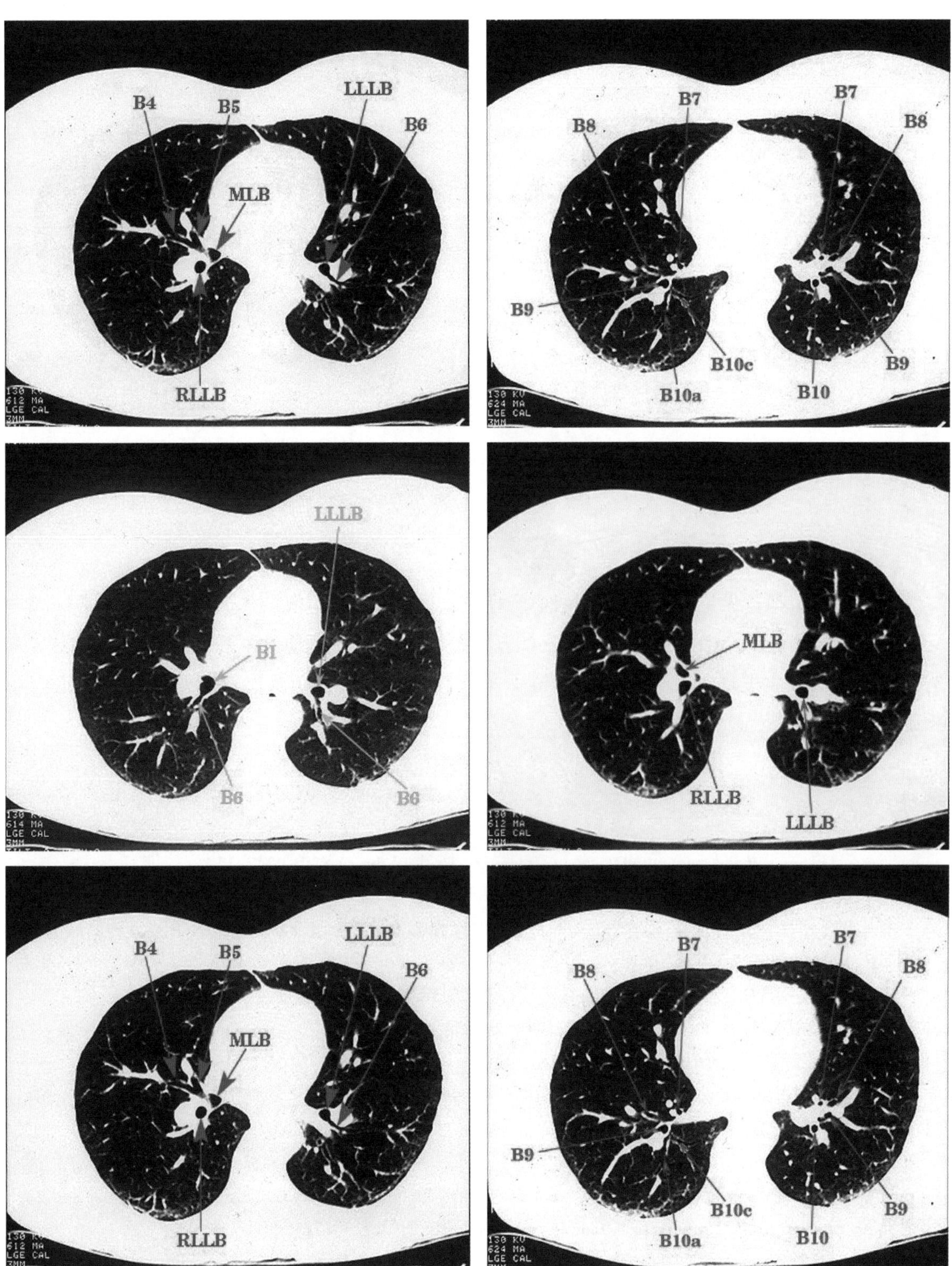

图 1-3-1 支气管及亚段分支对应
CT 解剖影像（2）

第一章 呼吸系统正常影像解剖

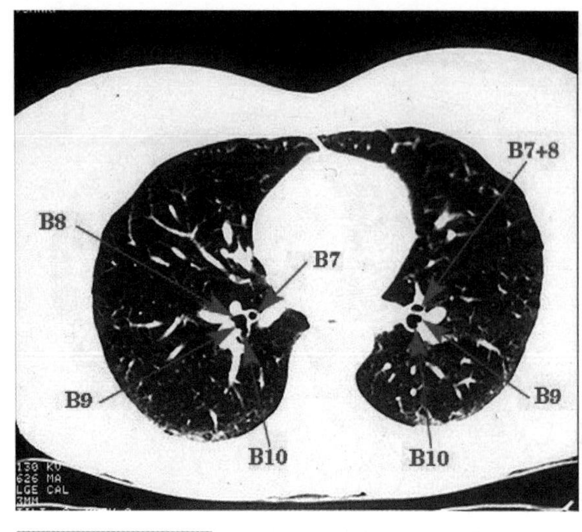

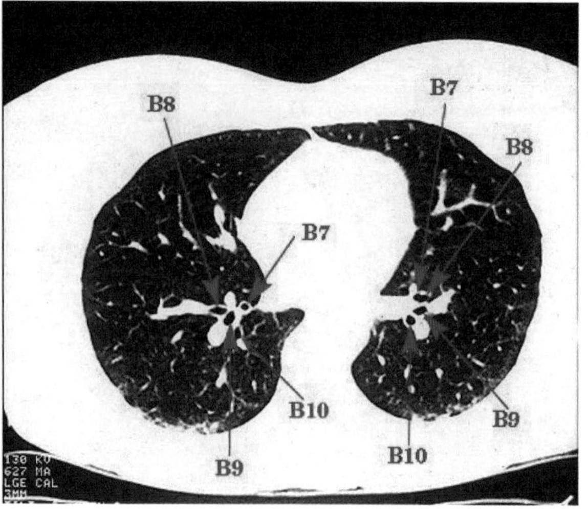

图 1-3-1 支气管及亚段分支对应 CT 解剖影像（3）

作为临床医师，无论是呼吸科专科医师还是传染科医师，了解及掌握呼吸系统正常解剖学及解剖影像学是诊断及治疗呼吸系统疾病的基本要求。只有更好地学习呼吸系统解剖影像学，才能定位疾病发生发展的部位，从而为进一步准确进行病情诊断及治疗、预后评估奠定前期基础。

参考文献

[1] Peter Fleckenstein，et al.Anatomy in Diagnostic Imaging，British Library，2013:347–377.

[2] 陆霓虹，杨蕤.肺结核电子支气管镜及影像解剖彩色图谱，2015:5–60.

[3] 中华医学会放射学分会传染病放射学专业委员会，肺结核影像学及分级诊断专家共识[J].新发传染病电子杂志，2018,3(2):118–127.

[4] 王天铎,樊忠.实用耳鼻咽喉科学. 青岛：山东科学技术出版社,1997:687–688.

[5] 姜树学.人体断面解剖学. 北京：人民卫生出版社，2000:82–96.

[6] 王启华.实用眼耳鼻咽喉解剖学. 北京：人民卫生出版社，2002:88–95.

[7] 吴德昌.人体断层解剖学. 北京：科学出版社，1998:99–115.

[8] 刘树伟，柳澄，王怀经，等.右肺肺段和亚肺段支气管和血管的矢状断层解剖学研究，中国临床解剖学杂志，2005，23(6):561–565.

[9] Yang GC，Zhao FP，Tang GB，et al.Measurement of normalpulmonary artery dimension using 64–slice spiral CT in high altitudearea.Journal of Practical Radiology，2008，24(12)：1713–1715.

[10] Kim Jn，Shin JH，Song HY，et al.Tracheobronchial laceration after balloon dilation for benign strictures incidence and clinical significance Chest，2007，131：1114–1117.

[11] 王涛，柳澄，刘树伟，等.左肺支气管64层螺旋CT的解剖学研究，解剖学报，2008,39(6):932–935.

[12] 柏树令.系统解剖学(第五版). 北京：人民卫生出版社，2001:79–87.

[13] 刘树伟.断层解剖学. 北京：高等教育出版社，2004:59–8775.

[14] 徐秋贞，王钟江，居胜红，等.64层螺旋CT支气管动脉成像观察支气管动脉三维解剖结构.中国医学影像技

术，2012，28(1):90–93.

[15] 陈光平，董海娜，汪晓庆，等.多层螺旋CT对右肺下段、亚肺段动脉管径的测量，解剖学报，2014,45(2)：248–251.

[16] 吴德昌.人体断层解剖学.北京：科学出版社，1998:99–115.

[17] Krimsky WS，Broussard JN，Sarkar SA，et a1.Bronehoscopic spray cryotherapy：assessment of safety and depth of airway injury.J Thorac Cardiovasc Surg，2010，139:781–782.

[18] 姜树学，马述胜.断面解剖与MRT CT ECT对照图谱.沈阳市：辽宁科学技术出版社，1998:56–78.

[19] Mu D，Nan D.Li W，et al.Efficacy and safely of bronchoscopic cryotherapy for granular endobronchial tuberculosis.Respiration，2011，82:268–272.

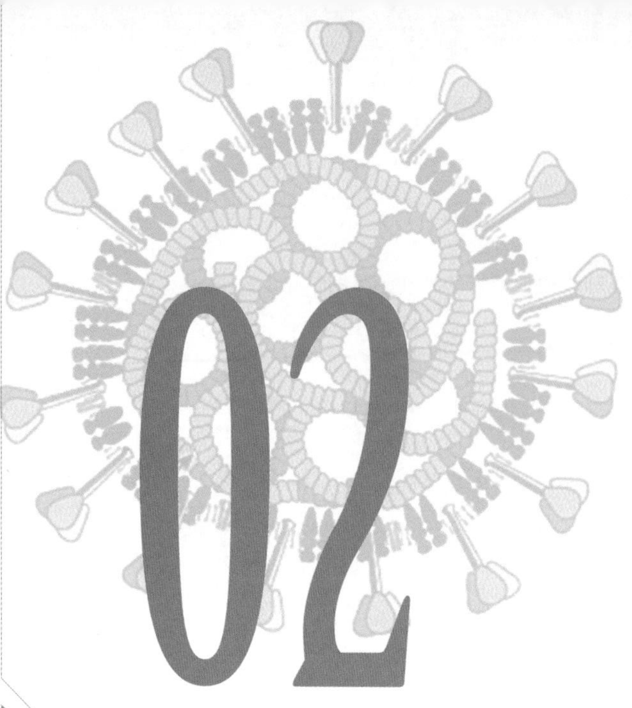

第二章 新型冠状病毒肺炎气道病变影像

编写：陆霓虹

第一节 概述

2019年12月，我国湖北省武汉市陆续发现了多例不明原因病毒性肺炎患者。2020年1月9日，科学家在电子显微镜下观察到引起此次不明原因肺炎的病原体呈现典型冠状病毒（coronaviruses，CoVs）形态，结合基因组测序结果，将其命名为人类新型冠状病毒（2019 novel coronavirus, 2019-nCoV）。

2020年2月11日，该病毒被国际病毒分类委员会（the International Committee on Taxonomy of Viruses）冠状病毒研究小组（Coronavirus Study Group，CSG）命名为"SARS-CoV-2"（severe acute respiratory syndrome coronavirus 2），同时，由该病毒感染引起的疾病被WHO命名为"COVID-19"（corona virus disease 2019）。随着疫情的蔓延，我国其他地区及境外也陆续发现此类病例。中国疾病预防控制中心最新数据显示，截至北京时间2020年2月18日，我国确诊病例达到74279 例，疑似5248例，死亡2006例，治愈14387例。

此前，冠状病毒在全球范围内曾引发过包括严重急性呼吸系统综合征冠状病毒肺炎（severe acute respiratory syndrome coronavirus pneumonia, SARS）及中东呼吸系统综合征冠状病毒肺炎（middle east respiratory syndrome coronavirus，MERS）在内的两次大流行。

一、冠状病毒（CoVs）定义

冠状病毒属于巢病毒目（Nidovirales）、冠状病毒科（Coronaviridae）、冠状病毒属（Orthocoronavirinae），是一类具有包膜，基因组为线性单股正链的RNA病毒，广泛分布于人类、其他哺乳动物和鸟类中，可引起呼吸道、肠道、肝脏和神经系统疾病。由于在电子显微镜下可以观察到其表面包膜上有形状类似日冕的棘突（图2-1-1），因此被命名为“冠状病毒”。

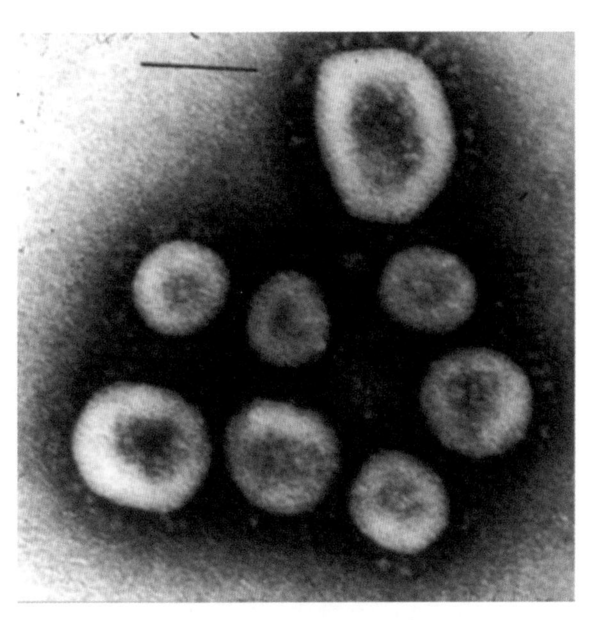

图 2-1-1 冠状病毒颗粒组，磷钨酸（PTA）染色阴性。放大：144000×

二、冠状病毒形态和结构

冠状病毒颗粒呈球形或椭圆形，具有多形性，颗粒直径60~200nm，平均直径为100nm。

冠状病毒基因组是目前已知最大的病毒RNA基因组，具有正链RNA特有的重要结构特征：即RNA链5′端具有甲基化的帽状结构，3′端具有poly（A）尾，其全长约27~32kb。冠状病毒基因组可以编码4种或5种结构蛋白（图2-1-2）：刺突表面糖蛋白（S蛋白，spike protein，突出病毒包膜，形成冠状病毒“皇冠”部分的特征性突起，是受体结合位点及主要抗原位点），膜蛋白（M蛋白，membrane protein，负责营养物质的跨膜运输及病毒装配），核衣壳蛋白（N蛋白，nucleocapsid，包裹病毒基因组，参与调控病毒RNA合成，在病毒出芽期间与M蛋白相互作用），血凝素糖蛋白（HE糖蛋白，haemaglutinin-esterase，仅见于β冠状病毒、HCoV-OC43和HKU1，血凝素部分与宿主细胞表面神经氨酸结合，便于病毒吸附细胞膜），包膜蛋白（E蛋白，envelope protein，参与病毒颗粒的组装及宿主细胞膜通透性的改变）。

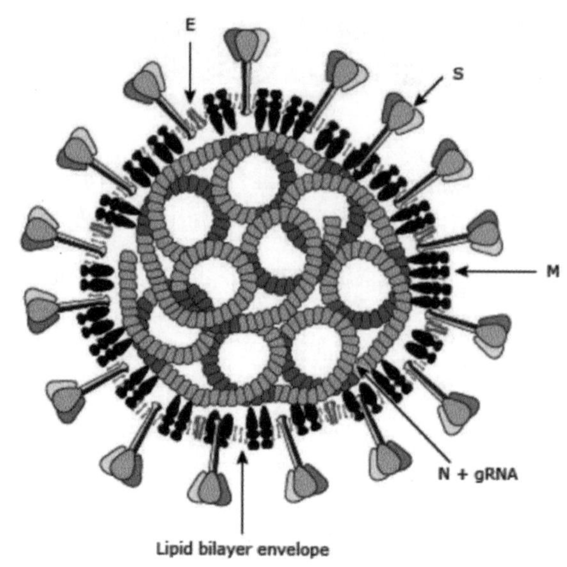

图 2-1-2 冠状病毒粒子的主要结构蛋白图片来源：Masters PS, Perlman S. Coronaviridae. In: Fields Virology, 6th edition, Knipe DM, Howley PM （Eds）, Lippincott Williams & Wilkins, Philadelphia, 2013.

三、新型冠状病毒特点

冠状病毒包括感染哺乳动物和禽类的多种亚型。目前基于全基因组序列进化分析，将冠状病毒分为 4 类，包括 α –冠状病毒、β –冠状病毒、γ –冠状病毒和 δ –冠状病毒，其中 β –冠状病毒又分 A 、B 、C 、D 四系。

经典人冠状病毒包括 2 个血清型：人冠状病毒229E（human coronavirus 229E，HCoV–229E）和人冠状病毒OC43（human coronavirus OC43E，HCoV–OC43）。经典人冠状病毒与近年发现的 4 种人新型冠状病毒以及2019年发现的新型冠状病毒的基因组特点、受体及相关疾病等特点总结见表2–1–1。

表 2–1–1 各型人冠状病毒的特点

病毒亚型	发现年份	类别	基因组特点	受体	主要相关疾病
HCoV–229E	1965	α	27.2kb	CD13	普通感冒
HCoV–OC43	1967	β –A	31.3kb	唾液酸	普通感冒
SARS–CoV	2003	β –B	29.7kb	ACE2	严重急性呼吸综合征
HCoV–NL63	2004	α	37.5kb 2 个亚型	ACE2	小儿急性下呼吸道感染
HCoV–HKU1	2005	β –A	29.9kb 3 个亚型	尚不清楚	急性呼吸道感染肺炎
MERS–CoV	2012	β –C	30.1kb	CD26 （DPP4）	肺炎， 急性呼吸窘迫综合征，急性肾衰竭
2019–nCoV	2019	β –B	29.7kb	ACE2	肺炎， 急性呼吸窘迫综合征

2019新型冠状病毒属于β属的新型冠状病毒，有包膜，颗粒呈圆形或椭圆形，常为多形性，直径60～140nm。基因特征与SARS-CoV和MERS-CoV有明显区别（图2-1-3）。目前研究显示与蝙蝠SARS样冠状病毒（bat-SL-CoVZC45）同源性达85%（图2-1-4）。

2019新型冠状病毒（SARS-COV-2）的刺突表面糖蛋白中与人体血管紧张素转换酶2（ACE2）蛋白结合的5个关键氨基酸有4个发生变化，变化后的氨基酸，在整体性上完美地维持了SARS-CoV的刺突表面糖蛋白与ACE2蛋白相互作用的原结构构象，因此，科学家推测SARS-CoV-2可能是通过刺突表面糖蛋白与人ACE2相互作用，感染人的呼吸道上皮细胞及其他器官细胞。对新型冠状病毒进行测序，RNA结构域见图2-1-5。

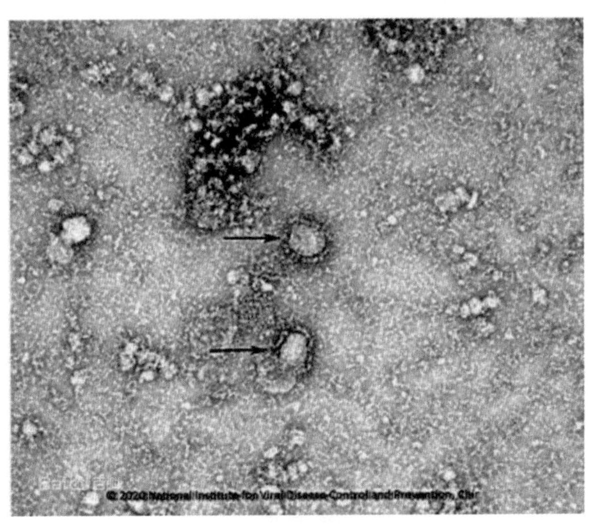

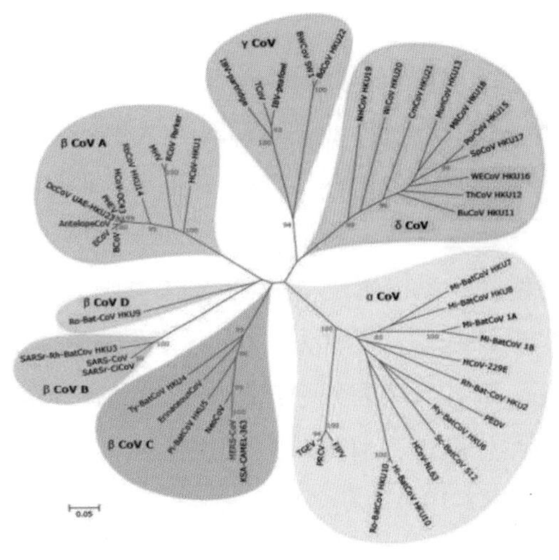

图 2-1-3 新型冠状病毒病原学特点

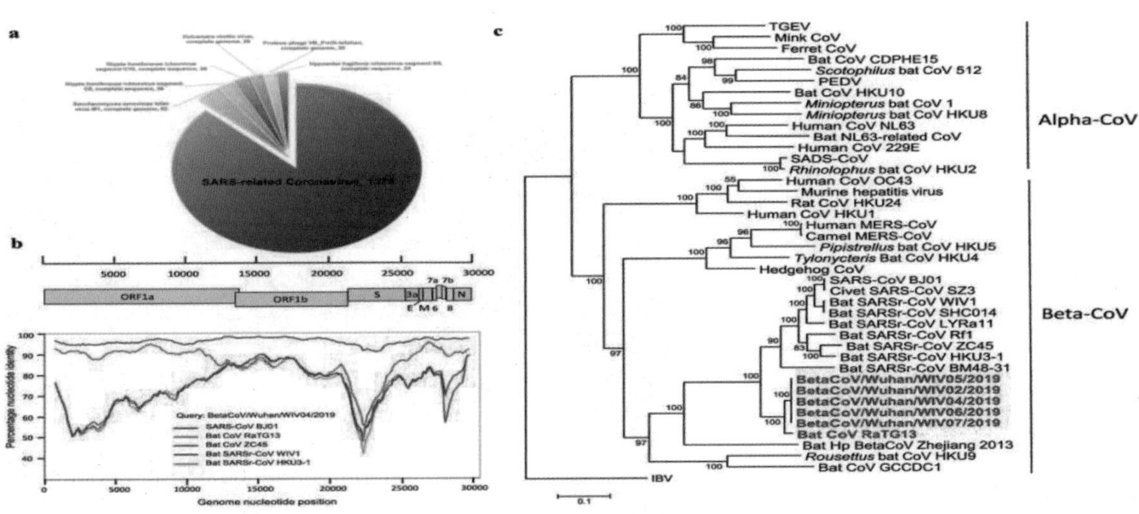

图 2-1-4 新型冠状病毒病原学特点

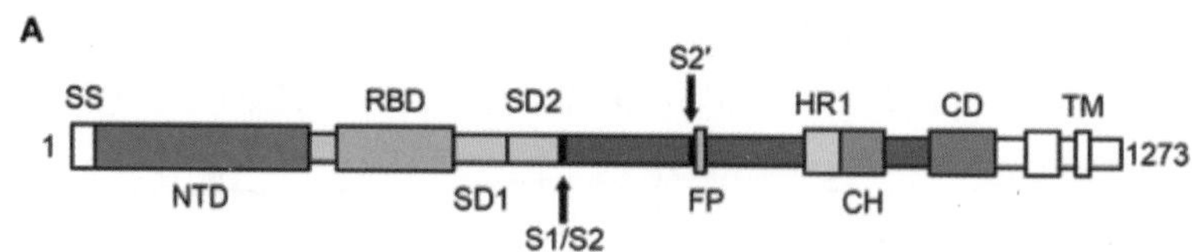

图 2-1-5 新型冠状病毒结构域分布示意图

四、新型冠状病毒传播性特点

多数COVID-19患者发病时症状较轻，部分患者病情突然加重，关于新冠肺炎严重的肺损伤，有学者提出了“细胞因子风暴”（cytokine storm）理论。即病毒感染机体后机体产生了过多的细胞因子，造成过度反应。“细胞因子风暴”实际上是一种求助信号，目的是让免疫系统瞬间快速反应，用自杀式的攻击杀伤病毒，但导致机体血管及器官组织和细胞损伤，血管通透性增强，渗出血液和血浆，这样的反应能够触发免疫系统对自身的猛烈攻击。

“细胞因子风暴”还会引发一氧化氮的大量释放，这种物质会进一步稀释血液并破坏血管。所有这些因素综合起来，导致血压降到危险水平，出现组织缺氧、低血压、多器官功能障碍和弥散性血管内凝血，因此，推测细胞因子风暴导致肺及多器官损伤及功能衰竭，可能是COVID-19患者病情突然加重和死亡的主要原因。

美国国家过敏和传染病研究所落基山实验室（NIAID-RML）研究者在扫描和透射电子显微镜上拍摄了新冠病毒（SARS-CoV-2）的图像，由视觉医学艺术办公室再对图像进行数字着色，清晰显示出新冠病毒用来入侵宿主细胞的棘突蛋白（图2-1-6）。新冠病毒经数字图像着色后见图2-1-7。

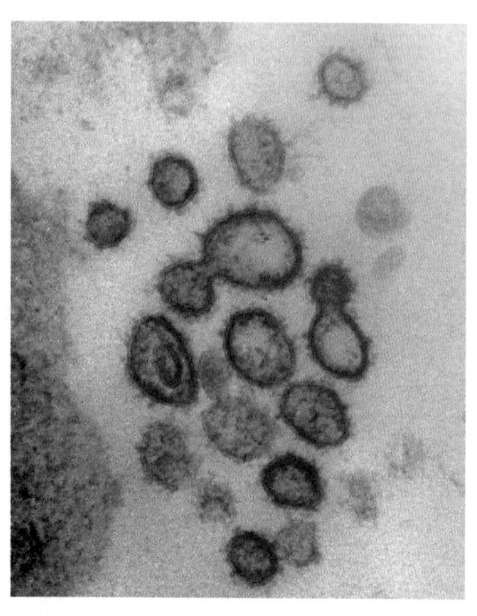

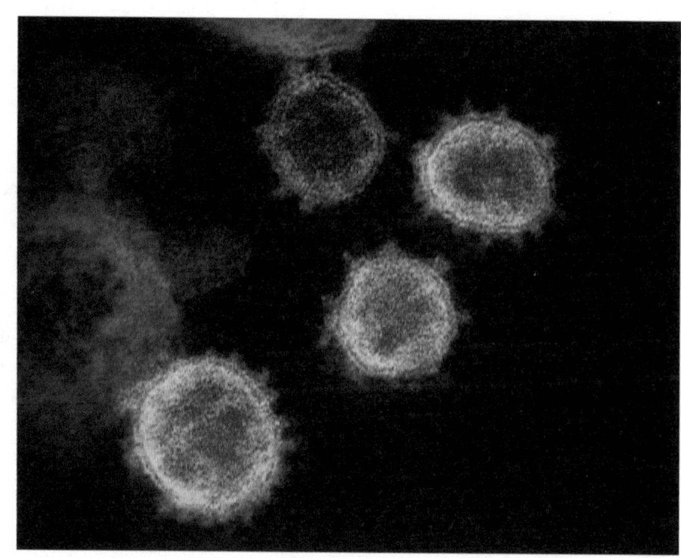

图 2-1-6 新型冠状病毒电镜图像

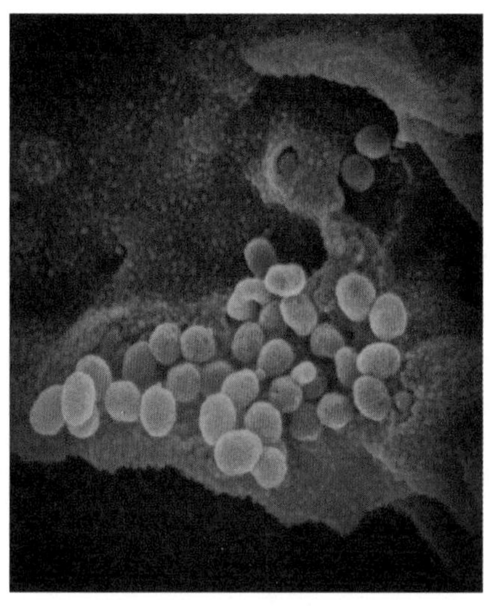
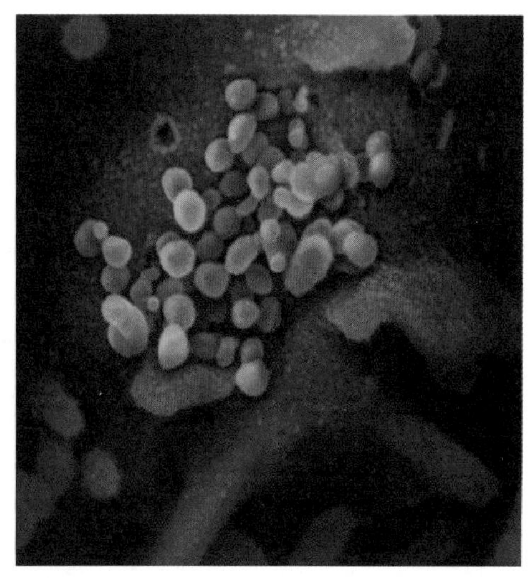

图 2-1-7 新型冠状病毒电镜着色图像

2月19日，美国德克萨斯大学奥斯汀分校JasonS. McLellan研究组利用冷冻电镜技术分析了新型冠状病毒表面S蛋白的近原子结构。作者们通过生物物理以及结构方面的证据发现，SARS-CoV-2的S蛋白结合人体ACE2（宿主细胞受体血管紧张素转化酶2）的亲和力要远高于SARS-CoV的S蛋白，解释了新型冠状病毒传染性强的主要原因。

为了对新型冠状病毒的S蛋白预融合的结构进行解析，专家们对蛋白进行了3D结构重组，获得了3.5 Å分辨率的“向上”蛋白质结构（图2-1-8）。为了接近宿主细胞受体，S1亚基中的受体结合结构域（receptor-binding domain，RBD）会经历铰链类似的构象移动用以隐藏或者暴露受体结合的关键位点。“向下”结构代表了受体不可结合状态，而“向上”结构则代表了受体可结合状态，“向上”结构处于较为不稳定的状态。

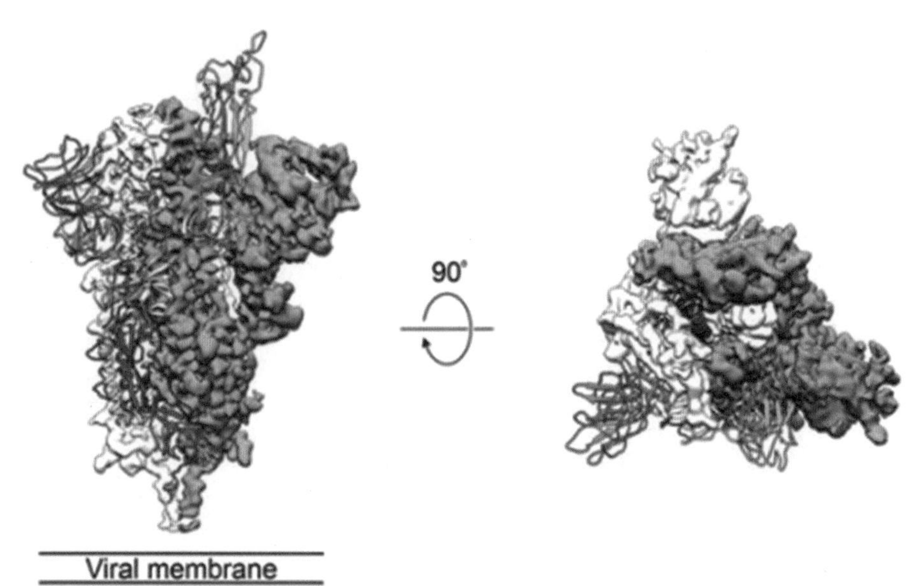

图 2-1-8 新型冠状病毒预融合结构

通过该结构分析，作者们发现S1亚基中的RBD经历类似铰链运动，此移动特点与SARS-CoV以及MERS-CoV均非常相似，但新型冠冠状病毒中，RBD结构则更靠近三聚体的中央部位，其S蛋白中3个RBP中的1个会向上螺旋突出从而让S蛋白形成能够轻易与宿主受体ACE2结合的空间构象（图2-1-9）。这提示新型冠状病毒的传染性更强。

将新型冠状病毒S蛋白的结构与SARS的S蛋白结构进行比较后发现，两者之间结构最大的不同位于“向下”结构中的RBD结构域（图2-1-9绿色结构区域）之中。SARS 的S蛋白中“向下”结构中的RBD紧贴NTD结构域。虽然新型冠状病毒与SARS-CoV结构上不同，但是整体上来说，在还是高度相似的。

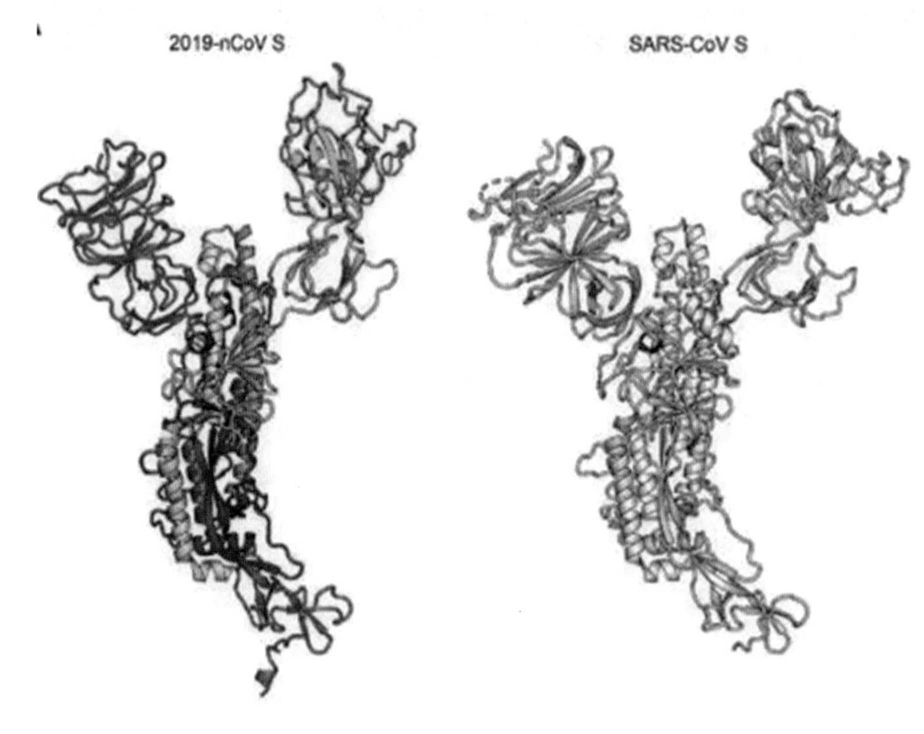

图 2-1-9 冠状病毒 S 蛋白结构

新型冠状病毒与蝙蝠冠状病毒RaTG13在S蛋白中序列同源性高达96%。新型冠状病毒S蛋白中最显著的变化是具有S1/S2蛋白酶切割位点的“RRAR”（弗林蛋白酶识别位点）氨基酸序列，与SARS病毒中仅具有单个精氨酸不同。

除了在S1/S2连接处的氨基酸残基差异外，新型冠状病毒和RaTG13S蛋白还存在29个氨基酸残基的差异，其中17个位于受体结合的RBD部位。新型冠状病毒结合ACE2的亲和力要远高于SARS病毒的亲和能力（>10～20倍）（图2-1-10）。这也进一步解释了该病毒能够快速人传人的原因。

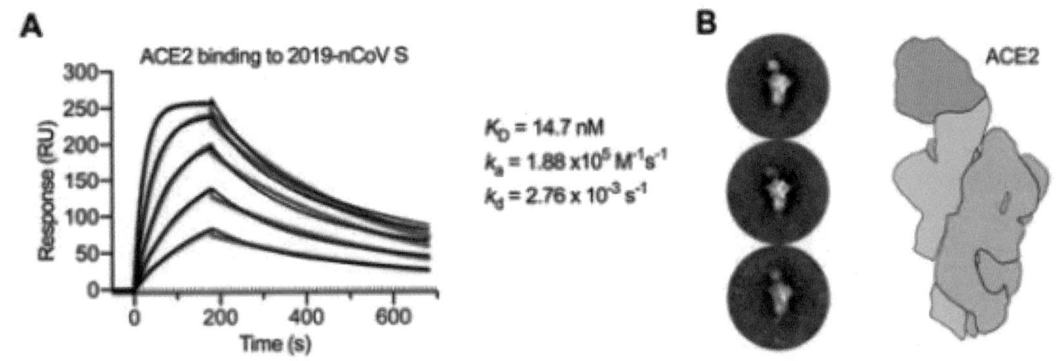

图 2-1-10 新型冠状病毒病毒对于 ACE2 具有高亲和性

五、新型冠状病毒病理生理学特点

病毒性肺炎具有共同的病理表现：①细支气管炎（上皮细胞和纤毛细胞坏死脱落，充血样表现）；②肺泡上皮坏死，间质水肿及间隔炎症，肺泡腔透明膜形成，肺泡腔内出血和产生坏死细胞；③毛细血管充血和小血管血栓等。早期表现为间隔炎症，淋巴细胞浸润，可有出血和蛋白渗出。后期继发感染，中性粒细胞趋化，渗出明显增加。

SARS和中东呼吸综合征病理都有普遍的细支气管炎充血炎症表现（主要是在肺间质和肺泡，弥漫性肺泡损伤是主要特点）。新型冠状病毒通过呼吸道进入肺后，在支气管、肺泡的上皮细胞中快速繁殖，造成组织充血、水肿（图2-1-11）。机体启动免疫系统，淋巴细胞、单核细胞对病毒实施攻击防卫（图2-1-11），导致肺间质增厚、肺泡腔内渗出增多，形成透明膜样结构，严重者影响肺的气体交换能力（图2-1-12）。

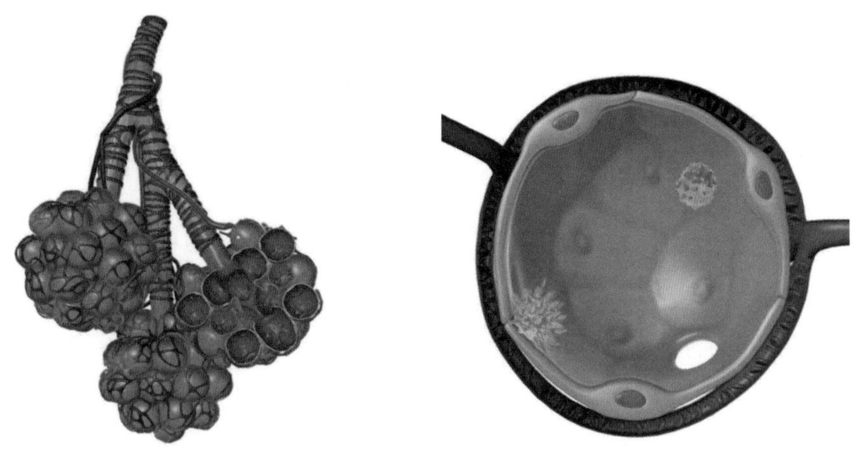

图 2-1-11 肺泡组织及肺泡内淋巴细胞、单核细胞

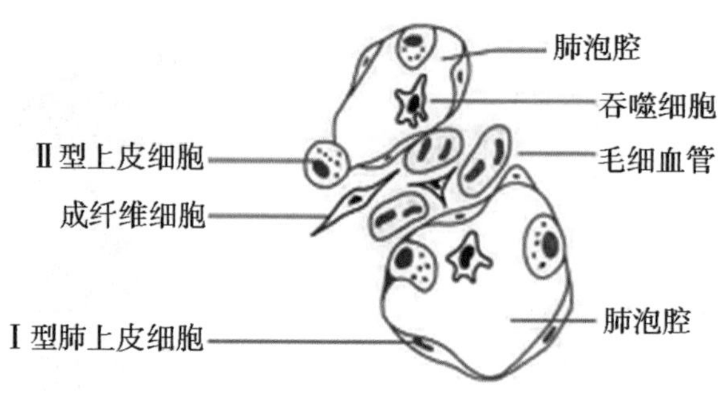

图 2-1-12 肺泡－毛细血管－肺间质示意图

病毒性肺炎导致肺间质及肺泡病变，渗出增生明显，肺泡内满布水肿液，随后可见纤维素沉积。病变后期肺间质纤维条索增生，肺间质纤维化明显。早期病理表现以急性肺损伤、炎症细胞浸润、透明膜形成为主（图2-1-13）。后期见纤维条索增生，可导致隐源性机化性肺炎改变（图2-1-14）。

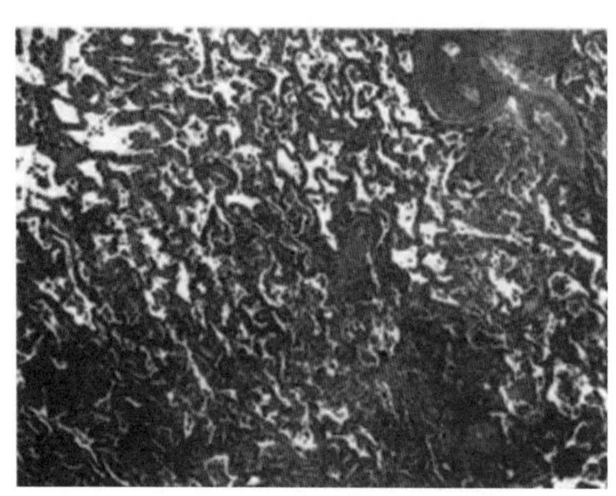

图 2-1-13 肺实质内弥漫性炎症细胞浸润

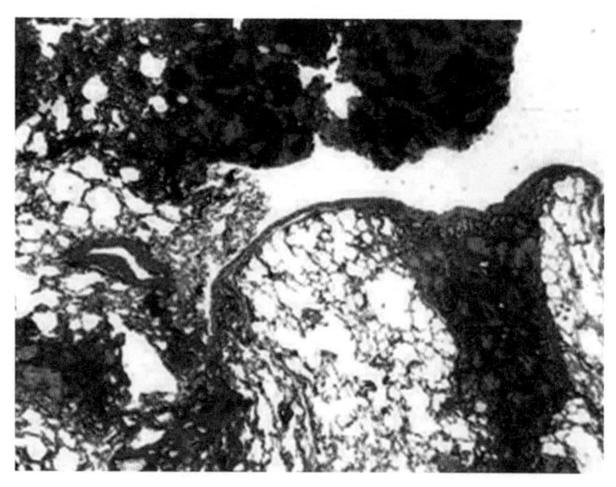

图 2-1-14 纤维化导致隐源性机化性肺炎改变

新型冠状病毒黏附在富含血管紧张转换酶2受体的黏膜上皮细胞，比如口鼻、呼吸道、结膜等，病毒与细胞表面的受体结合后，穿透细胞膜进入细胞内，不断复制产生大量的下一代病毒，再释放到细胞外，侵犯周边细胞或者通过痰液排出体外进行传播。

新冠肺炎累及肺泡的特征非常明显，外周分布较为多见，小气道的充血改变难以早期发现。由于外围分布的特点，在5～10级支气管以上的小气道改变超过CT的检出能力也是气道病变检出较低的原因。在磨玻璃病变和实变区除了发现支气管充气征之外，小气道壁增厚和含液支气管征也较为常见。

2020年2月17日，解放军总医院王福生院士团队对一例新冠肺炎死亡患者进行了病理解剖。

组织样本取自患者的肺、肝和心脏组织。肺组织学检查显示双侧弥漫性肺泡损伤伴纤维黏液性渗出（图2–1–15A，B）。右肺组织出现明显的肺泡上皮脱落和肺透明膜形成，提示急性呼吸窘迫综合征（ARDS；图2–1–15A）。左肺组织表现为肺水肿和肺透明膜形成，提示早期ARDS（图2–1–15B）。

双肺中均可见到间质内以淋巴细胞为主的单核细胞炎性浸润。在肺泡腔中出现多核巨细胞和非典型增大的肺泡细胞，其中非典型增大的肺泡细胞具有较大的细胞核，双嗜性的细胞质内颗粒和明显的核仁，表现出病毒性细胞病变样改变（viralcytopathic–like changes）。未发现明显核内或胞浆内病毒包涵体。

患者的肝活检标本显示中度的微血管脂肪样变性以及轻度的肝小叶汇管区活动性炎症（图2–1–15C），提示该损伤可能由SARS–CoV–2感染或药物性肝损伤引起。心肌间质中有少量单核细胞炎性浸润，但没有其他心肌实质损害（图2–1–15D）。

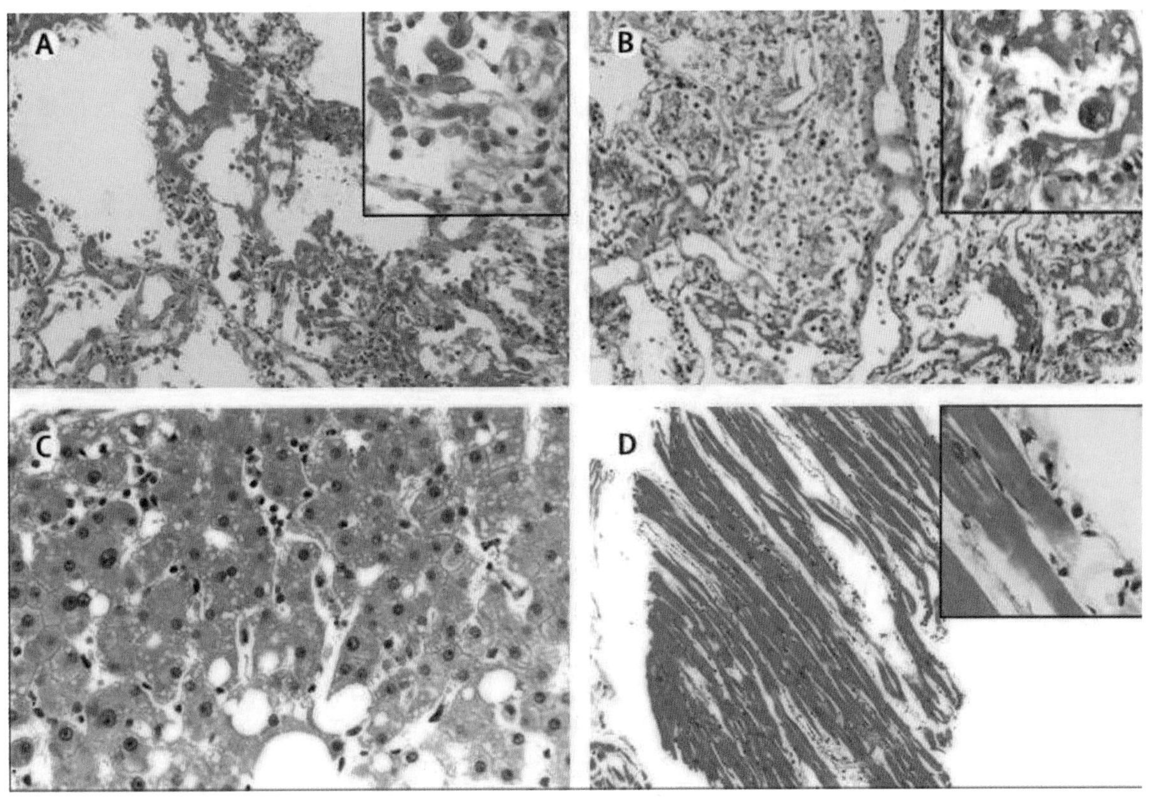

图 2–1–15 一个感染新型冠状病毒重症肺炎患者的右肺组织（A）、左肺组织（B）、肝脏组织（C）、心脏组织（D）的病理学表现

六、新型冠状病毒影像学特点

1. 新型冠状病毒肺炎影像学诊断流程（见图 2-1-16）

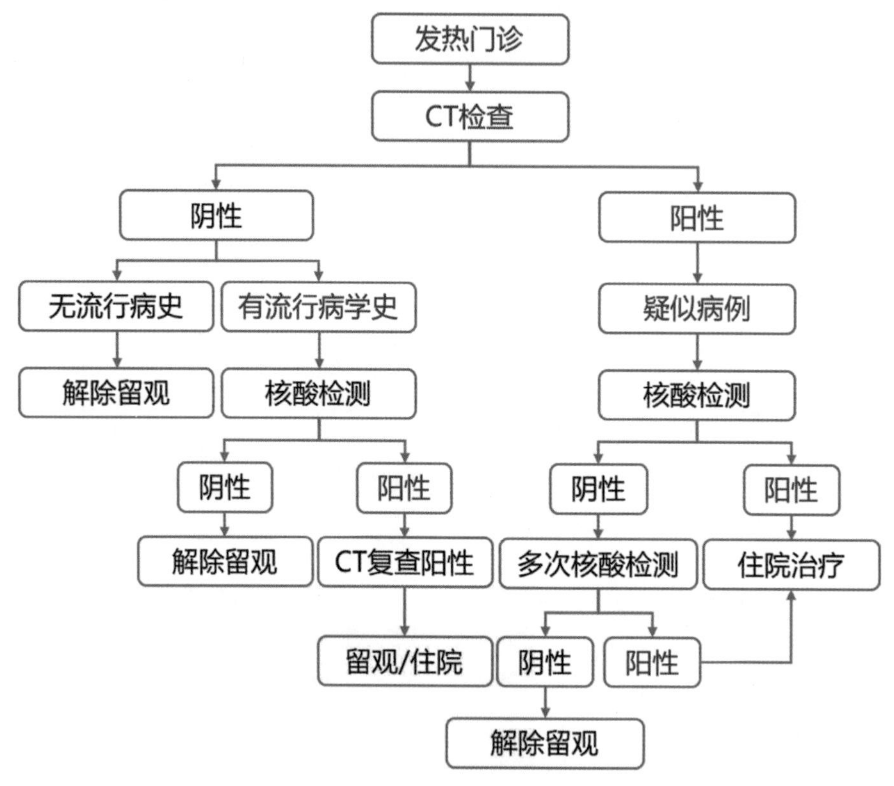

图 2-1-16 新型冠状病毒肺炎影像学诊断流程

新型冠状病毒肺炎放射学检查，首选容积CT扫描，扫描层厚5毫米（16层CT以上均可以达到），重建为1～1.5mm的薄层。基于薄层CT重建，在横切位、矢状位和冠状位观察，有利于病灶早期检出，评估病变性质、范围，发现DR不易观察的细微变化。

2. 新型冠状病毒影像学特征

新型冠状病毒肺炎的主要CT特征：（1）单发或双肺多发，斑片状或节段性GGO为主，其内纹理可呈网格索条状增粗影（呈"铺路石"征）（图2-1-17）。（2）沿支气管束或背侧、肺底胸膜下分布为主，空气支气管征合并或不合并小叶间隔增厚，部分实变，少数叶间胸膜增厚（图2-1-18）。（3）极少数合并少量胸腔积液、心包积液或淋巴结肿大（图2-1-19）。

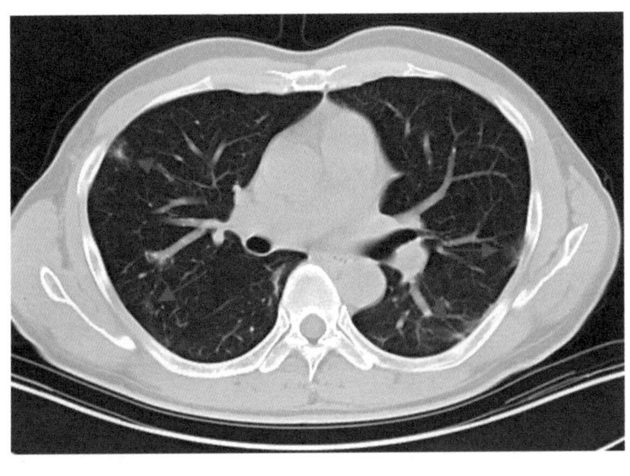

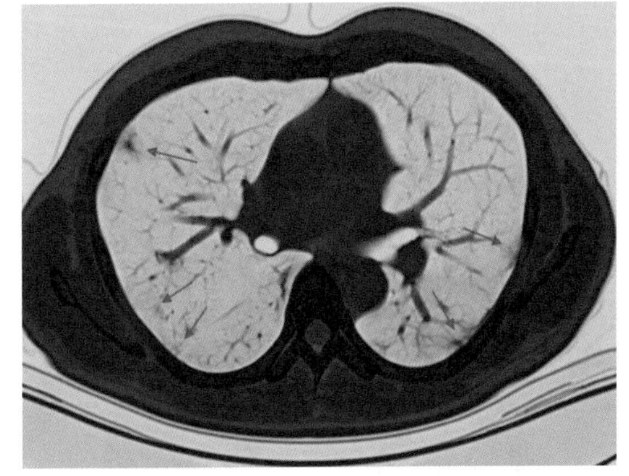

图 2-1-17 胸膜下分布 GGO

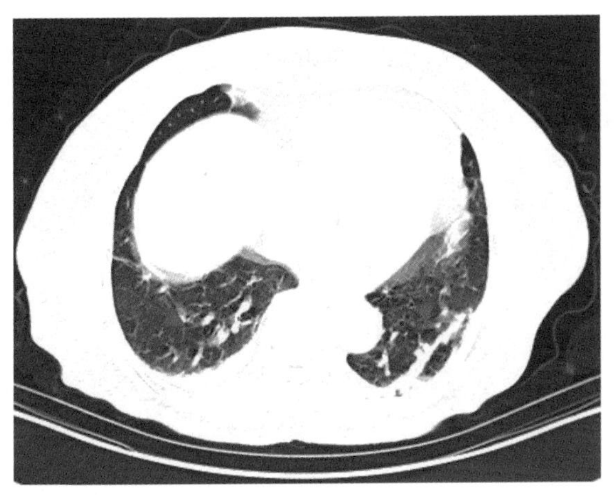

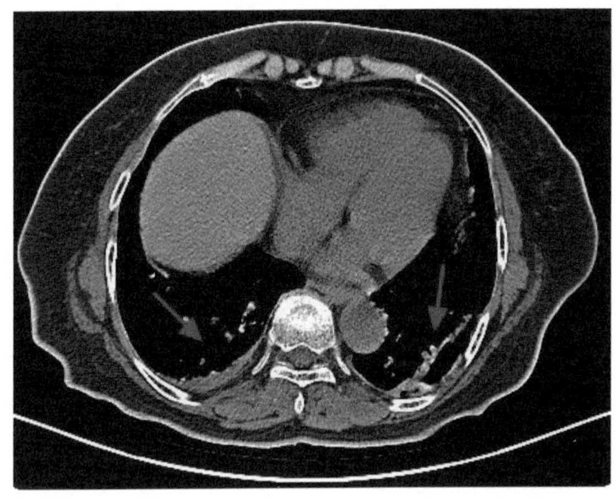

图 2-1-18 部分实变加条索影

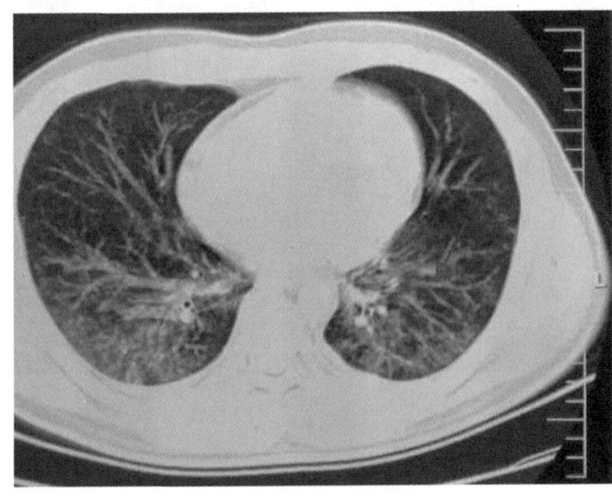

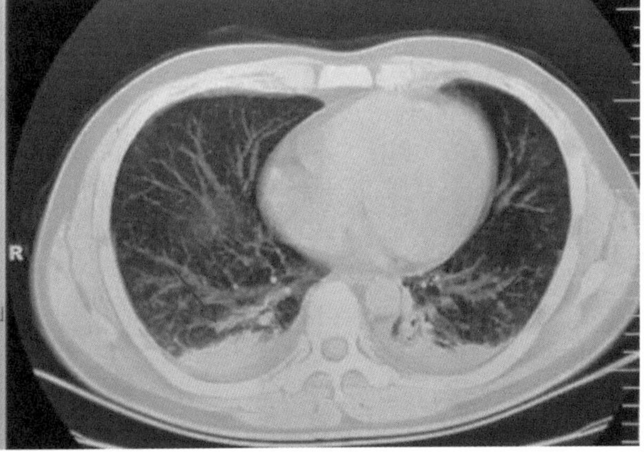

图 2-1-19 小叶间隔增厚伴胸腔积液

3. 新型冠状病毒肺炎鉴别诊断

中青年人感染细菌导致的细菌性肺炎以大叶性肺炎为主，影像学表现为沿支气管分布的小片状影，可融合成大灶或大片状实变影（图2–1–20）。充血期肺组织呈边缘不清的云雾状影，实变期呈大片实变影，消散期呈散在斑片状影。实验室检查白细胞增高，可与本病鉴别。

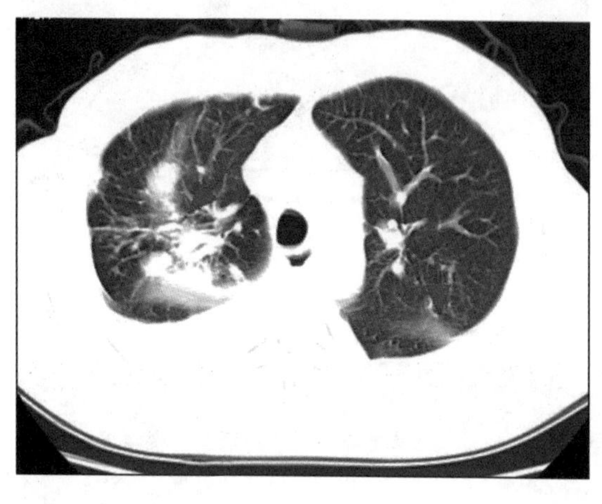

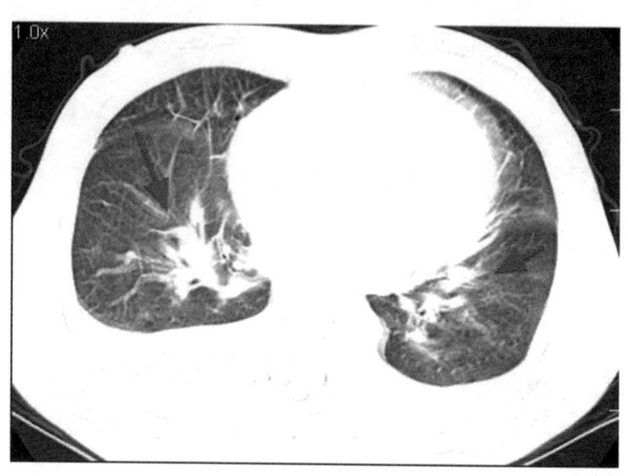

图 2–1–20 细菌性肺炎斑片状实变影

婴幼儿及老年人的细菌性肺炎常表现为支气管肺炎，病变多分布于两肺中内带，可见沿支气管血管束分布的斑片、絮片、条索状影，出现树芽征，病灶可融合成团片状，常伴有局限性肺气肿、肺不张，与新型冠状病毒肺炎影像学明显不同（图2–1–21）。

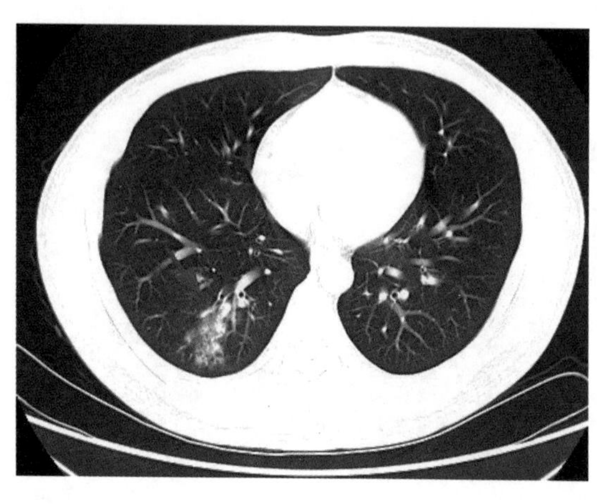

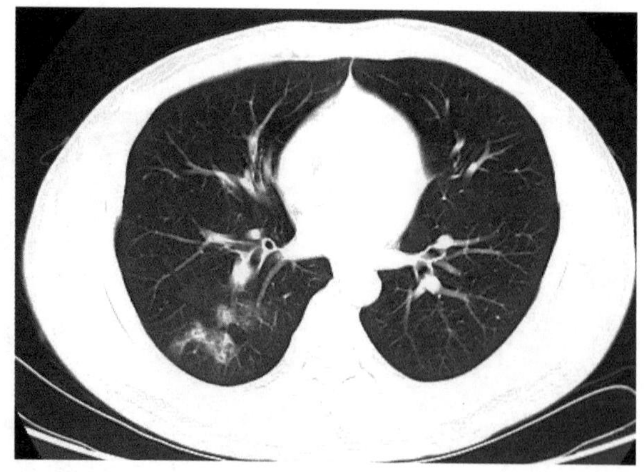

图 2–1–21 支气管肺炎斑片状、絮变影

新型冠状病毒肺炎与真菌感染导致的肺炎也有影像学的不同，真菌感染导致的肺炎常见空洞，可出现小空洞、晕征，有时呈炎性肿块改变（图2–1–22）。

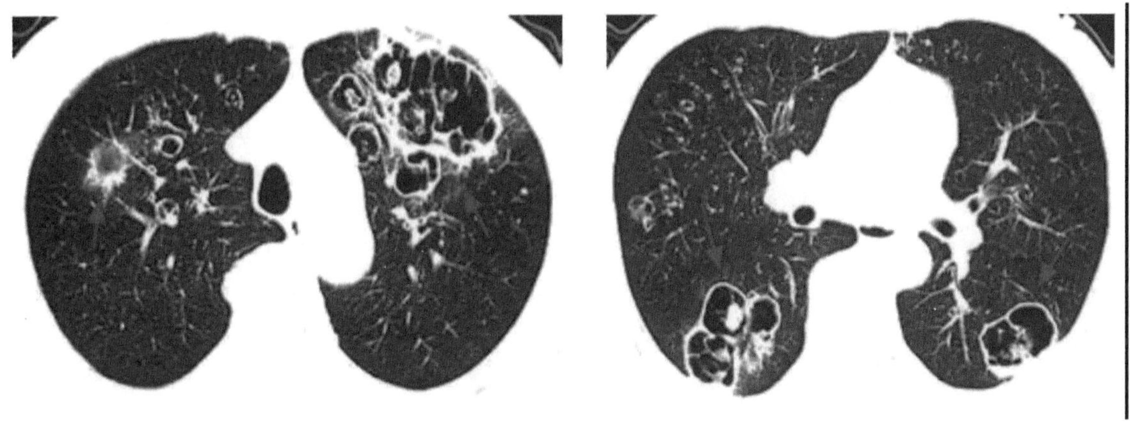

图 2-1-22 真菌性肺炎的空洞、晕征

支原体肺炎是由支原体引起的以间质性改变为主的肺炎。支原体侵入肺内可引起支气管、细支气管黏膜及周围间质充血和水肿，多核细胞浸润，侵入肺泡可产生肺泡浆液性渗出炎症。病变范围可从小叶、肺段至大叶。多数患者临床症状与影像学特征不符：临床症状重，影像学表现较轻（图2-1-23）。具体鉴别诊断见表2-1-2。

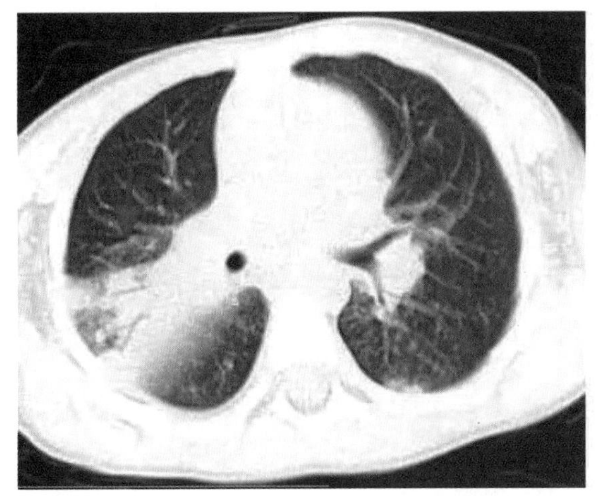

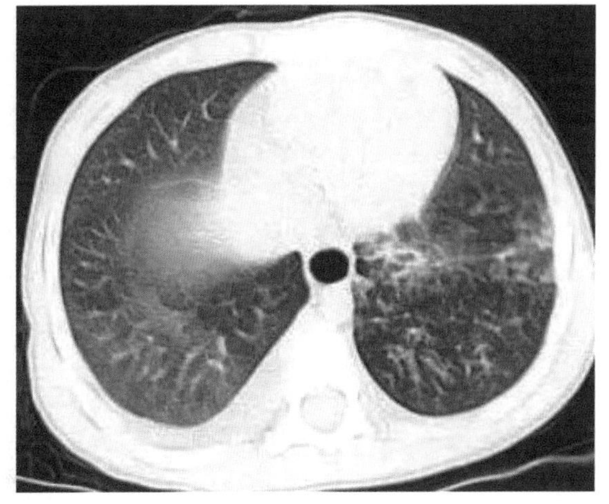

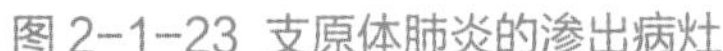

图 2-1-23 支原体肺炎的渗出病灶

表 2-1-2 新型冠状病毒肺炎与细菌性肺炎影像学鉴别诊断

疾病分类		致病菌	临床特点	影像学表现
细菌性肺炎	大叶性肺炎	肺炎链球菌、肺炎克雷伯菌、军团菌	秋冬季节多见，常见于青壮年，常累及整个肺叶或肺段。表现为突然发病、畏寒发热、胸痛、咳嗽、咳痰，白细胞和中性粒细胞计数明显升高等	（1）充血期肺组织呈边缘不清的云雾状影，实变期呈大片实变影、充气支气管征，消散期呈散在斑片状影 （2）肺炎链球菌肺炎与肺炎克雷伯菌肺炎的区别：前者支气管充气征清晰可见，可达胸膜下；后者因分泌物黏稠，支气管充气征显示不佳 （3）溶血链球菌肺炎容易出现空洞
	支气管肺炎	肺炎链球菌、金黄色葡萄球菌	常见于婴幼儿和年老体弱者。临床表现为畏寒发热、胸痛、咳嗽、咳痰、呼吸困难等	（1）病变多分布于两肺中内带，可见沿支气管血管束分布的斑片、絮状、条索状影，出现树芽征 （2）病灶可融合成团片状，常伴有局限性肺气肿、肺不张
肺部真菌感染	曲霉菌感染	曲霉菌	因吸入曲霉菌孢子而发病，是一种机会性感染，为非化脓性炎症，曲霉菌孢子可寄生于结核性空洞、肺癌空洞，以及慢性肺脓肿、肺囊肿、肺大疱及支气管扩张等病变所致的空洞或空腔内；少数因消化道或上呼吸道曲霉菌感染经血行播散至肺部。曲霉菌的菌丝呈游离状态，形成曲霉球	（1）典型征象为曲霉球、空气半月征、手套征 （2）多样化病灶并存，可伴有晕征、空洞、洞丝征及树上挂果征 （3）曲霉球随体位改变而变化，球形内容物一般较光滑，密度均匀
	隐球菌感染	新型隐球菌（为土壤、牛乳、鸽粪和水果等中的腐生菌）	感染途径为吸入性，感染人群多见于 40 ~ 60 岁的成人，临床症状轻，呈亚急性或慢性感染，可侵犯中枢神经系统，表现为慢性脑膜炎、脑膜脑炎或颅内压增高症状	（1）呈单发或多发斑片、类圆形或结节影，多位于胸膜下 （2）可出现小空洞、晕征，有时呈炎性肿块改变 （3）肺门及纵隔淋巴结一般无肿大 （4）病情进展缓慢
支原体肺炎		支原体	支原体侵入肺内可引起支气管、细支气管黏膜及周围间质充血和水肿，多核细胞浸润，侵入肺泡可产生肺泡浆液性渗出炎症。病变范围可从小叶、肺段至大叶。多数患者症征不符：临床症状重，影像学表现较轻。实验室检查支原体抗体呈阳性，发病 2 ~ 3 周后血冷凝集试验比值升高（可达 1 ： 64）	（1）HRCT 显示更清晰，呈树雾征、树芽征，可出现支气管壁增厚 （2）渗出实变较淡，常合并支气管肺炎

其他病毒肺炎表现为两肺弥漫的大片状GGO，伴小叶间隔增厚，从影像及临床上与COVID-19鉴别困难（表2-1-3）。甲型H1N1流感病毒影像学表现早期从一侧叶开始，进展期双肺逐渐进展，磨玻璃样、斑片状实变影快速融合（代表弥漫性肺泡损伤或双重感染），恢复期病变吸收变淡，出现条索状影、网格影（图2-1-23），背景小叶间隔增厚，以及出现肺气囊、肺气肿，一般于3周内吸收、纤维化。明确的流行病学史对于本病的诊断有提示作用，确诊必须靠核酸检测或病毒基因测序。具体鉴别诊断见表2-1-3。

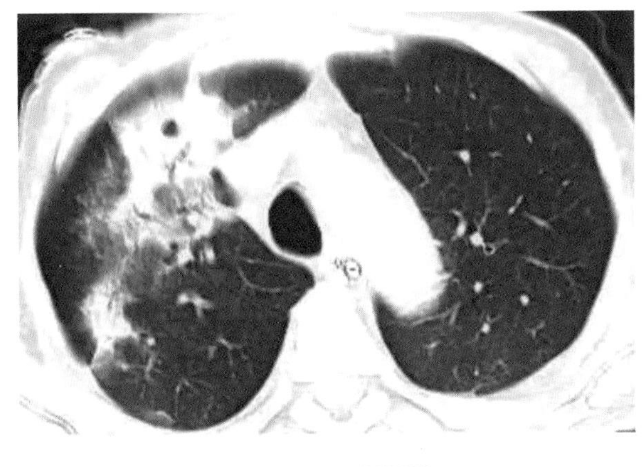

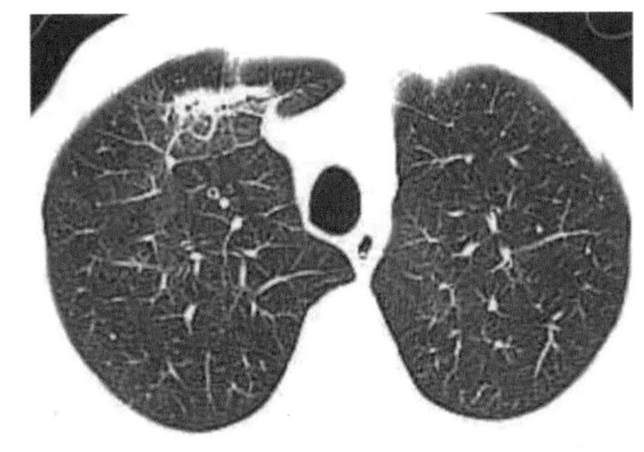

图 2-1-23 甲型 H1N1 流感肺炎的条索状影、网格影

表 2-1-3 新型冠状病毒肺炎与其他病毒性肺炎影像学鉴别诊断

疾病名称	临床表现	影像学特征
人流感及副流感病毒肺炎	起病急、高热不退，流感样症状突出；呼吸道症状显著，听诊闻及湿性啰音；可伴有肺外症状，如呕吐、腹泻、心肌损害、中枢神经系统损害、肝脏损害、肌肉损害等	双肺多发实变、GGO 和线状分枝样影，部分患者可见中央小叶结节伴支气管壁增厚
甲型流感病毒肺炎	仅约 50% 的感染患者会发展成典型流感临床症状。流感典型症状有突然发热、头晕头痛、肌痛、全身症状轻，同时可伴有喉咙痛和咳嗽、鼻塞、流涕、胸痛、眼痛、畏光等。发热体温可达 39 ~ 40℃，一般持续 2 ~ 3 天后渐退。一般是全身症状较重而呼吸道症状并不严重	单侧或双侧 GGO，伴或不伴实变沿支气管血管束分布或胸膜下分布
高致病性人禽流感病毒肺炎	潜伏期 1 ~ 7 天，大多 2 ~ 4 天。发热，多 39℃以上，可伴有流涕、鼻塞、咳嗽、咽痛、头痛、肌肉酸痛和全身不适。部分患者可有恶心、腹痛、腹泻、稀水样便等消化道症状。重症患者高热不退，病情发展迅速，常出现急性肺损伤、急性呼吸窘迫综合征（ARDS）、肺出血、胸腔积液、全血细胞减少、多脏器功能衰竭、休克及瑞氏（Reye）综合征等多种并发症	单发、多发或弥漫的 GGO，可伴实变；常见假性空洞、气腔形成、淋巴结肿大，小叶中央结节随着疾病进展可见肺空洞及胸腔积液
重症急性呼吸综合征（SARS）	潜伏期约 2 ~ 14 天，中位数 7 天。起病急，以高热为首发症状，偶有畏寒，可伴有头痛、关节酸痛、乏力，有明显的呼吸道症状包括咳嗽、少痰或干咳，也可伴有血丝痰。重症病例发生呼吸衰竭、ARDS、休克和多脏器功能衰竭，也有 SARS 病例并发脑炎的症状和体征	单侧或双侧的 GGO 局限性单侧或双侧实变或两者兼有 GGO 中可见小叶间隔增厚及铺路石征，少见空洞、钙化、网格或结节，少见淋巴结肿大和胸水
中东呼吸综合症冠状病毒肺炎（MERS）	初期症状与 SARS 类似（咳嗽、发热、呼吸急促等肺炎症状），但能引起非常严重的肾衰竭	双肺胸膜下和基底部分布为主，以 GGO 为主可伴实变可见不同程度胸腔积液

续表 2-1-3

疾病名称	临床表现	影像学特征
腺病毒肺炎	起病急骤，高热持续时间长 中毒症状重、喘憋	双肺多灶性 GGO 病变伴斑片状实变，可以出现类似细菌性肺炎的叶段性分布趋势，儿童可导致肺不张，常见右上肺
人偏肺病毒肺炎	与呼吸道合胞病毒肺炎相似	双侧多发、不对称的斑片状 GGO，小叶中央结节和多发实变。进展过程中可出现肺实质受累并导致间质肺疾病和纤维化
呼吸道合胞病毒肺炎	轻症发热、呼吸困难不重，中、重者喘憋、发绀、三凹征	小叶中央结节（500%），含气病变（5%），GGO（30%），支气管壁增厚（30%）。分布于肺中央区或周围区，呈双侧不对称分布
巨细胞病毒肺炎	临床症状不具特异性，肺炎症状往往被其他严重的全身症状掩盖	多表现为双肺弥漫性间质性肺炎或斑片GGO 小叶间隔增厚

第二节　轻型新型冠状病毒肺炎气道病变影像

一、新型冠状病毒肺炎临床分型

1. 轻型

临床症状轻微，影像学未见肺炎表现。

2. 普通型

具有发热、呼吸道等症状，影像学可见肺炎表现。

3. 重型

符合下列任何一条：

（1）呼吸窘迫，RR≥30次/分；

（2）息状态下，指氧饱和度≤93%；

（3）动脉血氧分压（PaO_2）/吸氧浓度（FiO_2）≤300mmHg（1mmHg=0.133kPa）。

4. 危重型

符合以下情况之一者：

（1）出现呼吸衰竭，且需要机械通气；

（2）出现休克；合并其他器官功能衰竭需ICU监护治疗。

二、轻型新型冠状病毒肺炎气道病变影像

轻型患者因症状轻微，临床常无特异性表现。常规检查血常规、肝肾功能、感染指标无明显异常或稍有异常，没有明显呼吸困难、气促、咳嗽、发热等症状。胸部CT扫描无明显异常（图2-2-1、图2-2-2），或仅有肺纹理增粗等表现。经抗病毒、对症治疗后较快恢复正常。

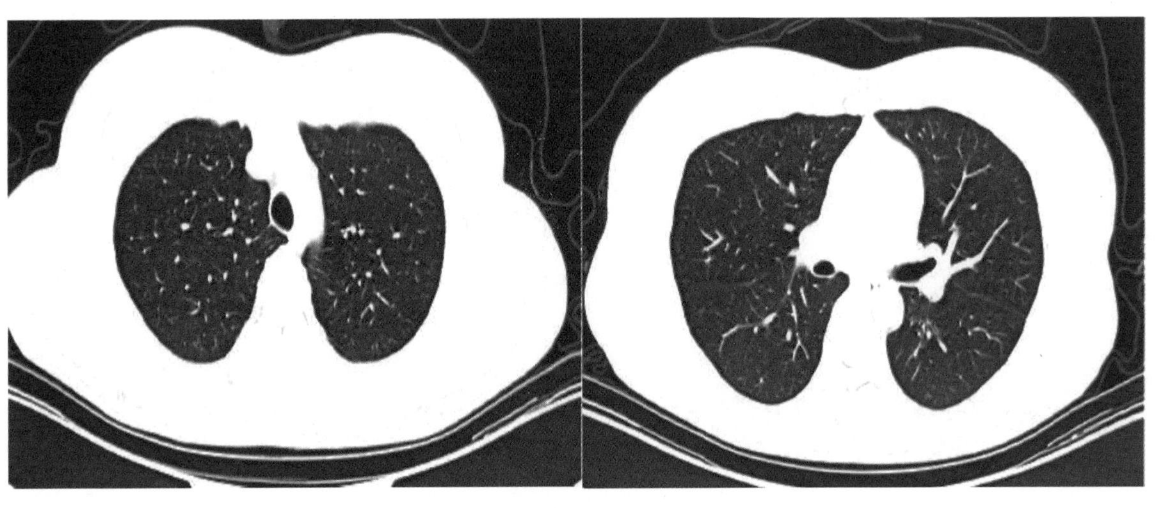

图 2-2-1 轻型患者上肺表现（无明显异常）

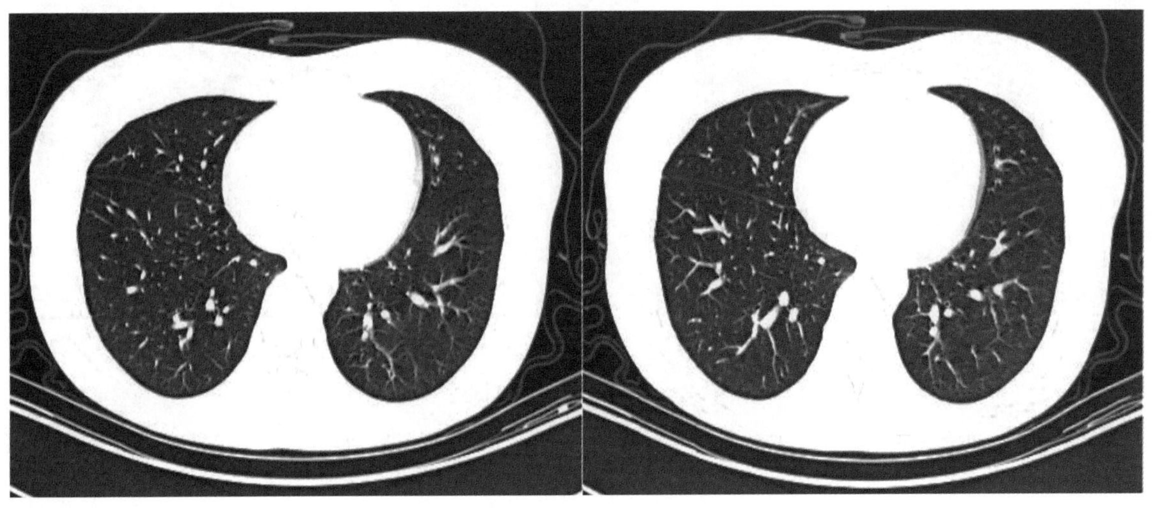

图 2-2-2 轻型患者中下肺表现（无明显异常）

第三节　普通新型型冠状病毒肺炎气道病变影像

一、普通型冠状病毒肺炎临床表现

1. 临床表现

常见发热，体温37.5～39.0℃，干咳为主，伴有咳嗽、气促、呼吸困难等表现。有些患者临床表现也有以消化道表现为主，腹泻、腹胀、呕吐等。血常规可见白细胞升高或稍降低，中性粒细胞升高或正常，淋巴细胞计数或淋巴细胞比率常降低。炎症指标CRP升高，血沉常无明显异常。心肌酶可见异常或完全正常，肝肾功能无明显异常，偶见肾功能轻度异常。电解质无明显改变。血气分析可见血氧饱和度及氧分压轻度下降，氧合指数无明显异常。

2. 影像学表现

（1）病变局限，呈现单发或多发小斑片影及间质病变，以局限性、斑片状、亚段或节段性分布为主（图2-3-1、图2-3-2）。（2）病变常分布于外1/3肺野、胸膜下（图2-3-3）。（3）磨玻璃样改变伴或不伴小叶间隔增厚，其内可见空气支气管征和血管增粗表现（图2-3-4、图2-3-5）。

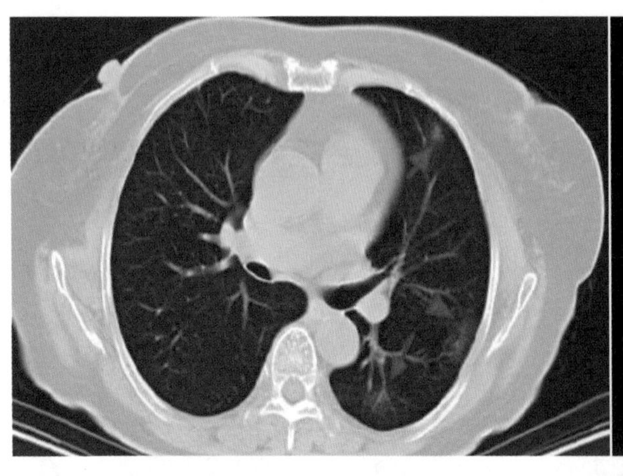

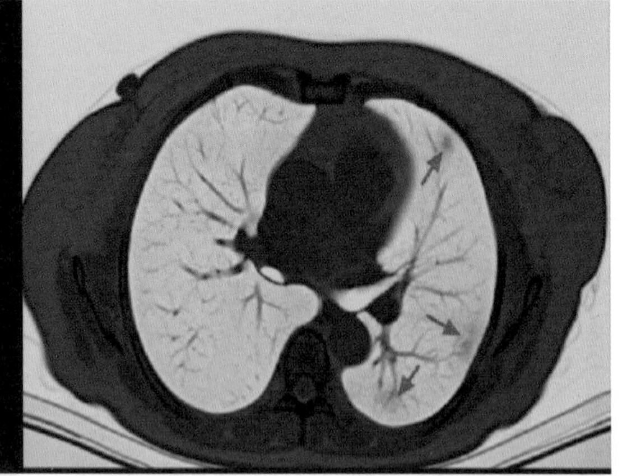

图 2-3-1 左肺上下叶外肺野、胸膜下小斑片影

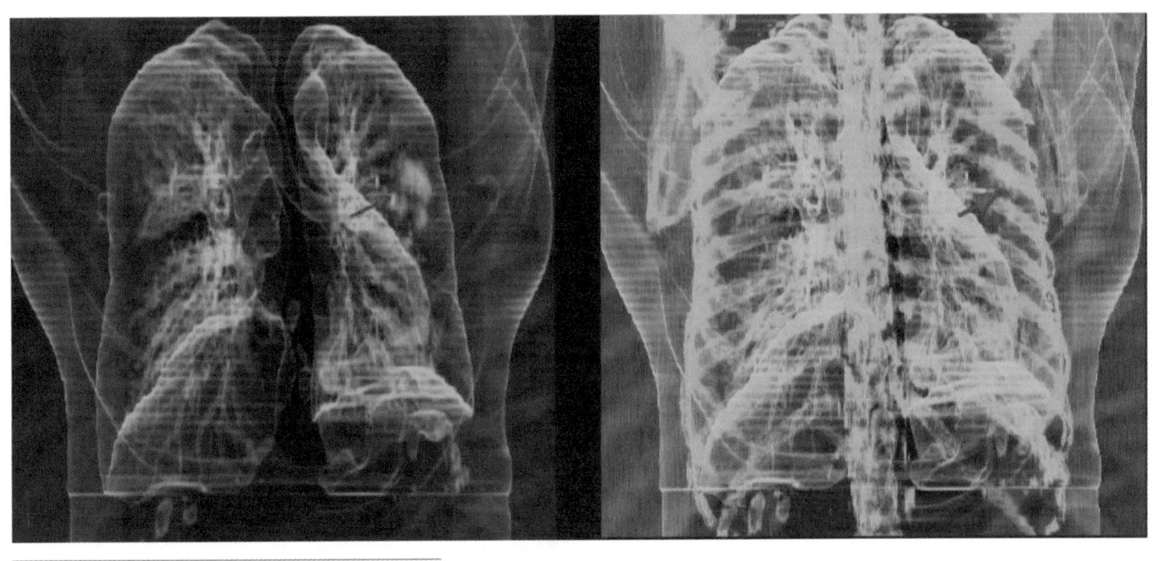

图 2-3-2 3D 影像下左肺上叶外肺野、胸膜下小斑片影

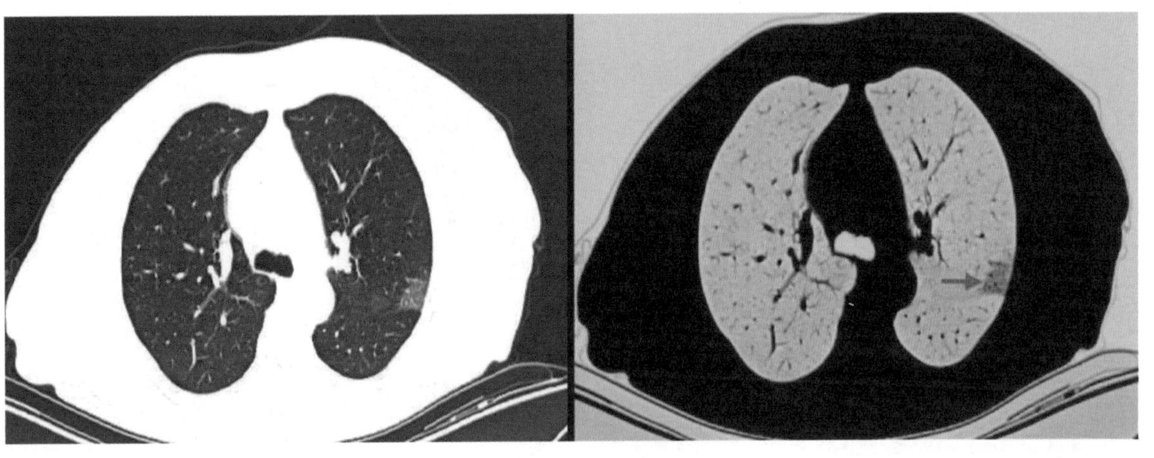

图 2-3-3 左肺上叶外肺野、胸膜下磨玻璃影

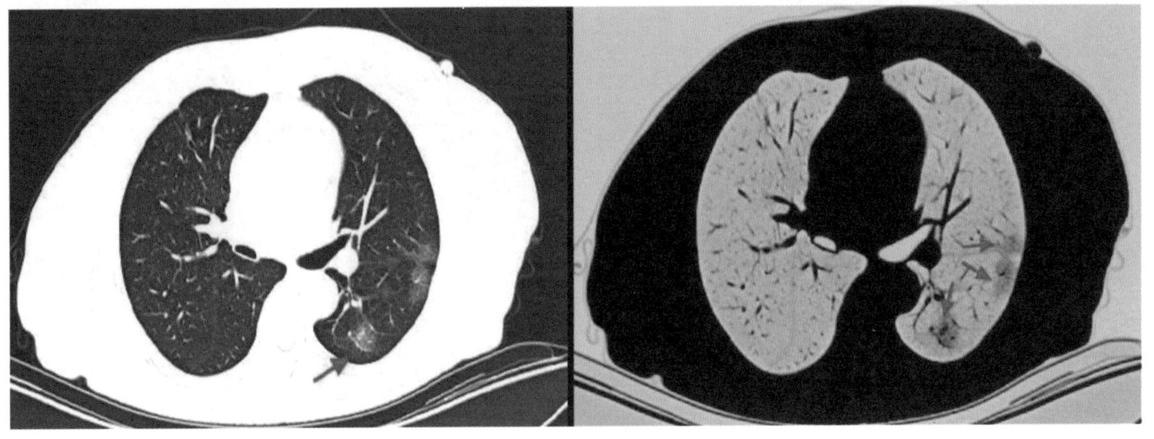

图 2-3-4 左肺下叶背段外肺野、胸膜下磨玻璃影

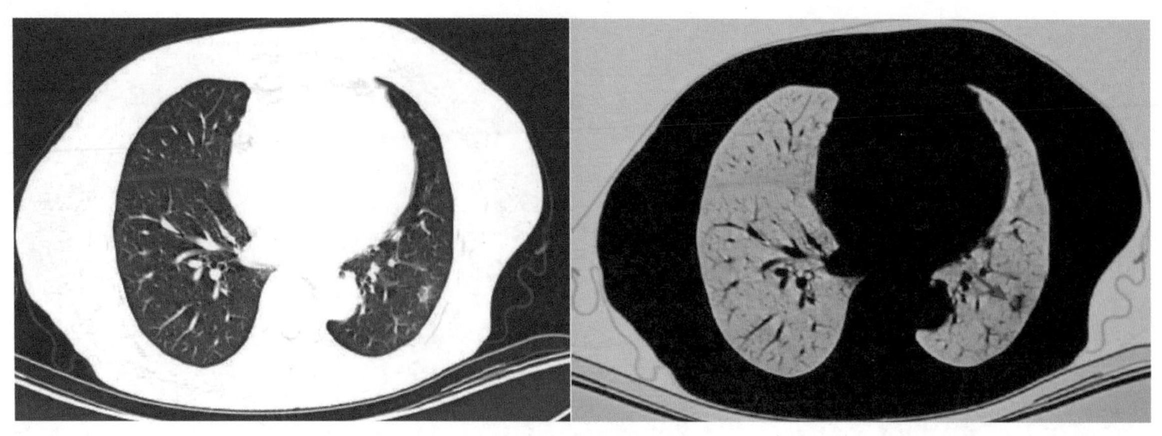

图 2-3-5 左肺下叶外肺野斑片影，伴血管增粗

早期病灶分布于两肺背侧胸膜下，以下叶为著，单发或双肺多发磨玻璃密度影（GGO），其内肺纹理可见，呈网格状（提示小叶及小叶内间质增厚），伴随血管增粗（图2-3-6、图2-3-7）；部分表现为结节伴周围晕征；部分病灶长轴与胸膜平行，不按肺段分布。病灶无空洞形成，无胸腔积液，纵隔淋巴结无明显肿大。病灶内部支气管走行通畅，无明显扭曲变形，极少见到树芽征。

普通型患者 1（治疗前，图 2-3-6、图 2-3-7）

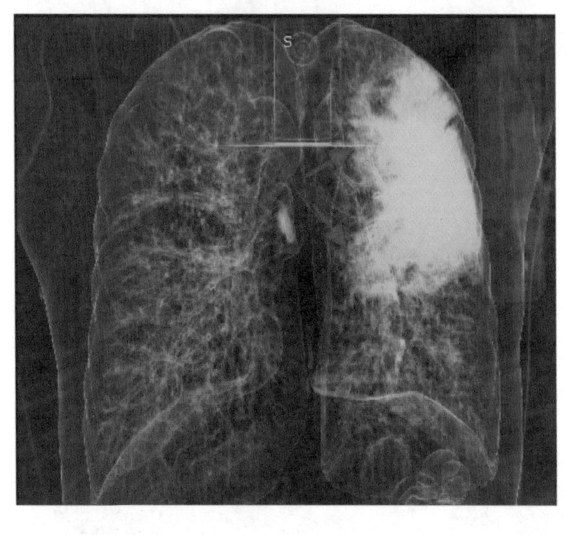

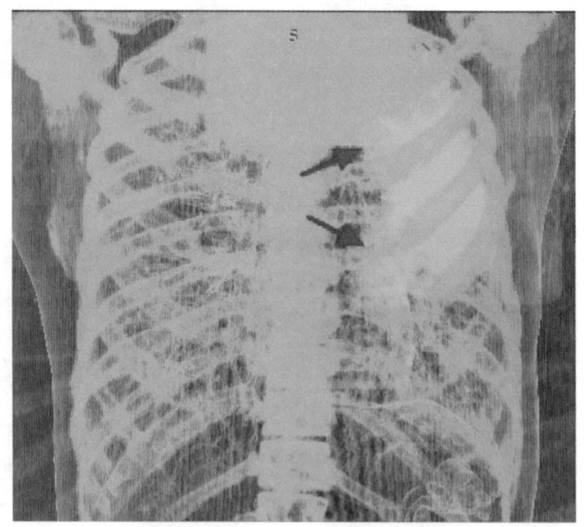

图 2-3-6 左上叶多发磨玻璃影（3D 图像）

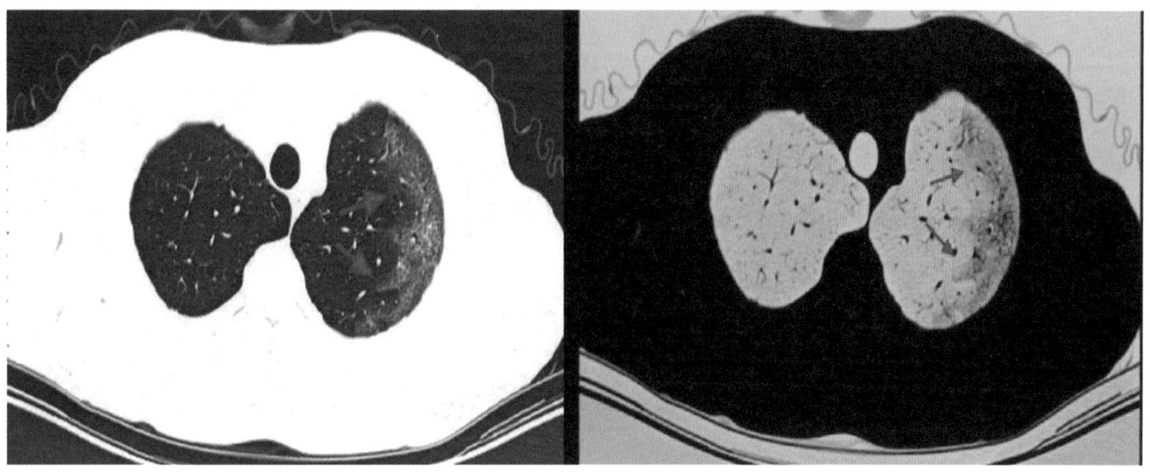

图 2-3-7 左上叶多发磨玻璃影

普通型患者 1（治疗 4 天后，图 2-3-8）

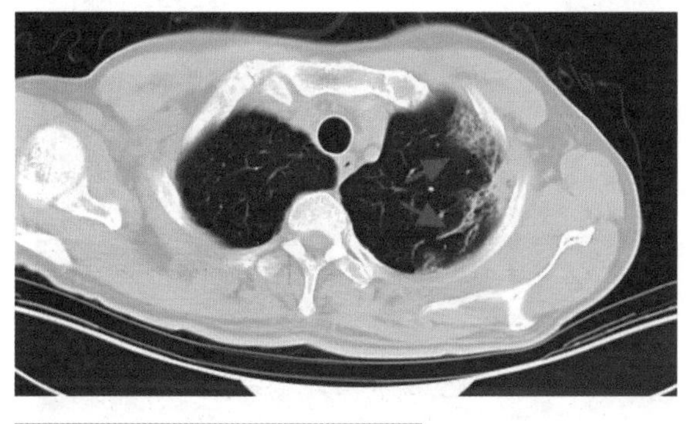

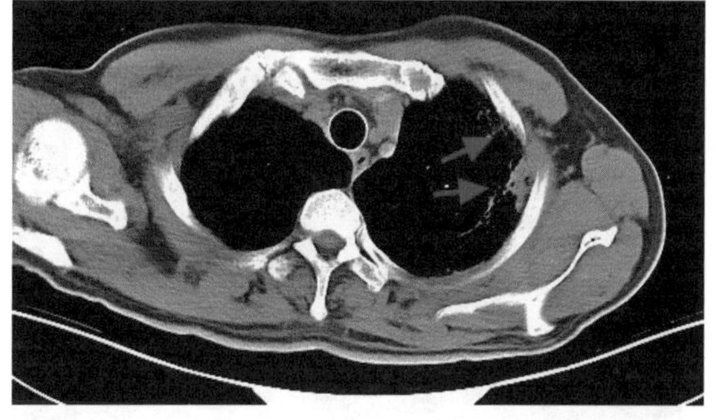

图 2-3-8 左上叶病灶实变、纤维化，仍有部分渗出影，纵隔窗可见实变影及空气支气管征

普通型患者 1（治疗 8 天后，图 2-3-9）

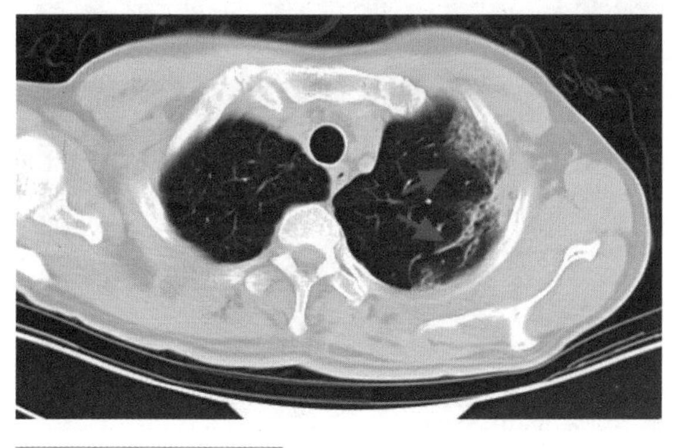

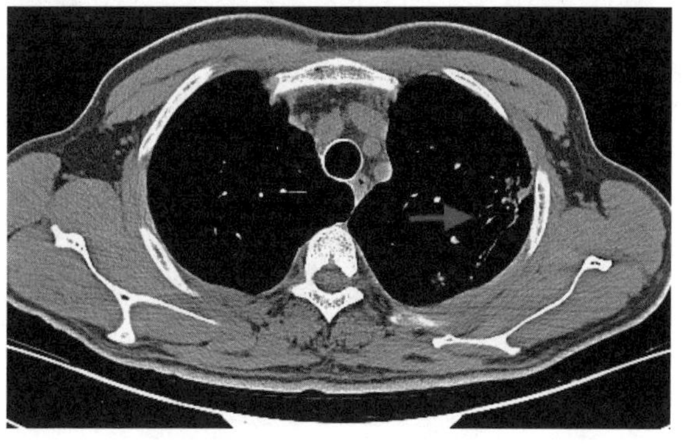

图 2-3-9 左上叶病灶纤维化明显，可见网格影，渗出减少

普通型患者 1（治疗 14 天后，图 2-3-10）

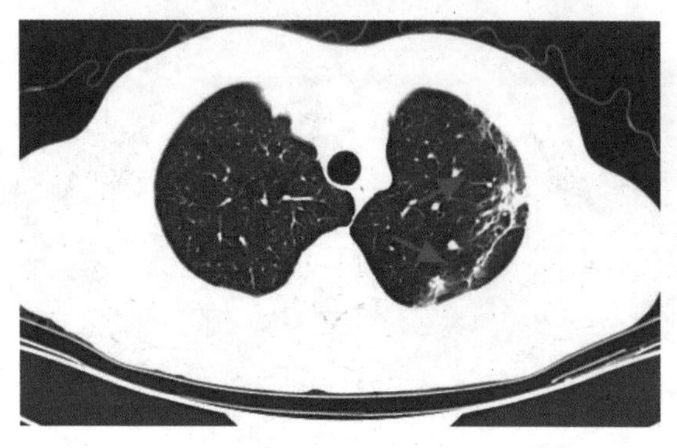

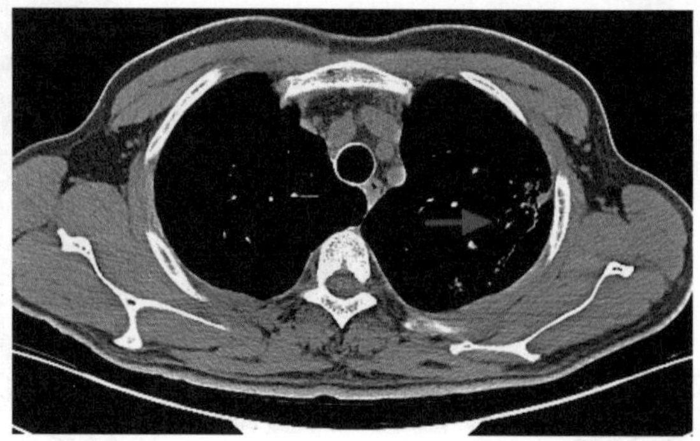

图 2-3-10 左上叶外侧肺野可见明显纤维索条影，纵隔窗可见索条影

普通型患者 2（治疗前，图 2-3-11）

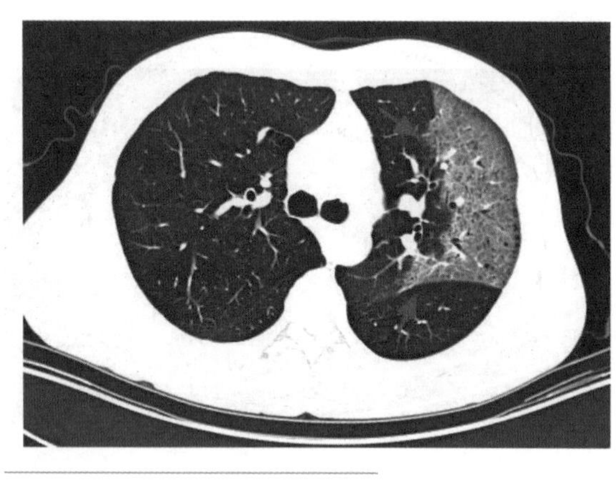

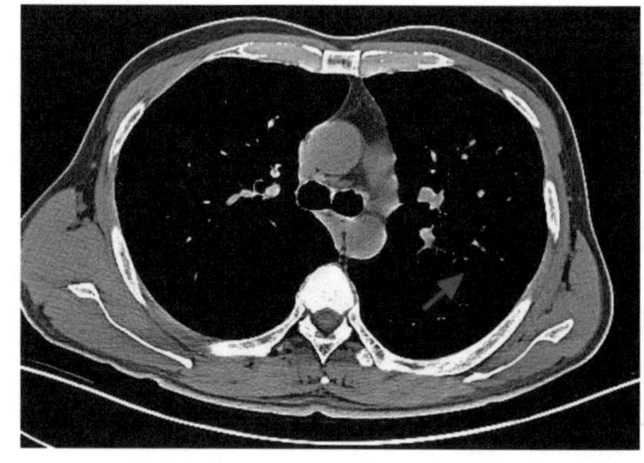

图 2-3-11 左上叶外侧 2/3 肺野可见磨玻璃影，呈铺路石样改变，纵隔窗见小结节影

普通型患者 2（治疗 4 天后，图 2-3-12）

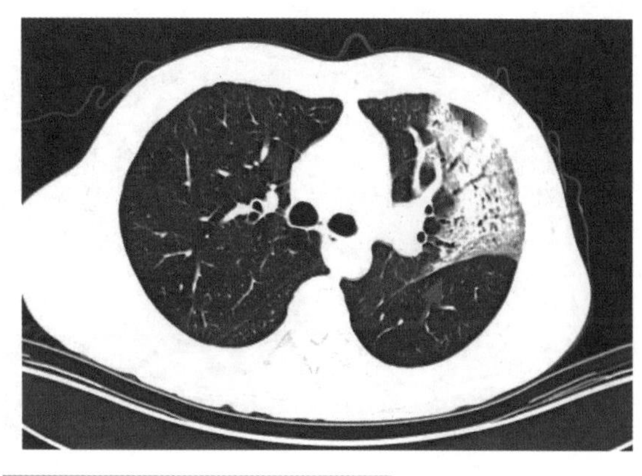

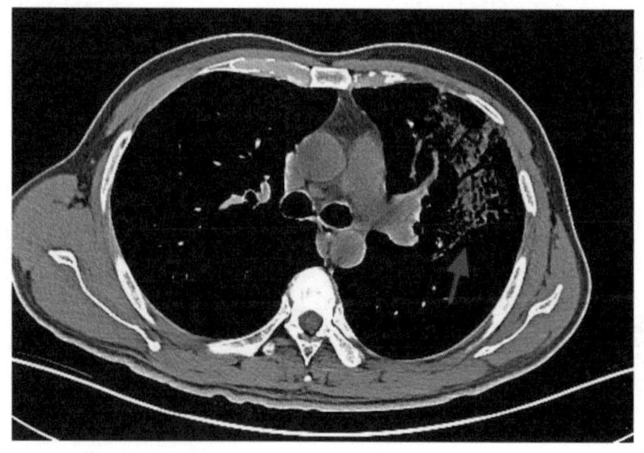

图 2-3-12 左上叶外侧 2/3 肺野磨玻璃影转为实变影，其内可见含气支气管征，纵隔窗可见渗出影

普通型患者 2（治疗 8 天后，图 2-3-13）

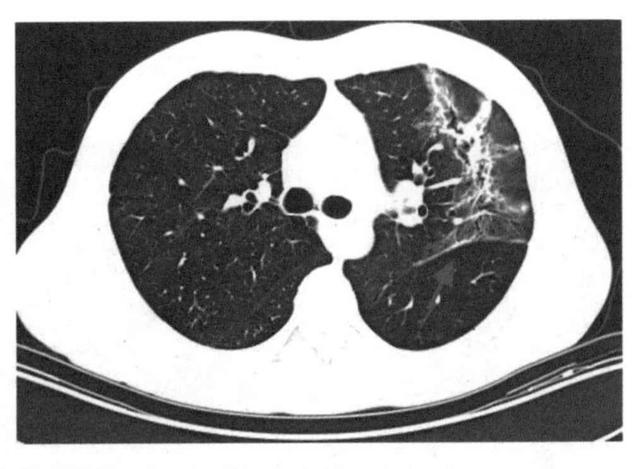
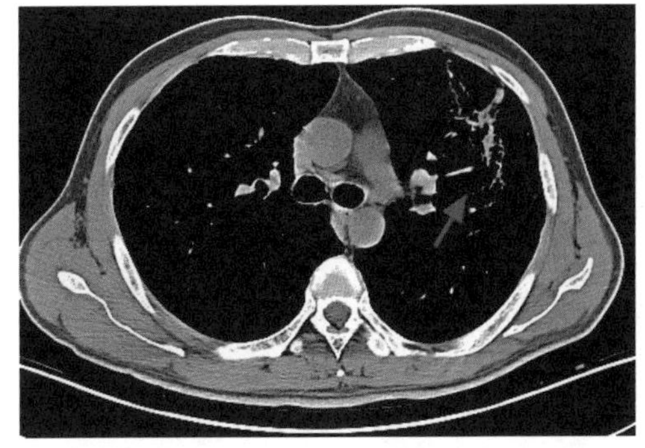

图 2-3-13 左上叶外侧 2/3 肺野实变影吸收减少，纵隔窗见少许纤维索条影

普通型患者 2（治疗 14 天后，图 2-3-14）

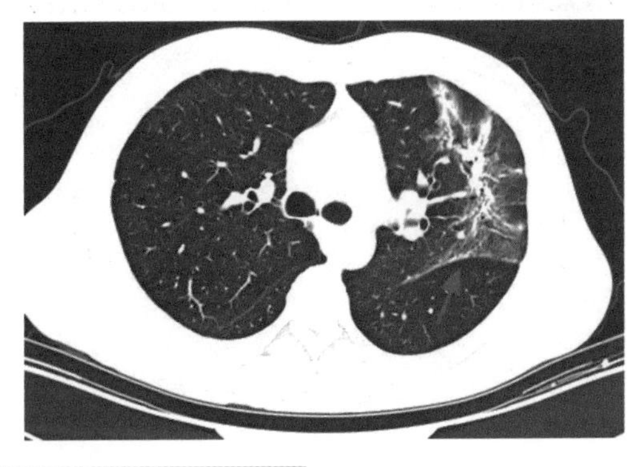
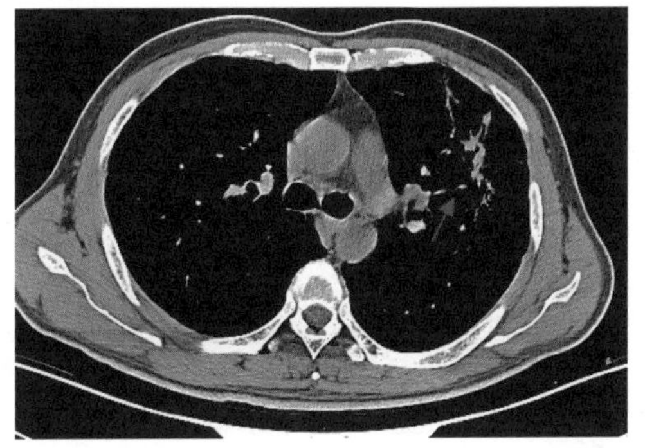

图 2-3-14 左上叶 2/3 肺野明显纤维索条影，细支气管牵拉扩张，叶间裂增厚，纵隔窗见少许纤维索条影

普通型患者 3（治疗前，图 2-3-15）

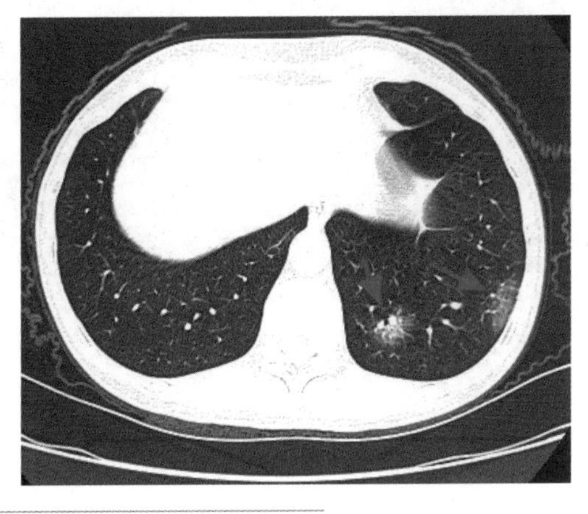
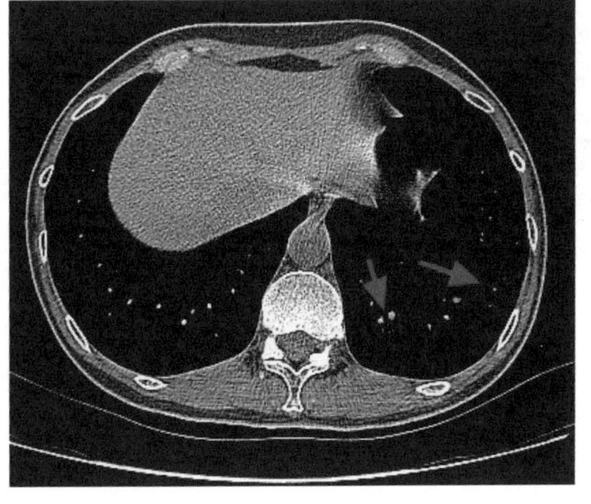

图 2-3-15 左上叶病灶实变、纤维化，仍有部分渗出影，纵隔窗可见实变影及空气支气管征

普通型患者 3（治疗 4 天后，图 2-3-16）

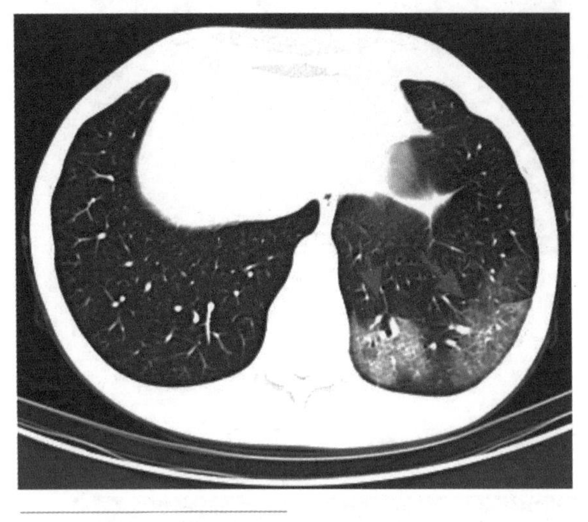

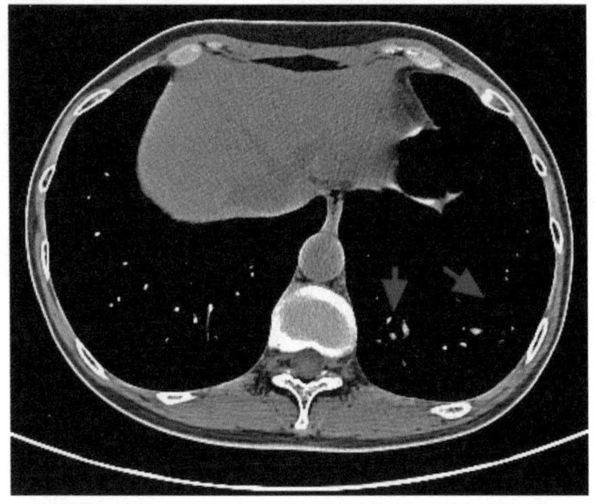

图 2-3-16 左下叶后基底段及外基底段渗出增加，部分实变，伴支气管充气征，纵隔窗见结节影

普通型患者 3（治疗 8 天后，图 2-3-17）

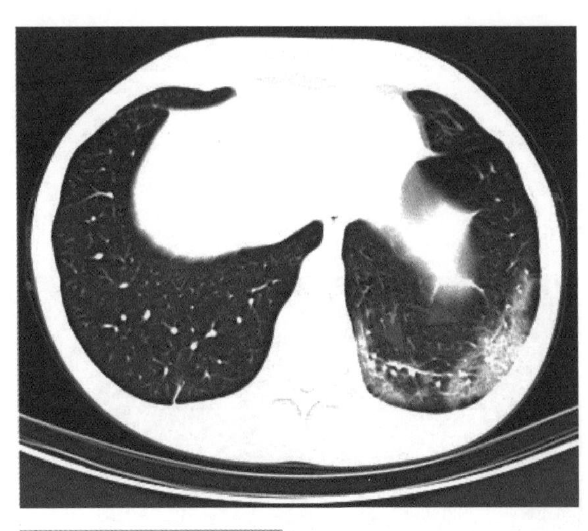

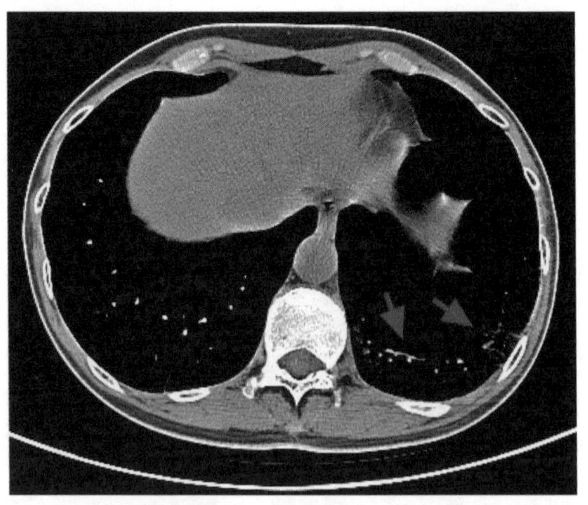

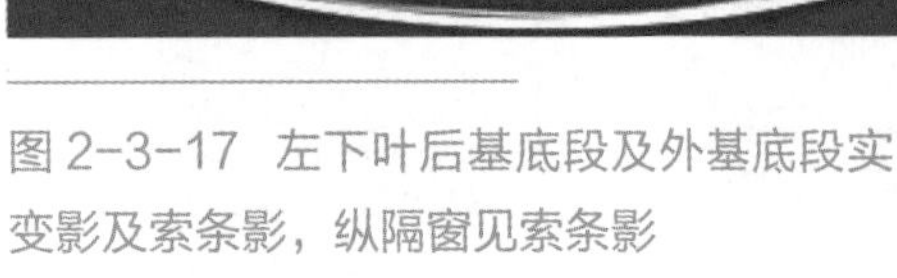

图 2-3-17 左下叶后基底段及外基底段实变影及索条影，纵隔窗见索条影

普通型患者 3（治疗 12 天后，图 2-3-18）

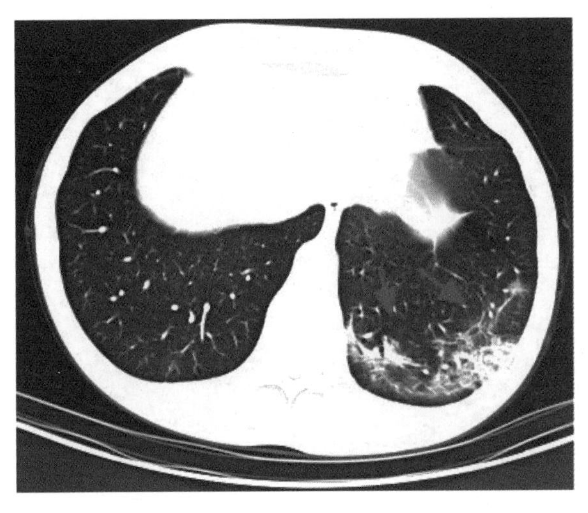

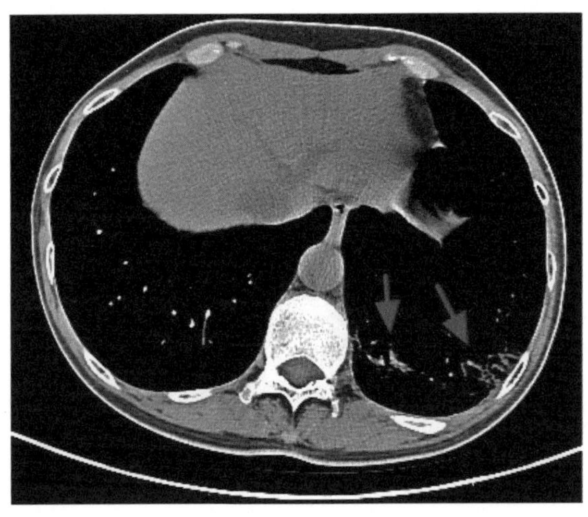

图 2-3-18 左下叶后基底段及外基底段索条影，纵隔窗见索条影

普通型患者 3（治疗 16 天后，图 2-3-19）

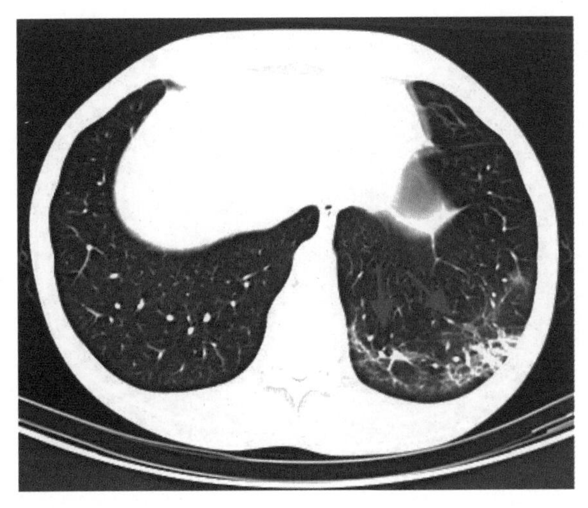

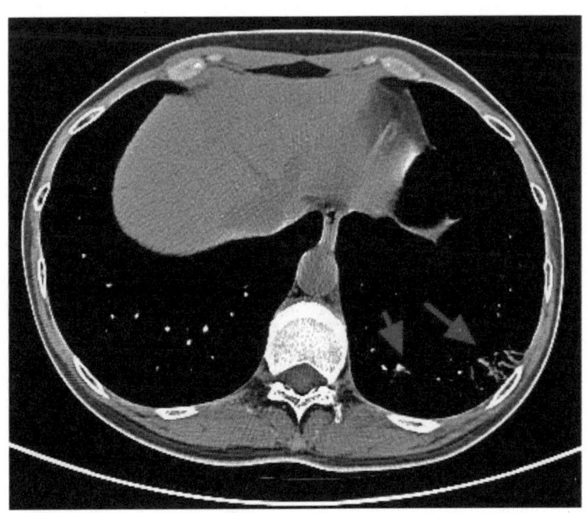

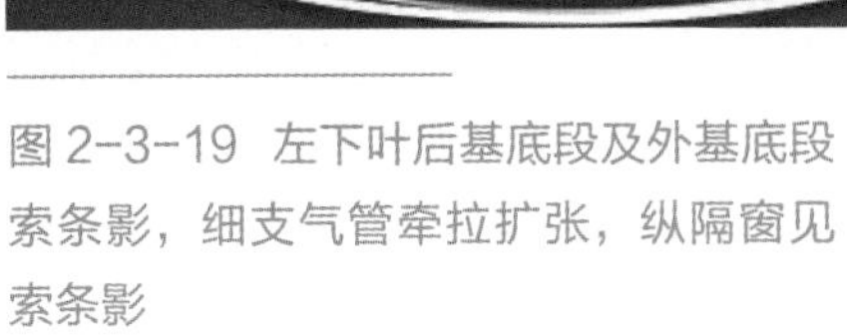

图 2-3-19 左下叶后基底段及外基底段索条影，细支气管牵拉扩张，纵隔窗见索条影

普通型患者 4（治疗前，图 2-3-20）

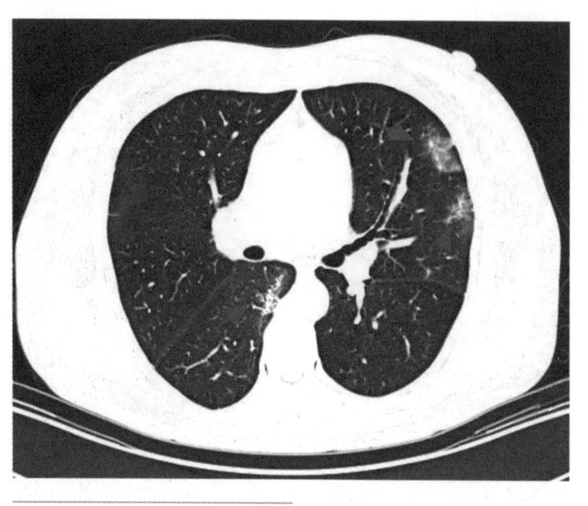

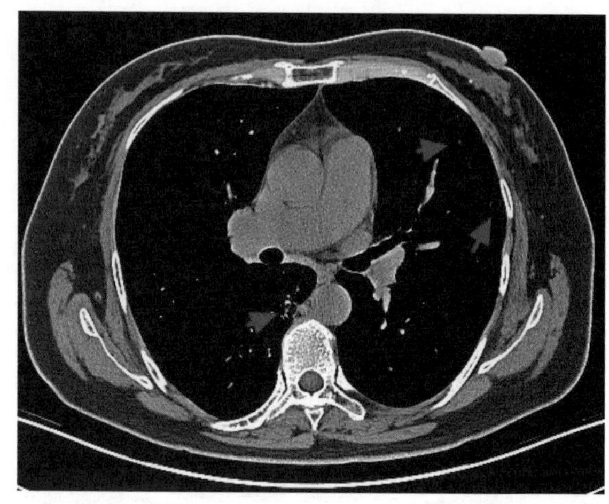

图 2-3-20 左上叶上舌段及下舌段外侧肺野见磨玻璃影，小叶间隔增厚，右下叶背段见斑片影，纵隔窗见上述位置结节影

普通型患者 4（治疗 8 天后，图 2-3-21）

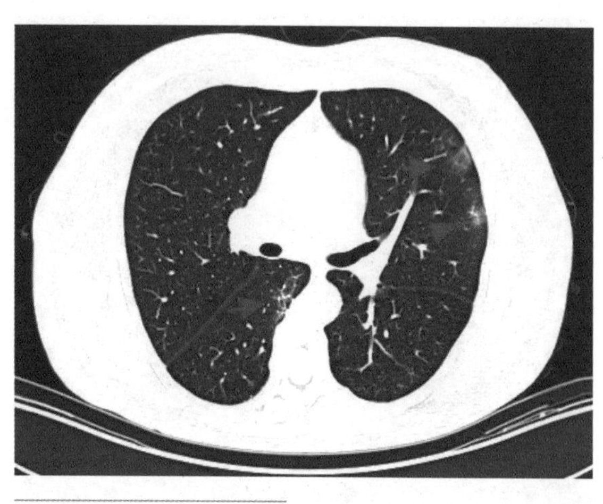

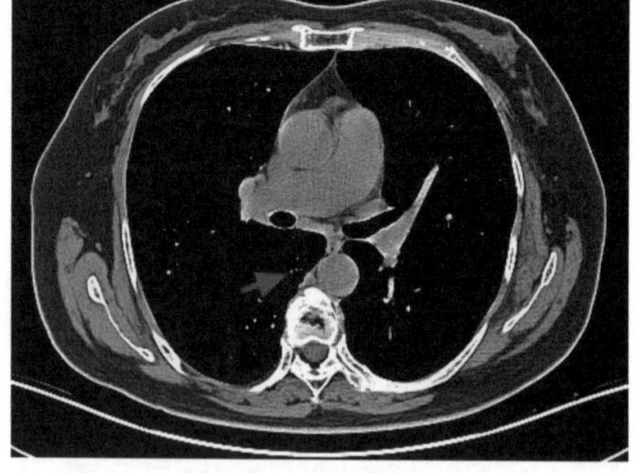

图 2-3-21 左上叶上舌段及下舌段外侧肺野磨玻璃影较前减少，右下叶背段斑片影较前减少，纵隔窗见右下叶结节影

普通型患者 4（治疗 16 天后，图 2-3-22）

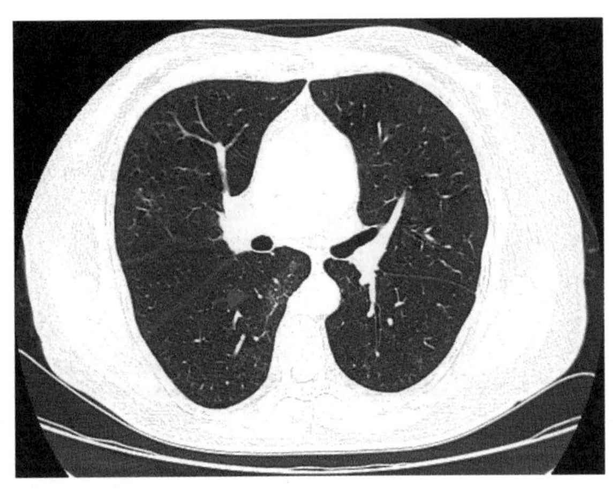

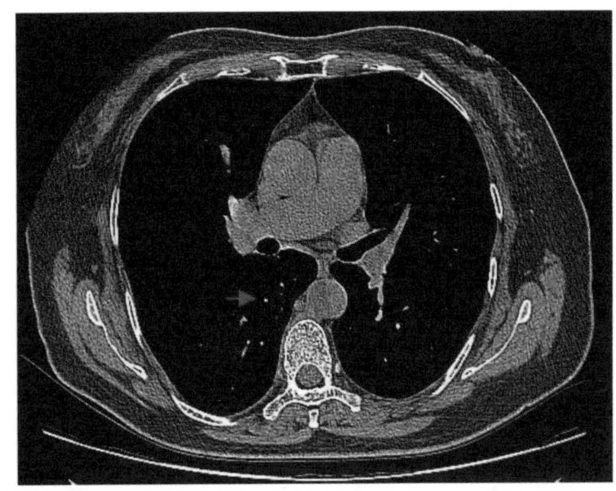

图 2-3-22 左上叶上舌段及下舌段外侧肺野磨玻璃影吸收，右下叶背段斑片影明显吸收，纵隔窗见右下叶小结节影

普通型患者 5（治疗前，图 2-3-23）

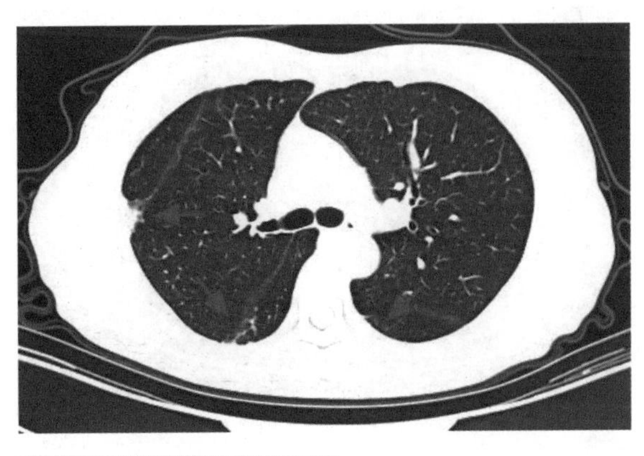

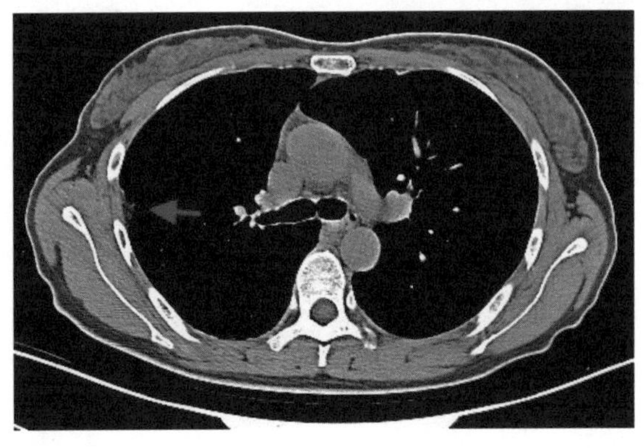

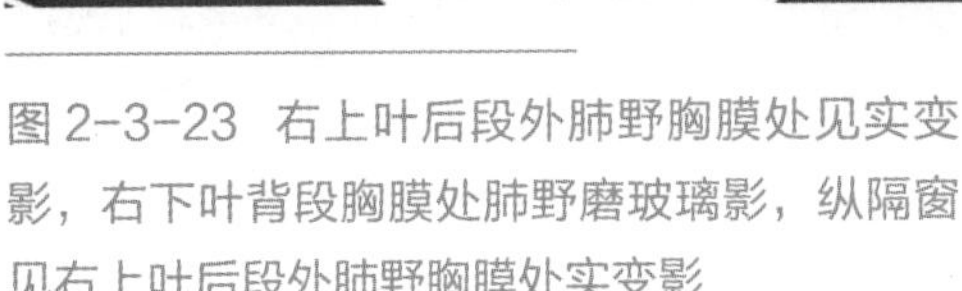

图 2-3-23 右上叶后段外肺野胸膜处见实变影，右下叶背段胸膜处肺野磨玻璃影，纵隔窗见右上叶后段外肺野胸膜处实变影

普通型患者 5（治疗 8 天后，图 2-3-24）

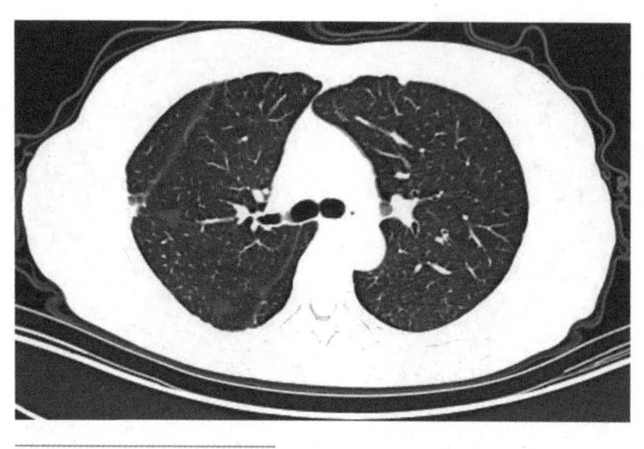

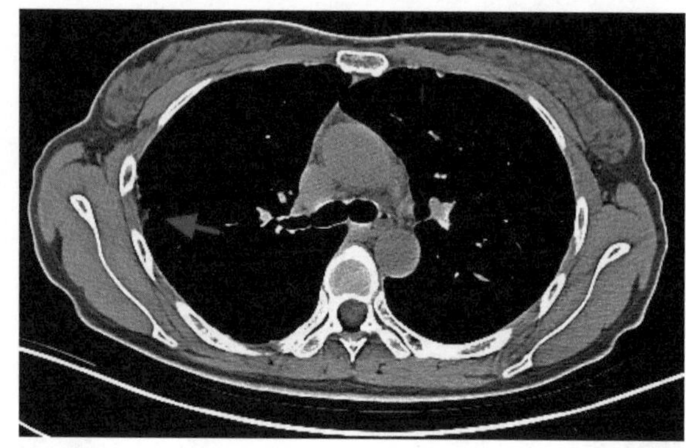

图 2-3-24　右上叶后段外肺野胸膜处见实变影，右下叶背段胸膜处肺野磨玻璃影减少，纵隔窗见右上叶后段外肺野胸膜处实变影

普通型患者 5（治疗 12 天后，图 2-3-25）

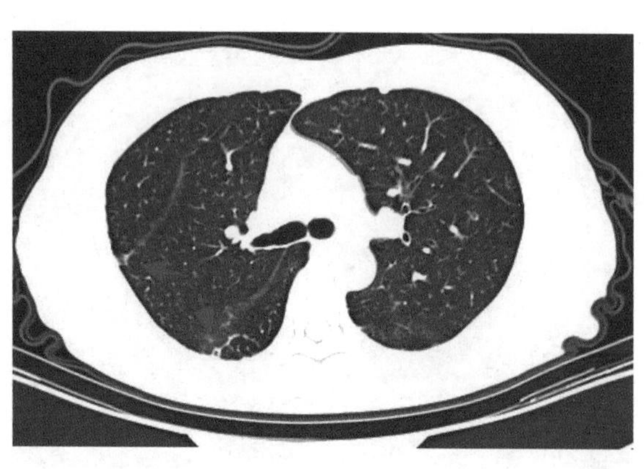

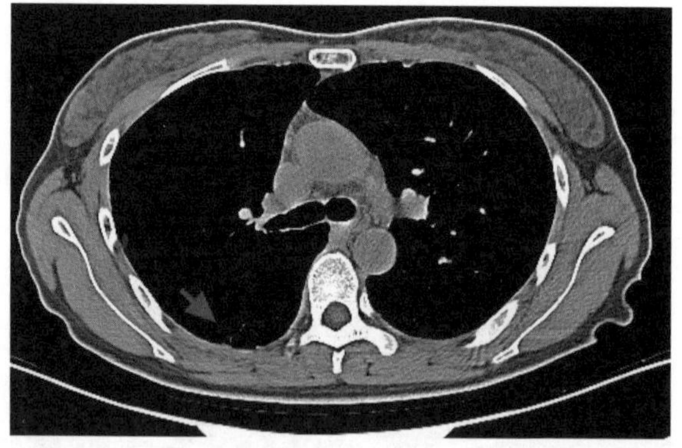

图 2-3-25　右上叶后段外肺野胸膜处见实变影，较前减少；右下叶背段胸膜处肺野纤维索条影，纵隔窗见右下叶背段胸膜处肺野少许纤维索条影

普通型患者 5（治疗 16 天后，图 2-3-26）

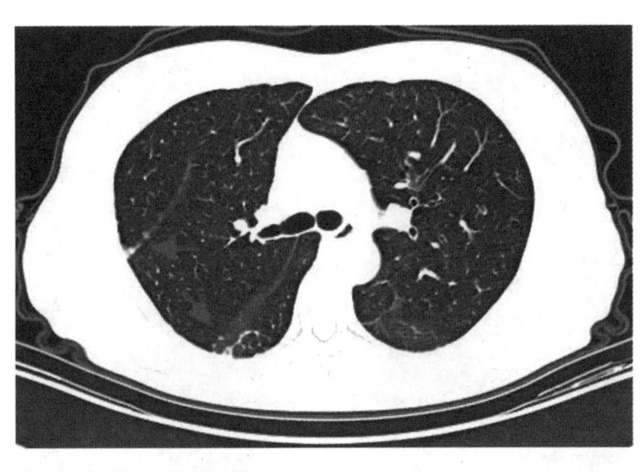

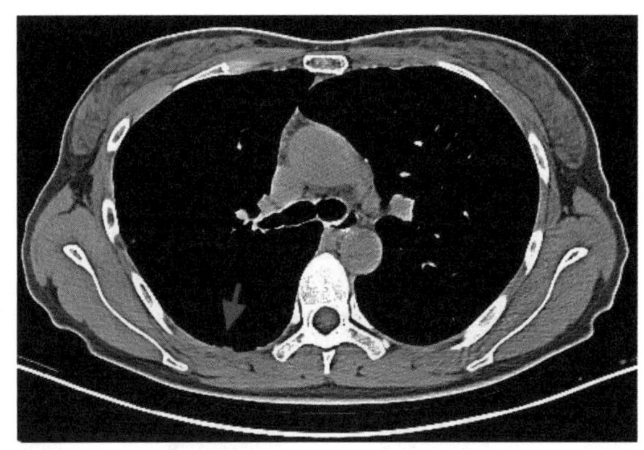

图 2-3-26　右上叶后段外肺野胸膜处见实变影，较前减少；右下叶背段胸膜处肺野纤维索条影，纵隔窗见右下叶背段胸膜处肺野少许纤维索条影

普通型患者 6（治疗前，图 2-3-27）

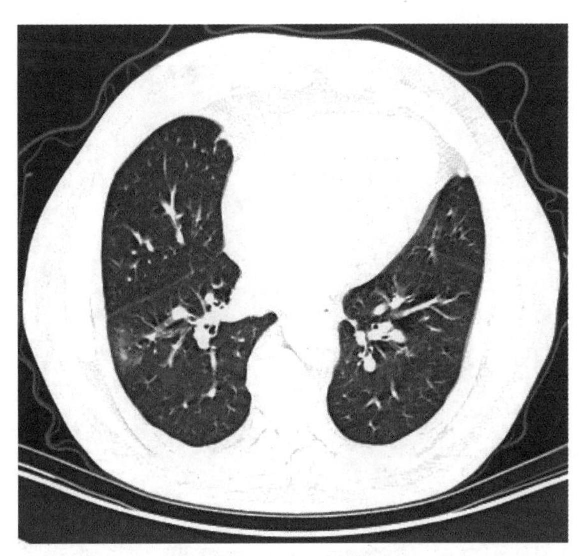

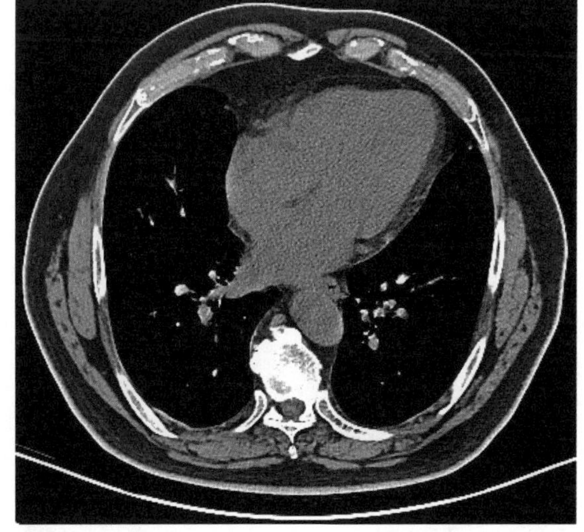

图 2-3-27　右下叶外基底段渗出影呈晕征表现，纵隔窗无明显异常

普通型患者 6（治疗 4 天后，图 2-3-28）

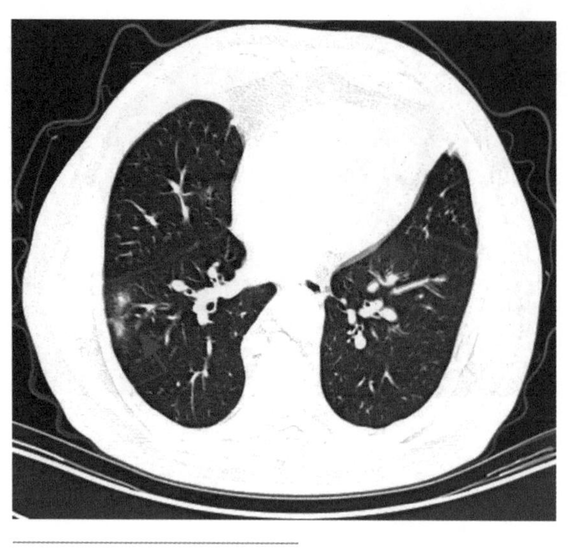

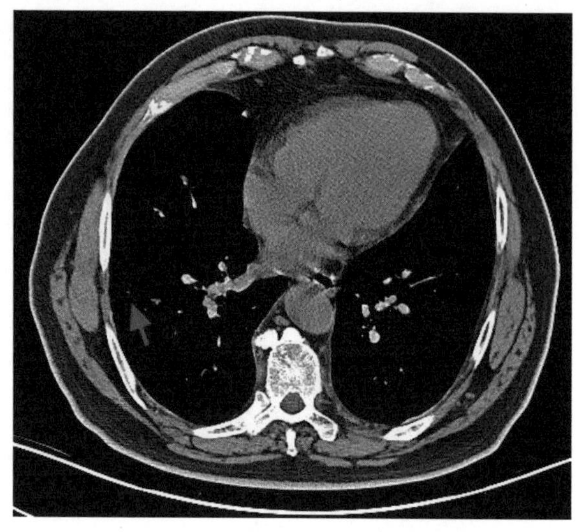

图 2-3-28 右下叶外基底段实变病灶增加，纵隔窗见小结节影

普通型患者 6（治疗 8 天后，图 2-3-29）

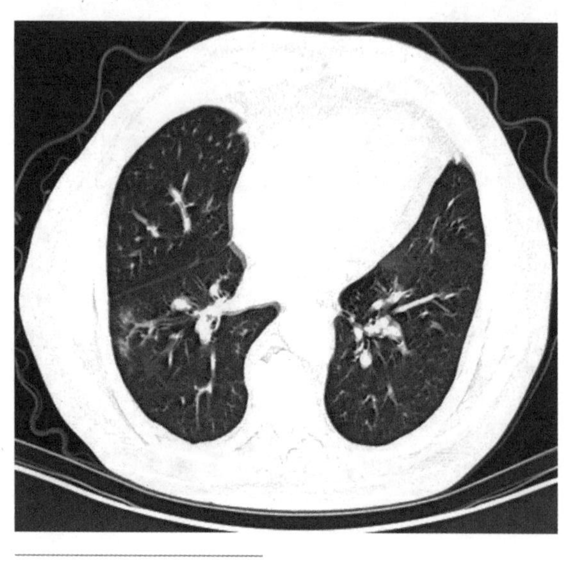

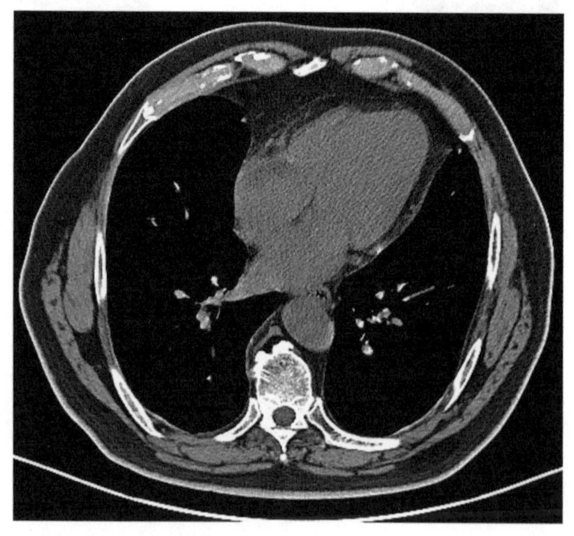

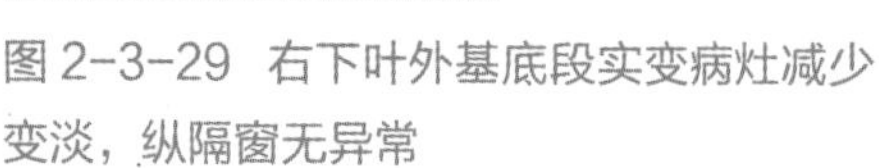

图 2-3-29 右下叶外基底段实变病灶减少变淡，纵隔窗无异常

普通型患者 6（治疗 12 天后，图 2-3-30）

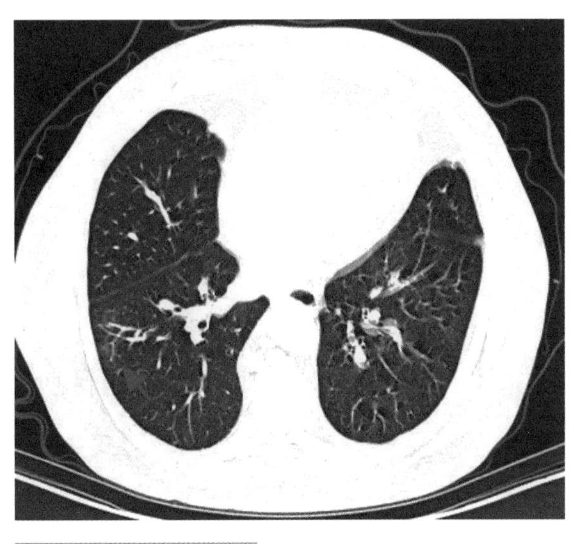

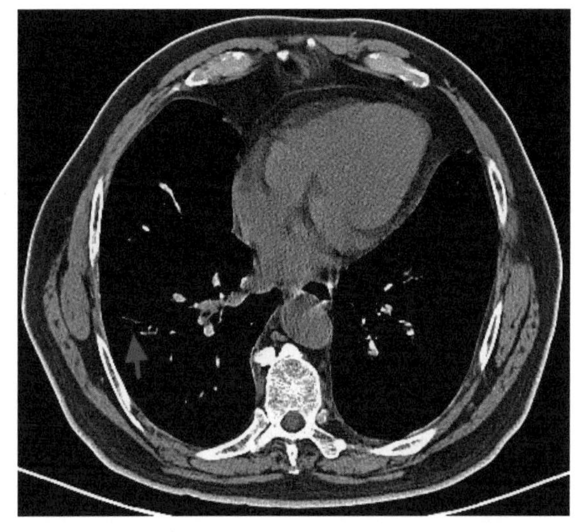

图 2-3-30　右下叶外基底段见纤维索条影，少许结节影，纵隔窗见纤维索条影

普通型患者 7（治疗前，图 2-3-31）

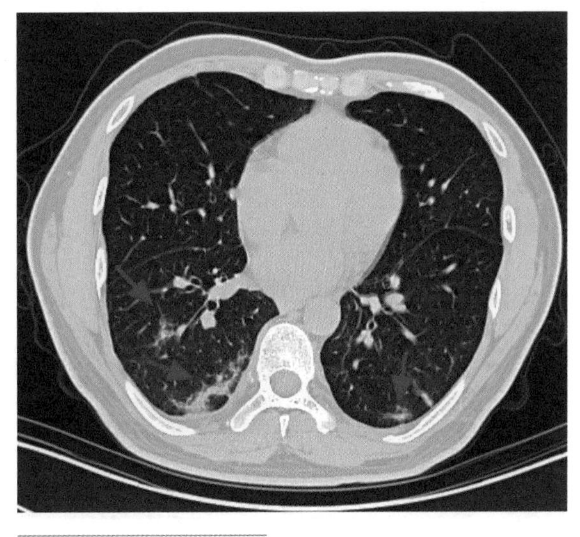

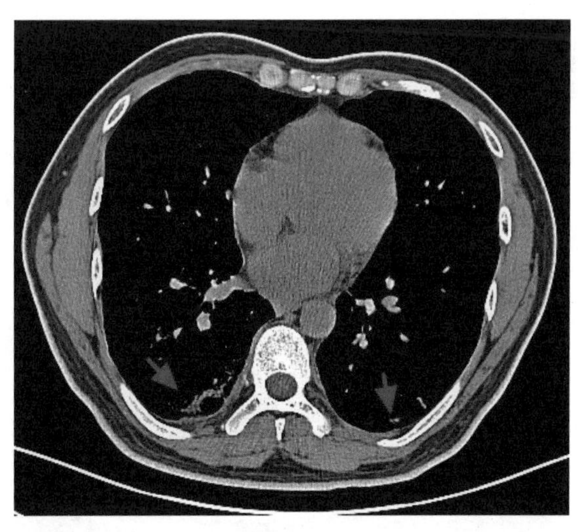

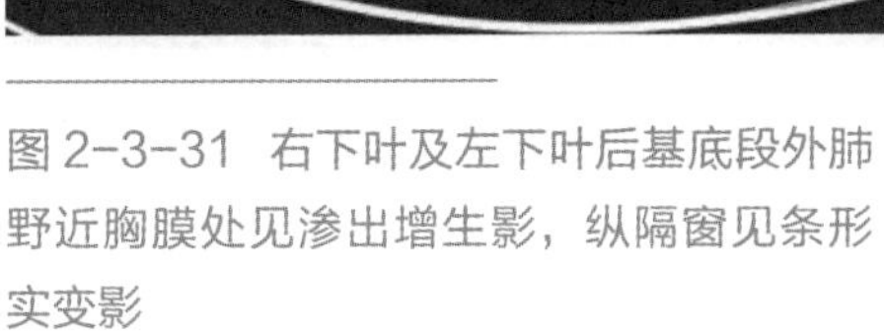

图 2-3-31　右下叶及左下叶后基底段外肺野近胸膜处见渗出增生影，纵隔窗见条形实变影

普通型患者 7（治疗 4 天后，图 2-3-32）

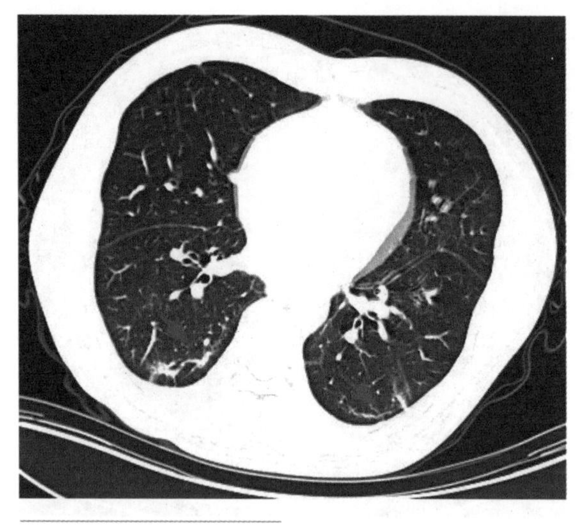

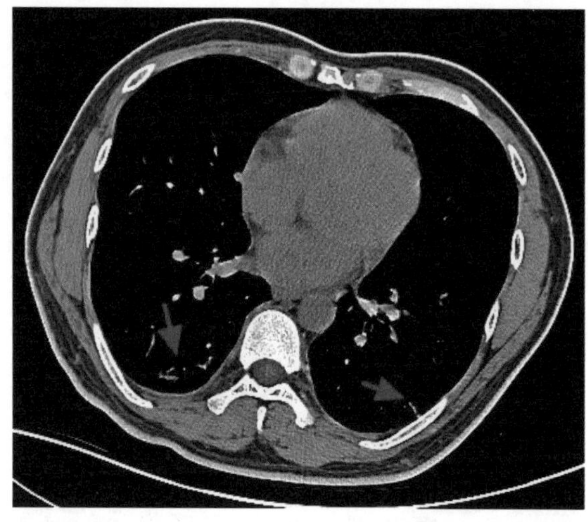

图 2-3-32　右下叶及左下叶后基底段外肺野近胸膜处见条形增生影，病灶较前减少，纵隔窗见条形实变影，病灶较前减少

普通型患者 7（治疗 8 天后，图 2-3-33）

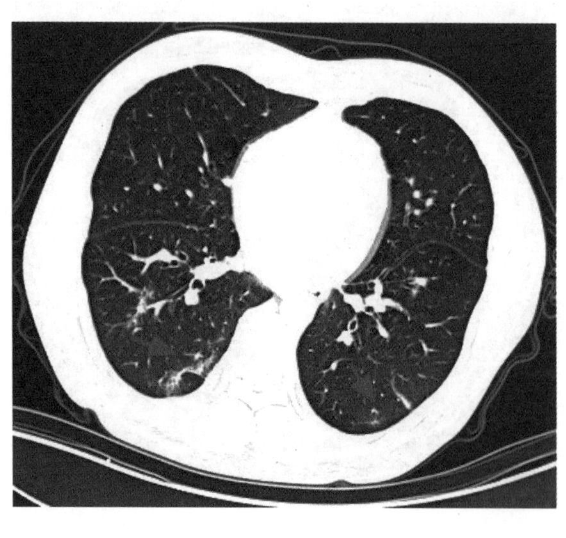

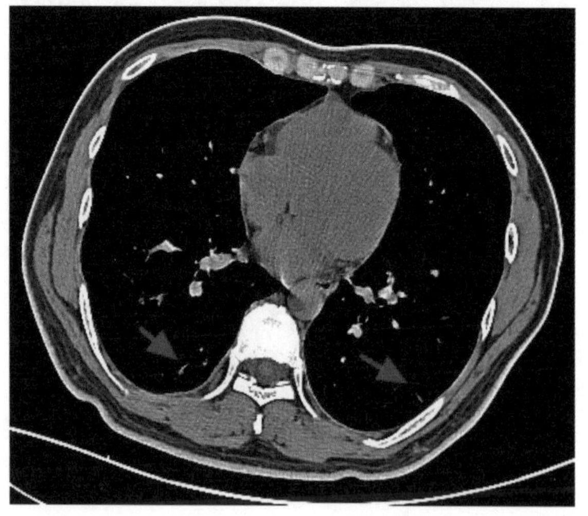

图 2-3-33　右下叶及左下叶后基底段外肺野近胸膜处见条形增生影，病灶较前减少，纵隔窗见条形实变影，病灶较前减少

普通型患者 7（治疗 12 天后，图 2-3-34）

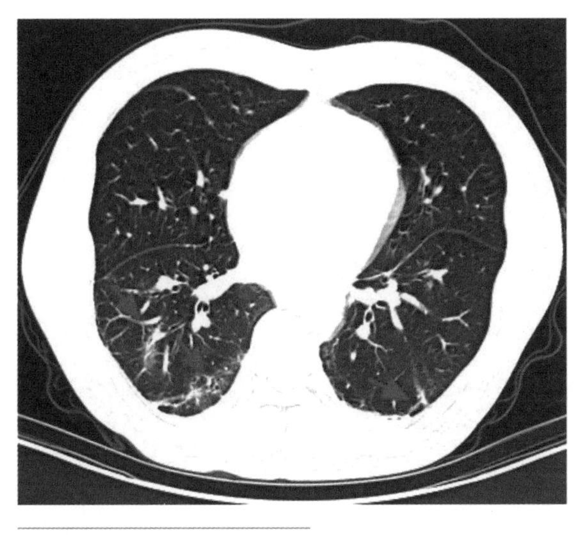

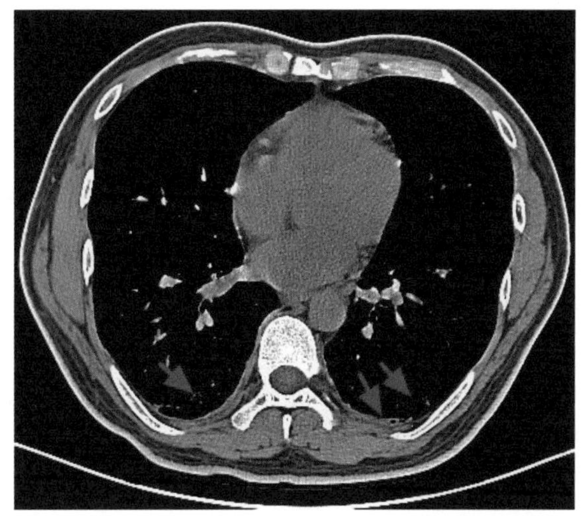

图 2-3-34　右下叶及左下叶后基底段外肺野近胸膜处见条形增生影，病灶较前增多，纵隔窗见条形实变影，胸膜增厚

普通型患者 7（治疗 16 天后，图 2-3-35）

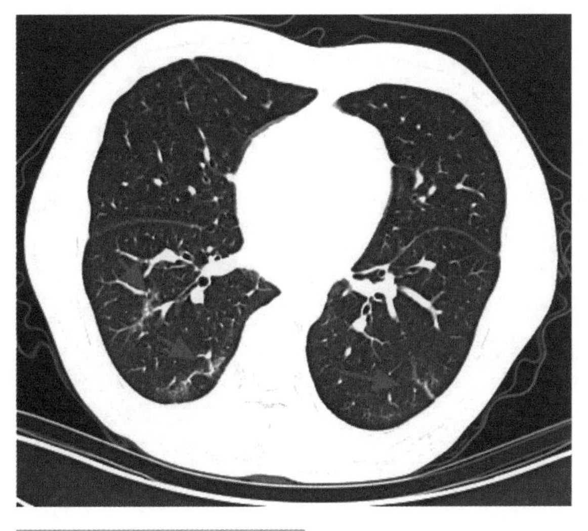

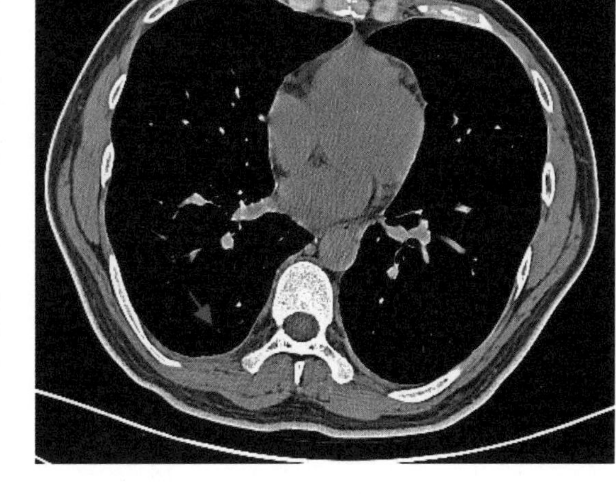

图 2-3-35 右下叶及左下叶后基底段外肺野近胸膜处索条影，病灶吸收，纵隔窗见少许结节影，病灶明显吸收

二、病例总结

（一）病变特点

1. 病灶范围

以肺外围背侧为主，以两肺下叶为著，与胸膜常紧贴，提示新冠肺炎病变多首先侵犯皮层肺组织的细支气管及肺泡上皮，病灶分布逐步从外周向中央扩展。

2. 病灶形态

病灶形态以三种类型为主，即多叶多灶分布病灶 、单叶片状病灶和孤立性类圆形病灶。

3. 病灶密度

绝大多数案例出现磨玻璃病灶，最低测得 CT 值约为-750HU，病灶内血管穿行可清晰显示；部分病例磨玻璃病灶与实性病灶共存。

4. 影像学特点

（1）细网格征、铺路石征：在磨玻璃病灶内部常可见细网格状阴影，类似铺路石状，称为细网格征或铺路石征。

（2）结节伴晕征：部分病例实性结节病灶周围出现磨玻璃密度影，边缘模糊，称为晕征。

（3）长轴与胸膜平行：病灶沿着胸膜下呈长条片状分布，一般不引起胸膜反应。

（4）空气支气管征：实变肺组织内可见含气支气管正常穿行，未见明显狭窄和扭曲，少部分病例可以看到支气管壁增厚，管腔通畅。

（5）病灶沿支气管血管束分布：较多病灶常沿着支气管血管束分布，从外周向中央进展亦如此表现。

（6）血管增粗征：在亚实性病灶内部清晰显示血管走行，部分血管管径增粗，甚至比近端更粗。

（二）主要病理学依据

病灶中心实变影为肺泡腔内聚集大量富细胞渗出液，显示为实性密度灶；其周围肺泡亦见渗出，包含炎症细胞、蛋白质、纤维素等，形成“膜状物”，或形成磨玻璃密度阴影。病变首先累及皮层肺组织，不按肺段解剖分布，对细菌性肺炎病灶分布有一定的鉴别意义。

（三）病例演变特点、预后及转归

大部分病例在5 ~ 7天进入一个快速病变期，临床症状慢于影像学表现。影像学表现出现渗出增加，病灶快速增多。患者随后出现呼吸急促、咳嗽剧烈、血氧饱和度下降等临床表现。如果及时对症处理，患者恢复较好。

第四节　重型新型冠状病毒肺炎气道病变影像

一、重型新型冠状病毒肺炎临床表现

1. 临床表现

（1）呼吸窘迫，RR≥30次/分；

（2）息状态下，指氧饱和度≤93%；

（3）动脉血氧分压（PaO_2）/吸氧浓度（FiO_2）≤300mmHg（1mmHg=0.133kPa）。

除了以上指标，根据国家卫健委第二版重症危重症病例诊疗方案规定，重症患者可能还有以下变化：

（1）外周血淋巴细胞进行性降低，淋巴细胞中B淋巴细胞明显降低，$CD4^+$及$CD8^+$T细胞进行性下降；

（2）外周血炎症因子IL-6或C反应蛋白进行性上升；

（3）组织氧合指标乳酸进行性升高；高分辨CT病灶快速扩大。

2. 影像学表现

（1）病灶范围迅速增多扩大，沿着支气管血管束从周围向中央推进，也可呈反蝶翼状分布（图2-4-1）；

（2）病灶内密度增高或不均匀，出现实变；

（3）有多形态、多部位的改变，早期为团块状影，可单肺，也可双肺，有此消彼长的特点，还有支气管充气征等表现；

（4）新冠肺炎肺部病变一般在发病后14天左右达到高峰，少部分病例急剧进展，病变累及双侧全肺，呈白肺征象（图2-4-2），其内可见空气支气管征，双侧胸腔可有少量胸腔积液。根据既往病理学机制提示肺泡腔有大量纤维素性渗出。

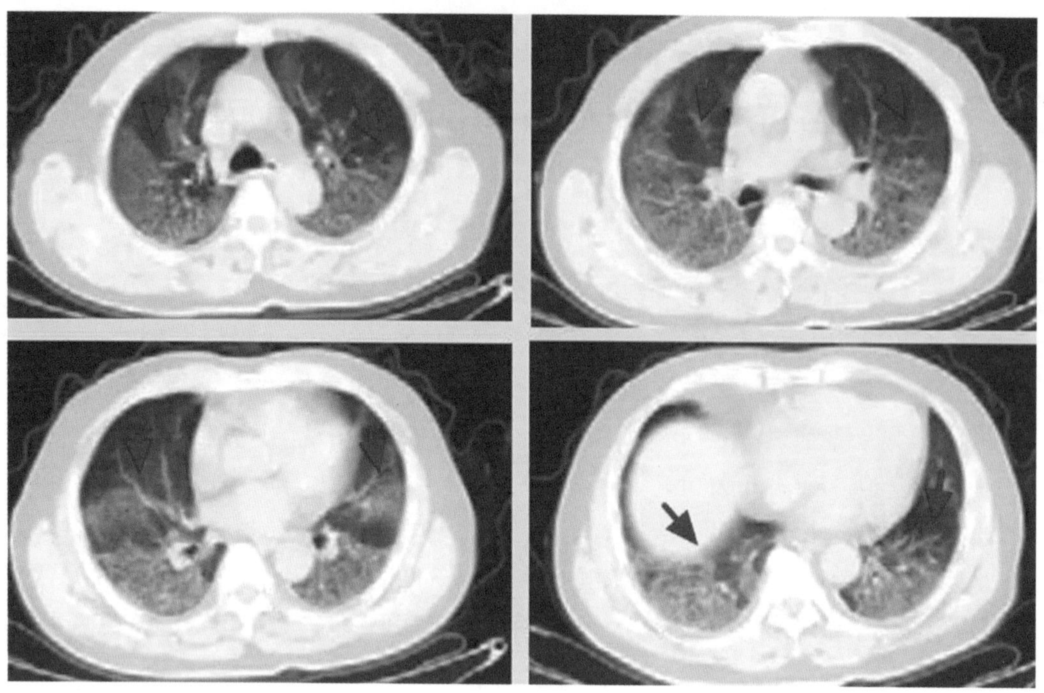

图 2-4-1 病变迅速增多，双肺弥漫实变影

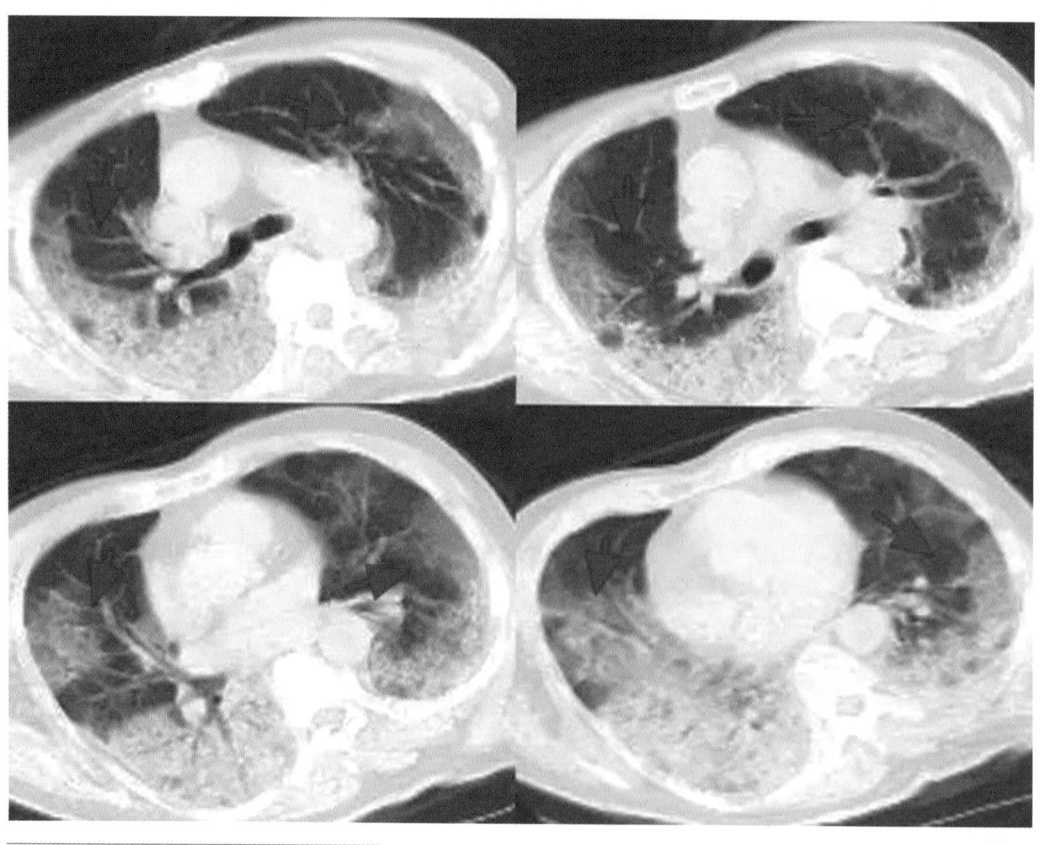

图 2-4-2 双肺弥漫渗出影，可见含气支气管征

重型病例 1（治疗前，图 2-4-3）

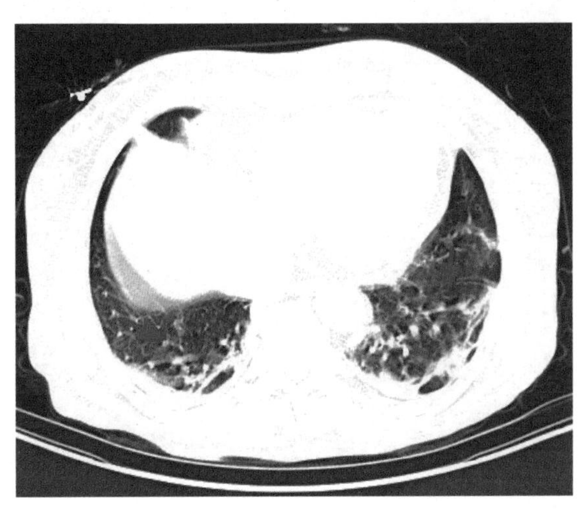

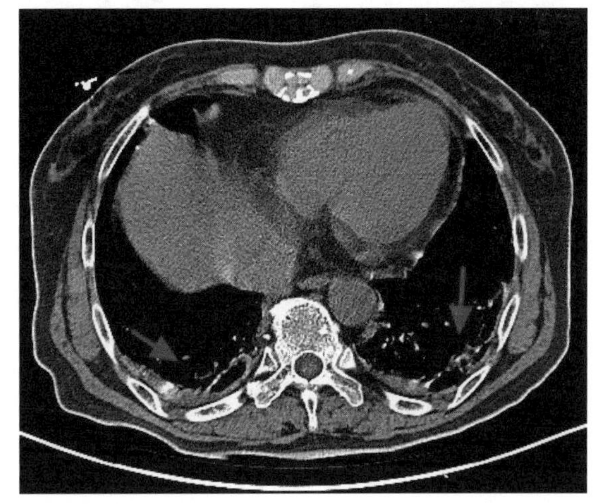

图 2-4-3　双下肺外后基底段增生实变影，可见牵拉变形细支气管，纵隔窗双下肺实变，可见含气支气管征

重型病例 1（治疗 10 天后，图 2-4-4）

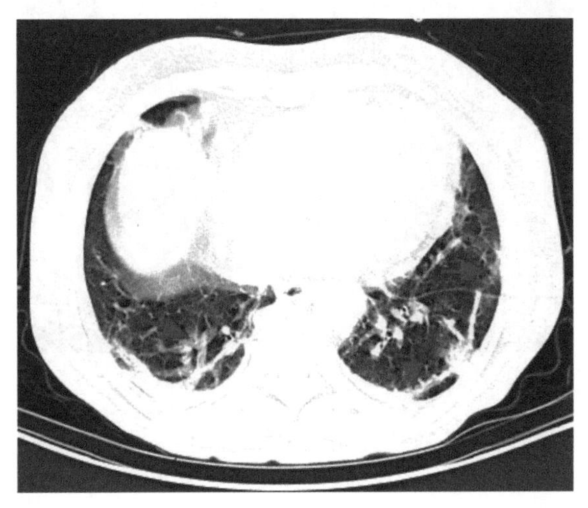

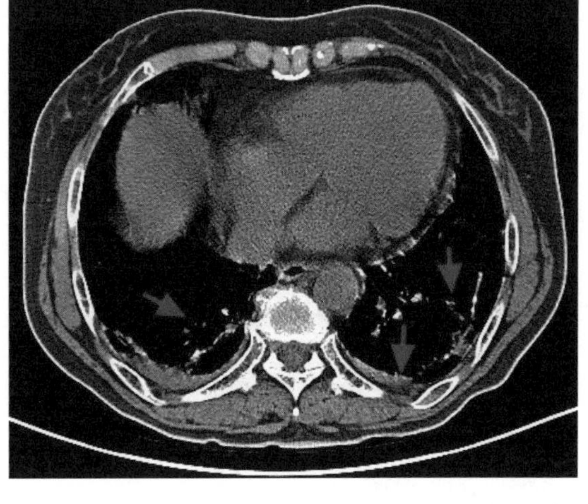

图 2-4-4　双下肺外后基底段增生实变影，血管增粗，纵隔窗双下肺实变伴纤维索条影，可见含气支气管征

重型病例 1（治疗 18 天后，图 2-4-5）

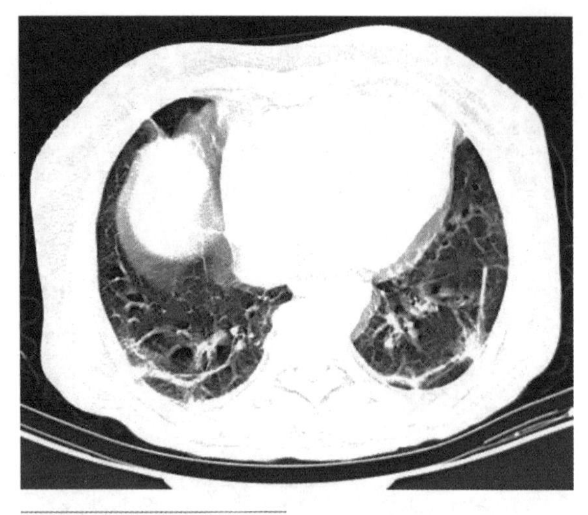
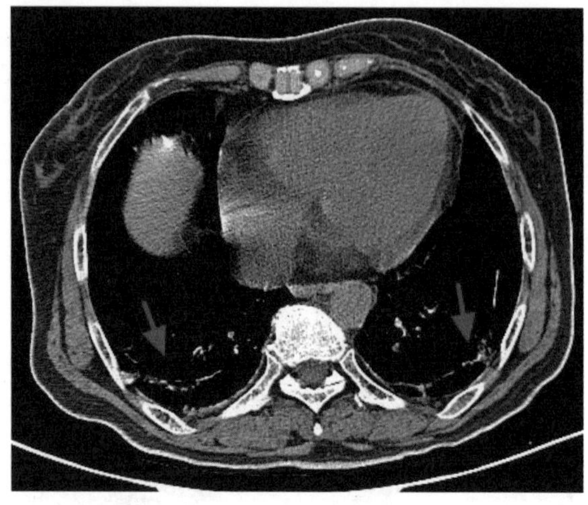

图 2-4-5　双下肺外后基底段纤维索条影，纵隔窗双下肺胸膜增厚伴纤维索条影

重型病例 2（治疗前，图 2-4-6）

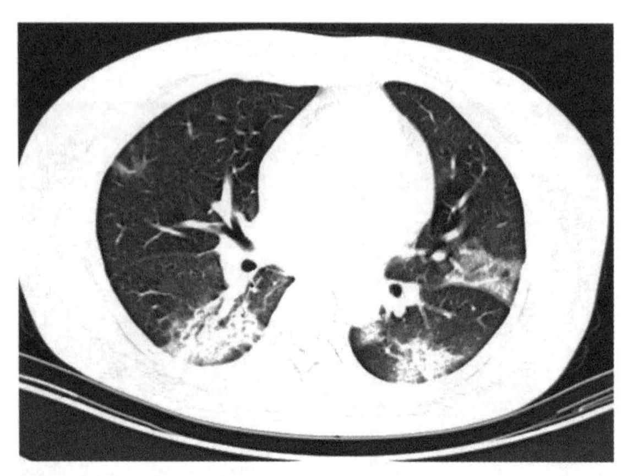
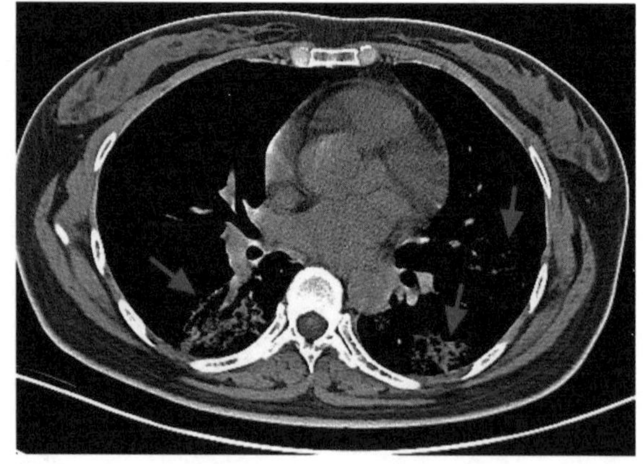

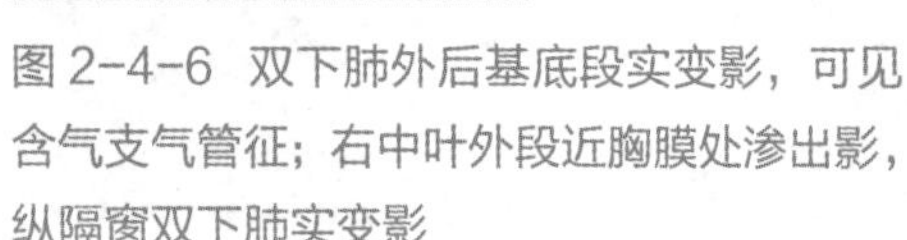

图 2-4-6　双下肺外后基底段实变影，可见含气支气管征；右中叶外段近胸膜处渗出影，纵隔窗双下肺实变影

重型病例 2（治疗 4 天后，图 2-4-7）

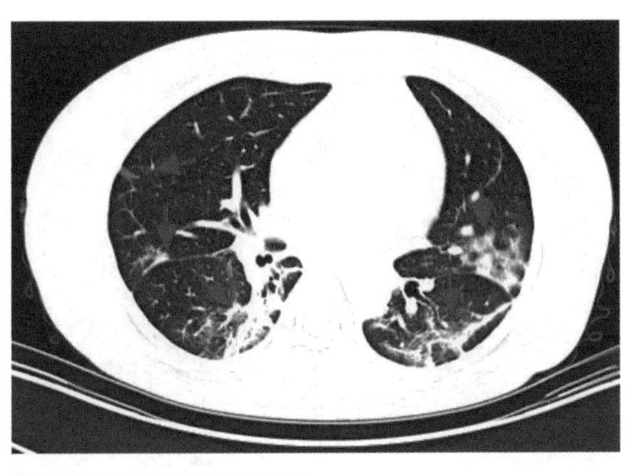

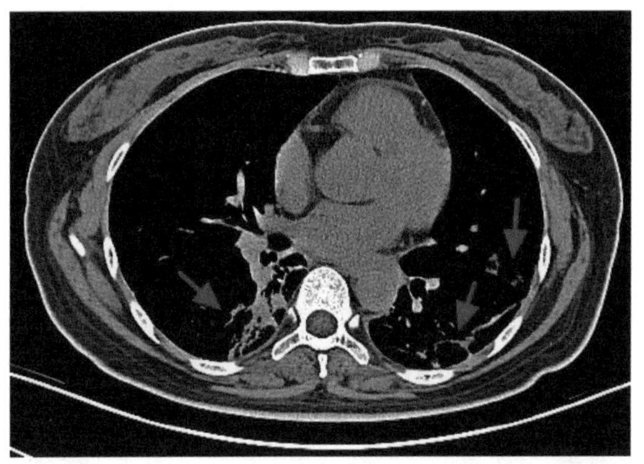

图 2-4-7 双下肺外后基底段实变影，可见含气支气管征；右中叶外段近胸膜处渗出影，纵隔窗双下肺增生实变影，可见纤维索条影

重型病例 2（治疗 8 天后，图 2-4-8）

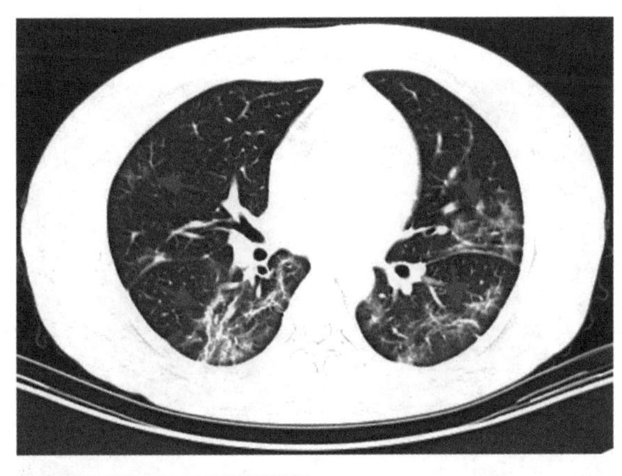

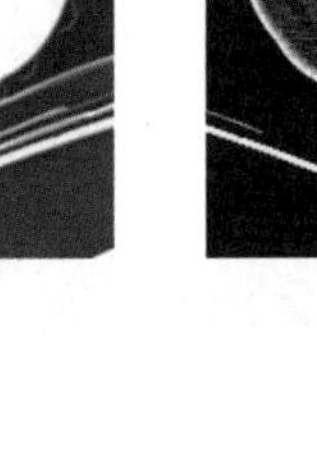

图 2-4-8 双下肺实变影减少，小叶间隔增厚；右中叶外段近胸膜处渗出影变淡，纵隔窗双下肺实变影消失，可见纤维索条影

重型病例 2（治疗 12 天后，图 2-4-9）

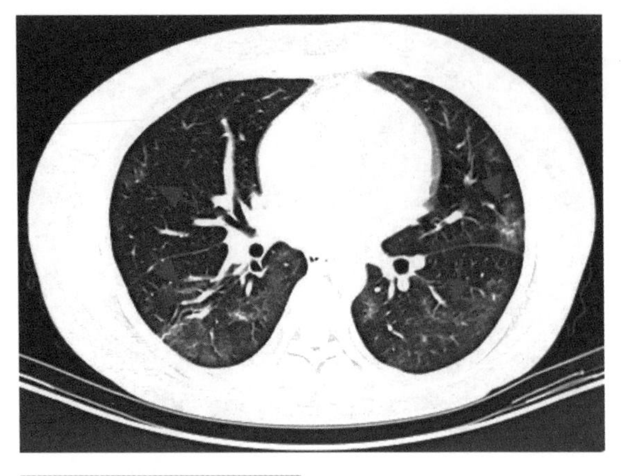
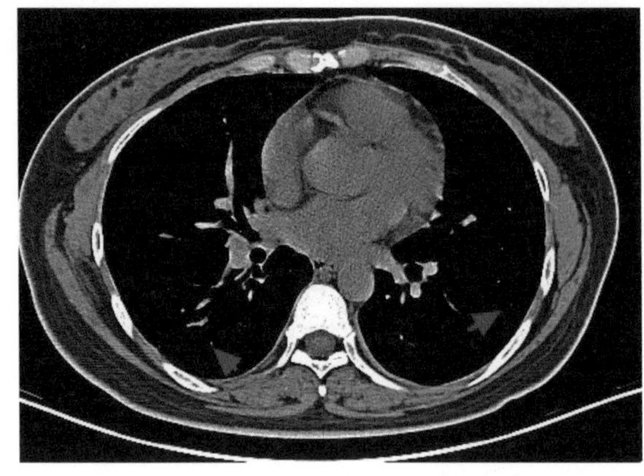

图 2-4-9 双下肺纤维索条影吸收，可见少许渗出；右中叶外段近胸膜处渗出影变淡，纵隔窗双下肺纤维索条影吸收，可见少许结节影

重型病例 2（治疗 16 天后，图 2-4-10）

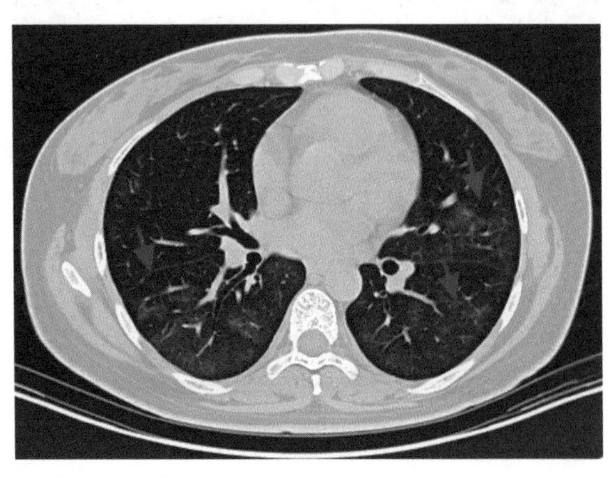
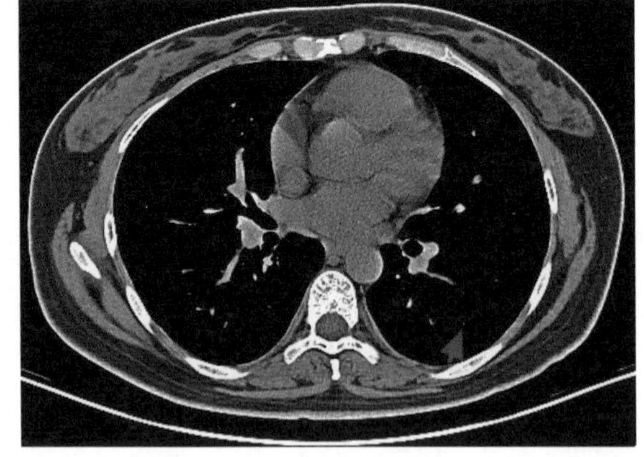

图 2-4-10 双下肺纤维索条影完全吸收，可见少许斑片影；右中叶外段近胸膜处渗出影吸收，纵隔窗双下肺纤维索条影吸收，可见少许小结节影

重型病例 3（治疗前，图 2-4-11）

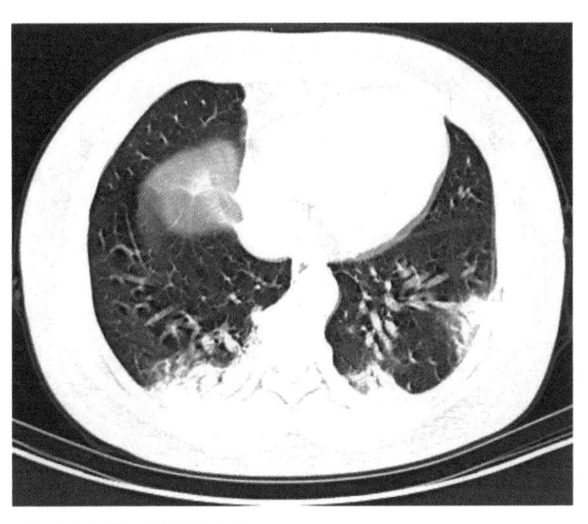

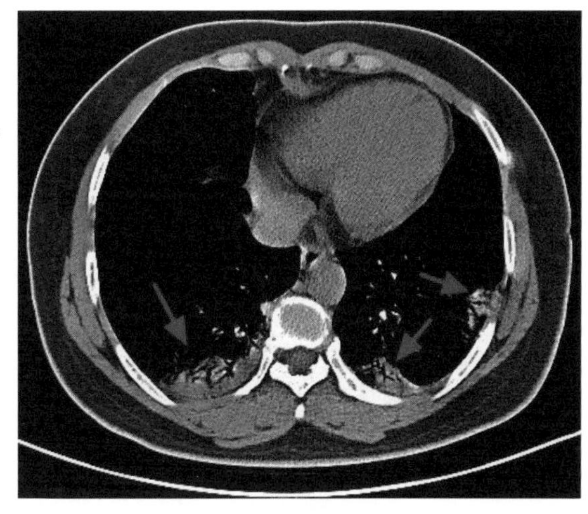

图 2-4-11　双下肺后基底段、左下叶外基底段近胸膜处肺野实变影，可见含气支气管征

重型病例 3（治疗 4 天后，图 2-4-12）

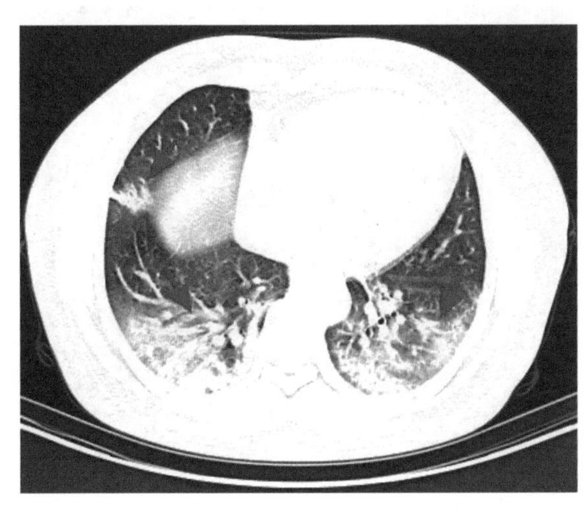

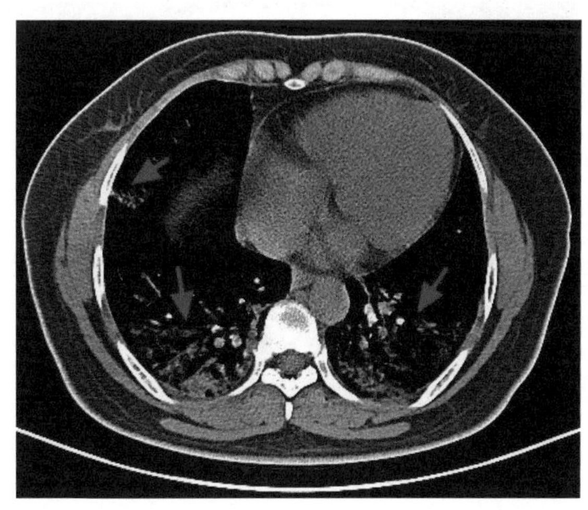

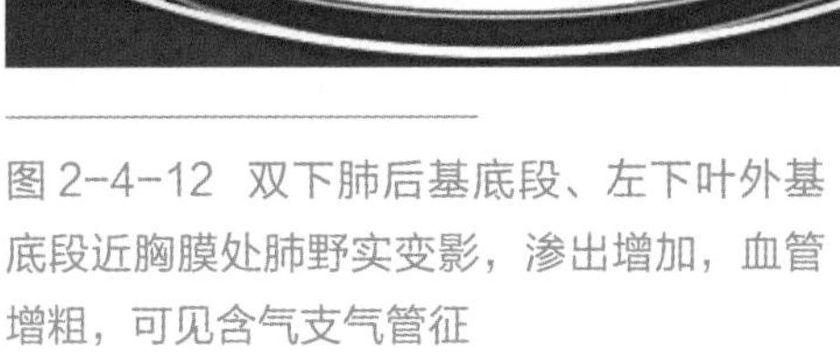

图 2-4-12　双下肺后基底段、左下叶外基底段近胸膜处肺野实变影，渗出增加，血管增粗，可见含气支气管征

重型病例 3（治疗 8 天后，图 2-4-13）

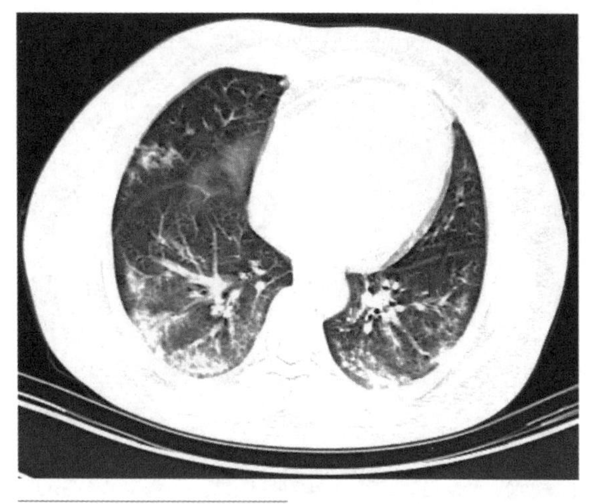

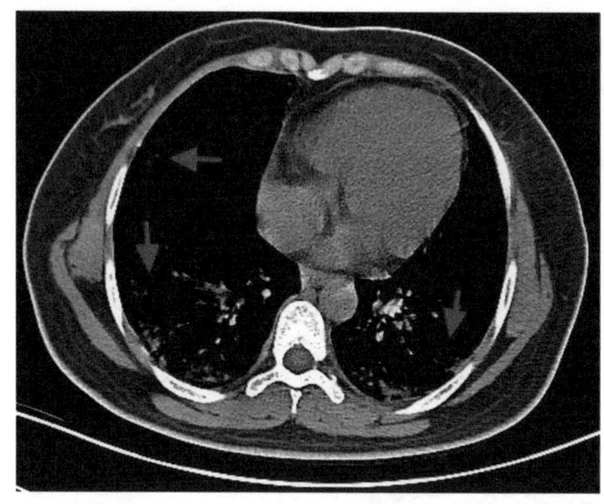

图 2-4-13　双下肺后基底段、右下叶前基底段、左下叶外基底段近胸膜处肺野渗出实变影，血管增粗，可见含气支气管征

重型病例 3（治疗 12 天后，图 2-4-14）

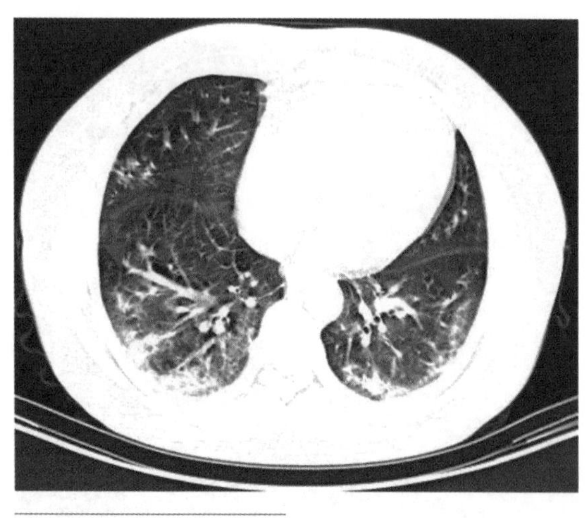

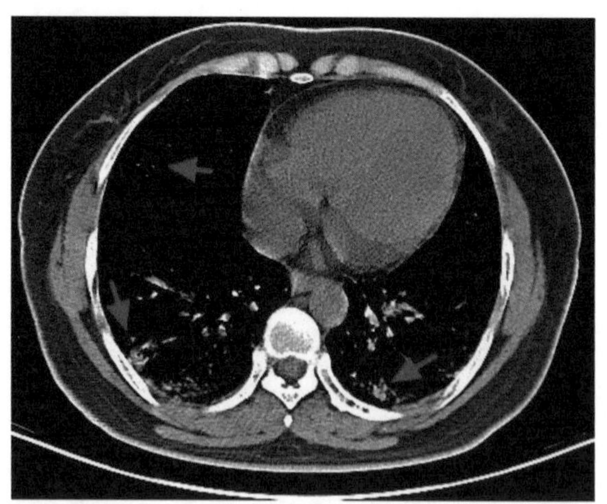

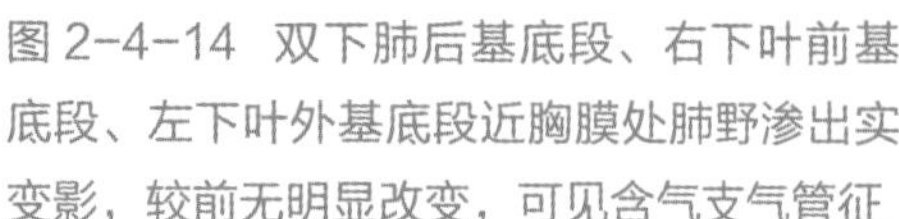

图 2-4-14　双下肺后基底段、右下叶前基底段、左下叶外基底段近胸膜处肺野渗出实变影，较前无明显改变，可见含气支气管征

重型病例 3（治疗 16 天后，图 2-4-15）

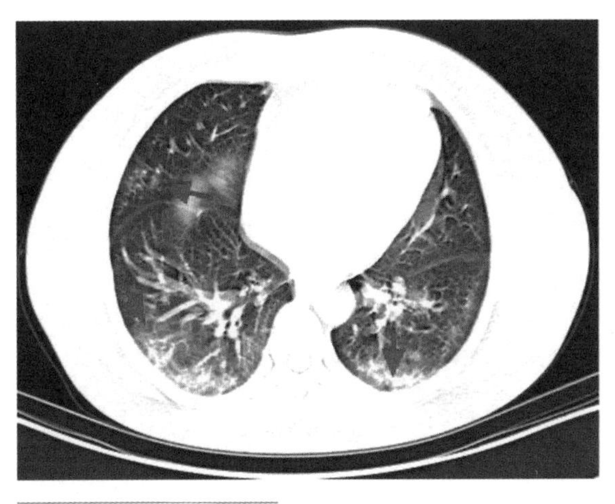
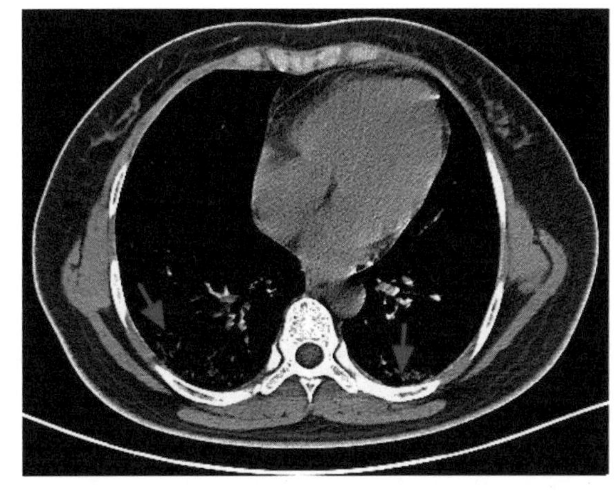

图 2-4-15　双下肺后基底段、右下叶前基底段、左下叶外基底段近胸膜处肺野渗出实变影，较前吸收，纵隔窗可见少许纤维索条影

二、病例总结

（一）病变特点

重型病例影像学表现多为大片渗出及实变影、磨玻璃影（GGO），从胸膜向内播散。上、中、下肺均可波及，可见含气支气管征。也可见小叶中心结节伴支气管壁增厚。伴随疾病进展渗出加重，影像学常为“白肺”表现。如果疾病转归，渗出减少，后期可见纤维索条影或网格影，可吸收或不完全吸收。

（二）主要病理学依据

按照急性呼吸窘迫综合征（acute respiratory distress syndrome，ARDS）病理表现，磨玻璃影提示肺泡间隔毛细血管扩张充血、肺泡内液体渗出小叶间隔间质水肿。实变是因为病毒侵入呼吸道上皮，导致坏死性支气管炎和弥漫性肺泡损伤。纤维索条影是因为纤维蛋白渗出物沉积，间质增厚。白肺是淋巴细胞构成的间质单核炎性浸润，透明膜形成，肺水肿出现。

（三）病例演变特点、预后及转归

重症病例进展快，常在患病后5～7天进入快速进展期。患者表现为呼吸衰竭，淋巴细胞低，炎症因子升高，肝肾功能及心功能损害。如果不及早干预，容易进入危重症，预后较差。通过及早干预，进行对症支持治疗及抗病毒治疗后患者病情可逐步好转，随着病情转归后期可能会有肺间质纤维化的表现，患者常有呼吸困难等症状。后期逐步吸收后临床症状逐步缓解。

第五节　危重型新型冠状病毒肺炎气道病变影像

一、危重型新型冠状病毒肺炎临床表现

1. 临床表现

（1）出现呼吸衰竭，且需要机械通气；

（2）出现休克；

（3）合并其他器官功能衰竭需ICU监护治疗。

2. 影像学表现

双肺弥漫状渗出病灶，病变累及双肺，呈白肺征象。伴发细菌感染后常见大面积肺实变，可见双侧胸腔少量积液。

危重型病例1（治疗前，图2-5-1）

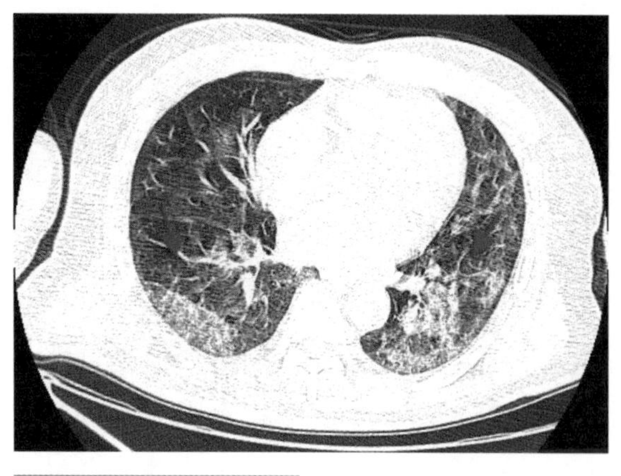

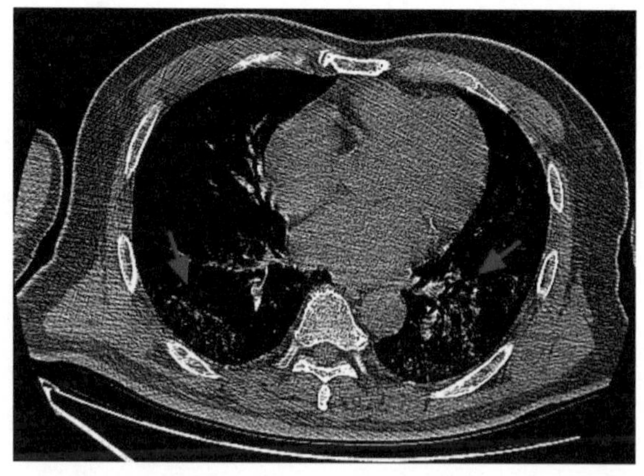

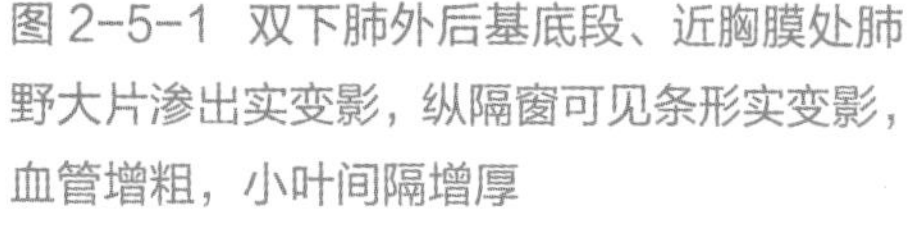

图2-5-1　双下肺外后基底段、近胸膜处肺野大片渗出实变影，纵隔窗可见条形实变影，血管增粗，小叶间隔增厚

危重型病例 1（治疗 4 天后，图 2-5-2）

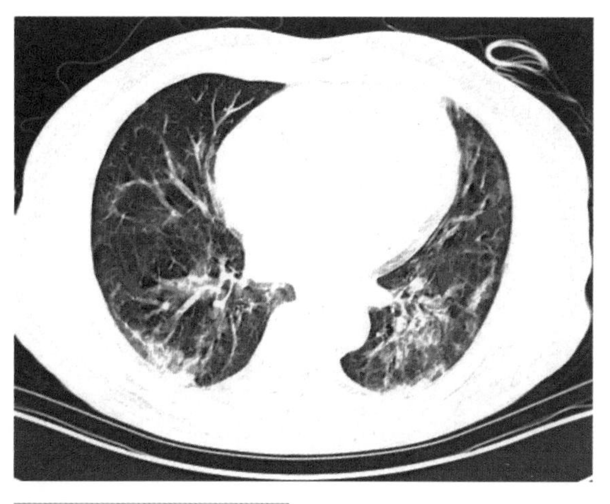

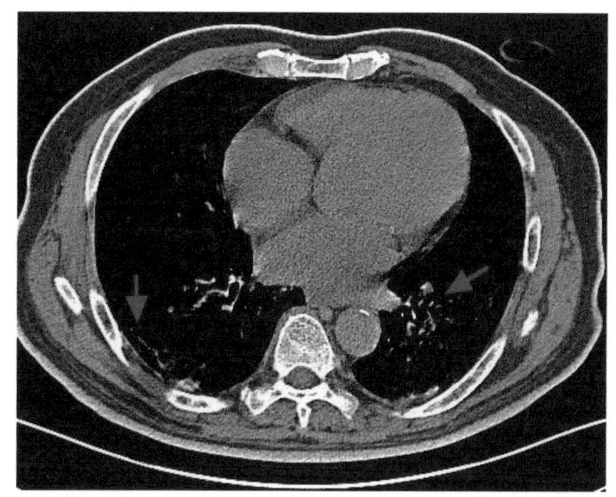

图 2-5-2 双下肺外后基底段、近胸膜处肺野大片渗出实变影，纵隔窗可见条形实变影，血管增粗，小叶间隔增厚

危重型病例 1（治疗 8 天后，图 2-5-3）

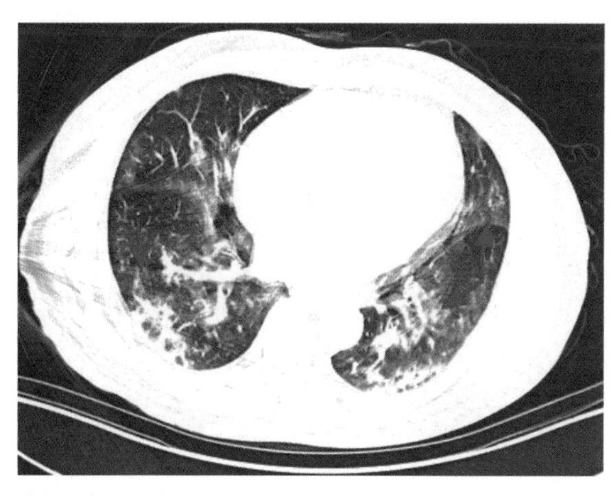

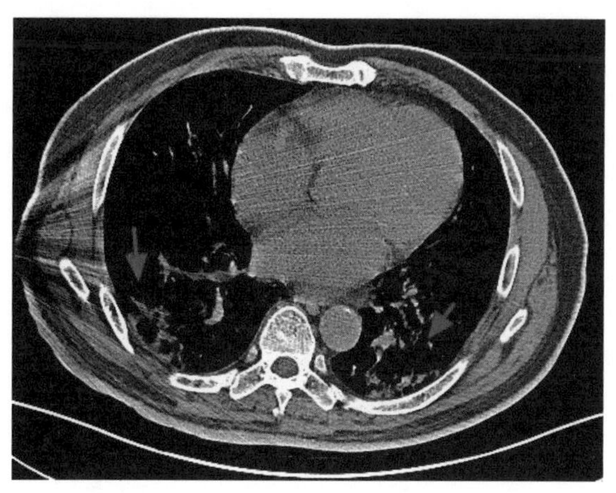

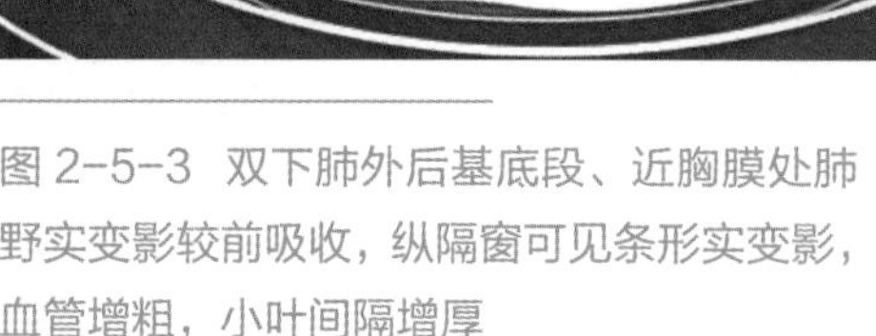

图 2-5-3 双下肺外后基底段、近胸膜处肺野实变影较前吸收，纵隔窗可见条形实变影，血管增粗，小叶间隔增厚

危重型病例 1（治疗 12 天后，图 2-5-4）

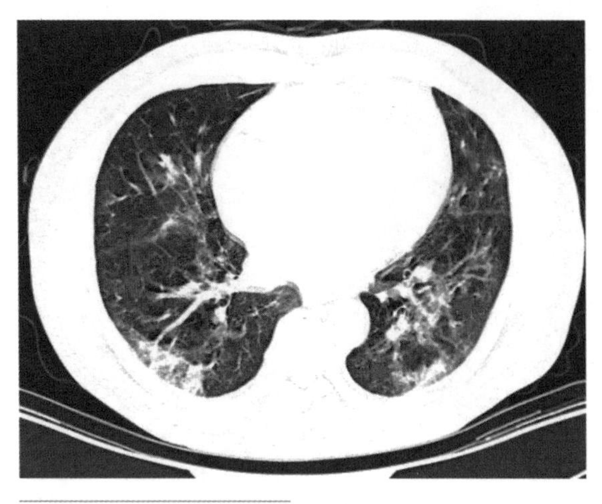

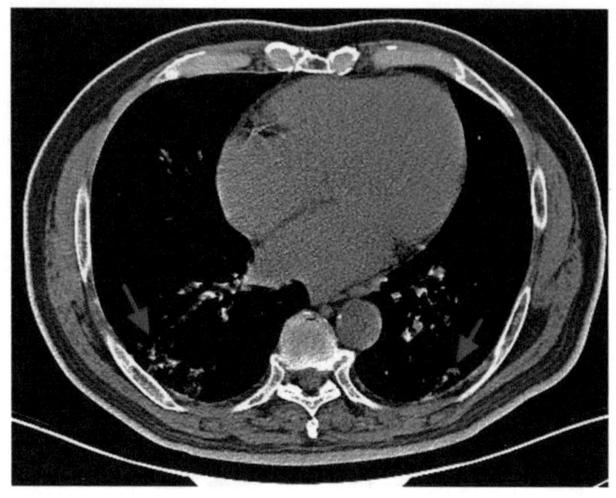

图 2-5-4　双下肺外后基底段、近胸膜处肺野实变影明显吸收，部分纤维化纵隔窗可见条形实变影，病灶较前减少

危重型病例 2（治疗前，图 2-5-5）

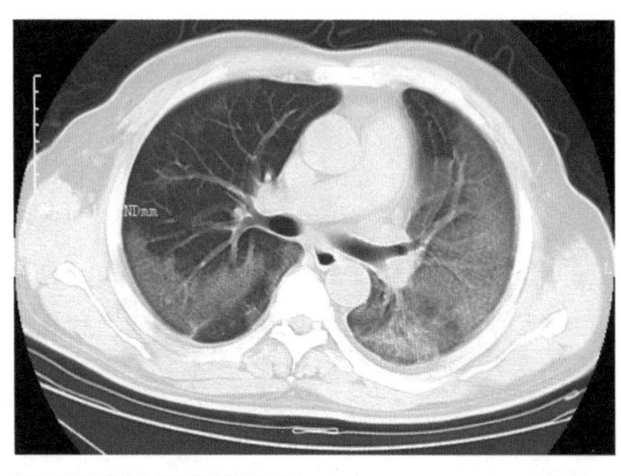

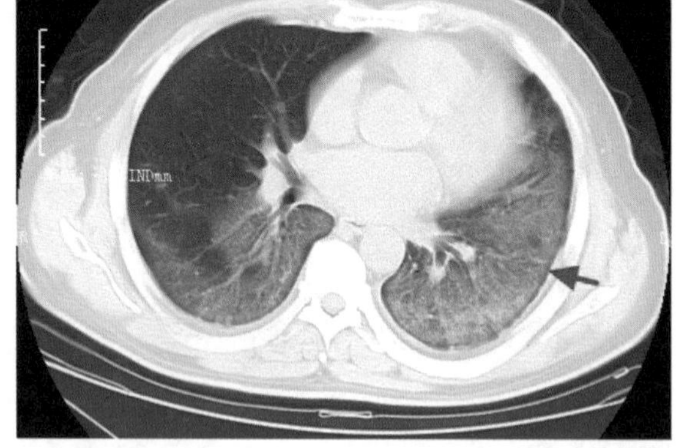

图 2-5-5　右肺上中下叶渗出磨玻璃影，左肺上下叶大片渗出磨玻璃影

危重型病例 2（治疗 14 天后，图 2-5-6）

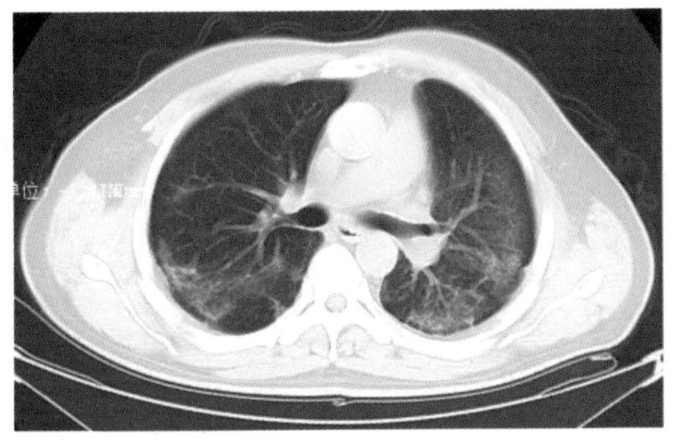

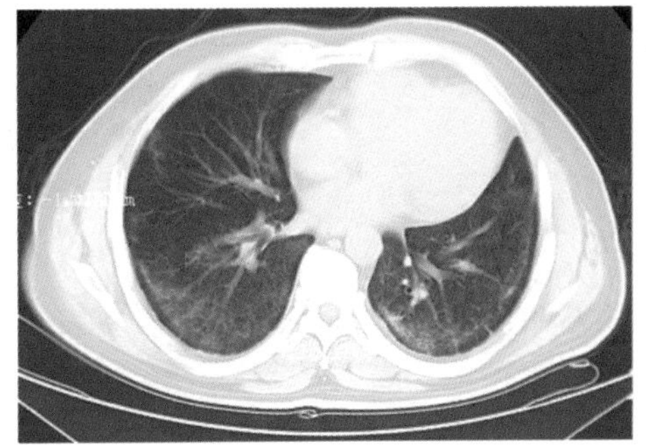

图 2-5-6　右肺上中下叶渗出磨玻璃影较前吸收，可见近胸膜条状影左肺上下叶大片渗出磨玻璃影较前吸收，可见近胸膜条状影

危重型病例 3（治疗前，图 2-5-7）

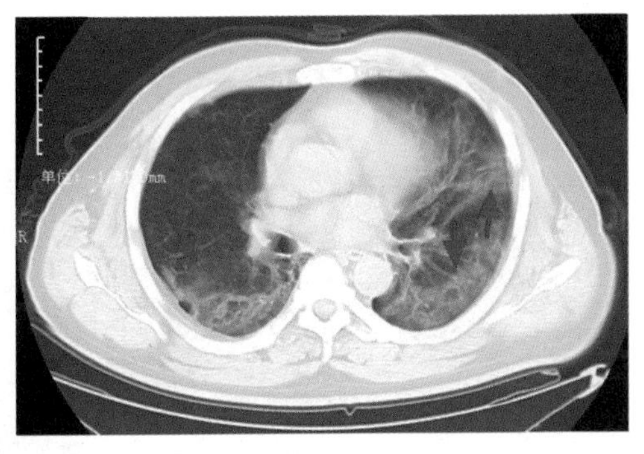

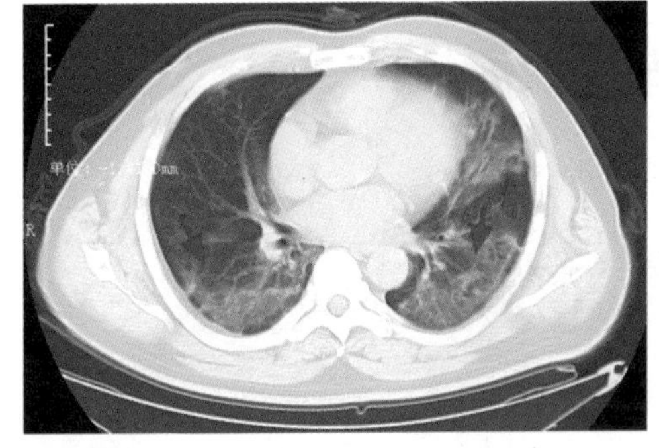

图 2-5-7　右肺下叶渗出磨玻璃影，左肺上下叶可见大片渗出磨玻璃影

危重型病例 3（治疗 16 天后，图 2-5-8）

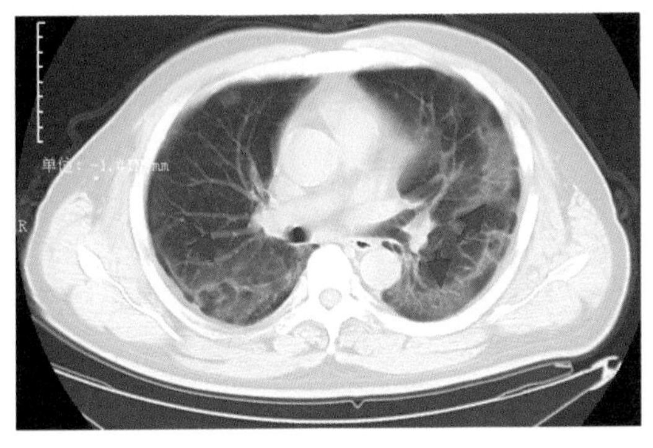

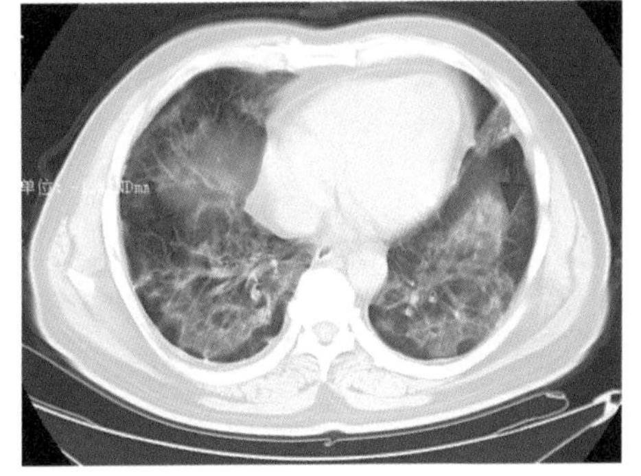

图 2-5-8　右肺下叶实变影增加，左肺上下叶可见实变影，近胸膜处呈条状实变

二、病例总结

（一）病变特点

危重型病例具有临床症状重、病情变化快的特点，常伴有呼吸衰竭和多器官功能衰竭的特点。影像学表现以弥漫性病变表现为“白肺”多见，病变波及三分之二肺野。病变多以实变为主，合并GGO，可见充气支气管征及多发条索影。48小时内病灶范围可增加50%，可伴双侧胸腔少量积液。因为透明膜形成，患者呼吸困难明显。如果干预不及时，患者死亡率会上升。

（二）主要病理学依据

危重症型病例表现为“白肺”，病理学主要为肺泡腔内聚集大量细胞渗出液、间质内血管扩张渗出；肺泡连通起来形成融合态势。炎症细胞渗出增加，透明膜形成，气管腔内见白色泡沫状黏液，右肺支气管腔内见胶冻状黏液附着（图2-5-9），导致呼吸窘迫。

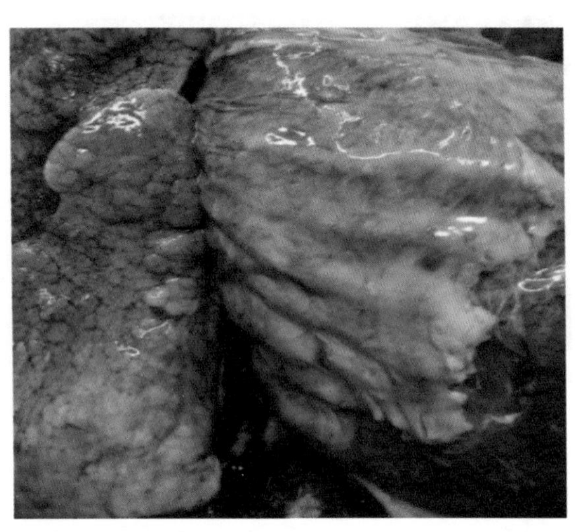

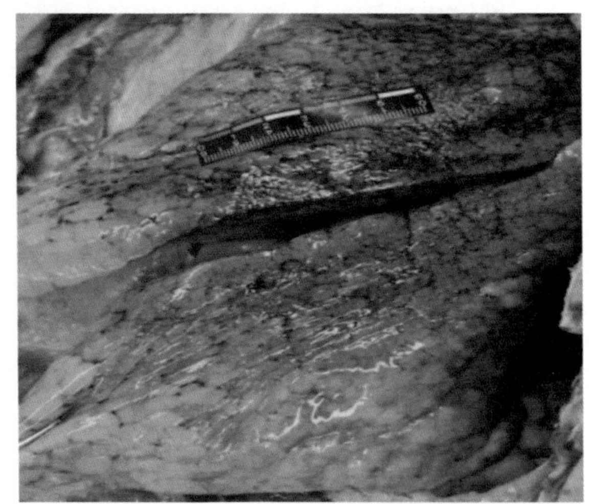

图 2-5-9 解剖图见渗出增加，胶冻状黏液附着

（三）病例演变特点、预后及转归

根据危重型病例病情变化，密切评估病情是改善预后的关键。定期监测患者血常规、肝肾功能、心肌酶、感染指标是评估病情的关键，及时进行干预是防止病情恶化的重要措施。危重型患者病情变化快，预后较差，如果能及时进行生命支持治疗可能会取得病情转归，否则预后较差。

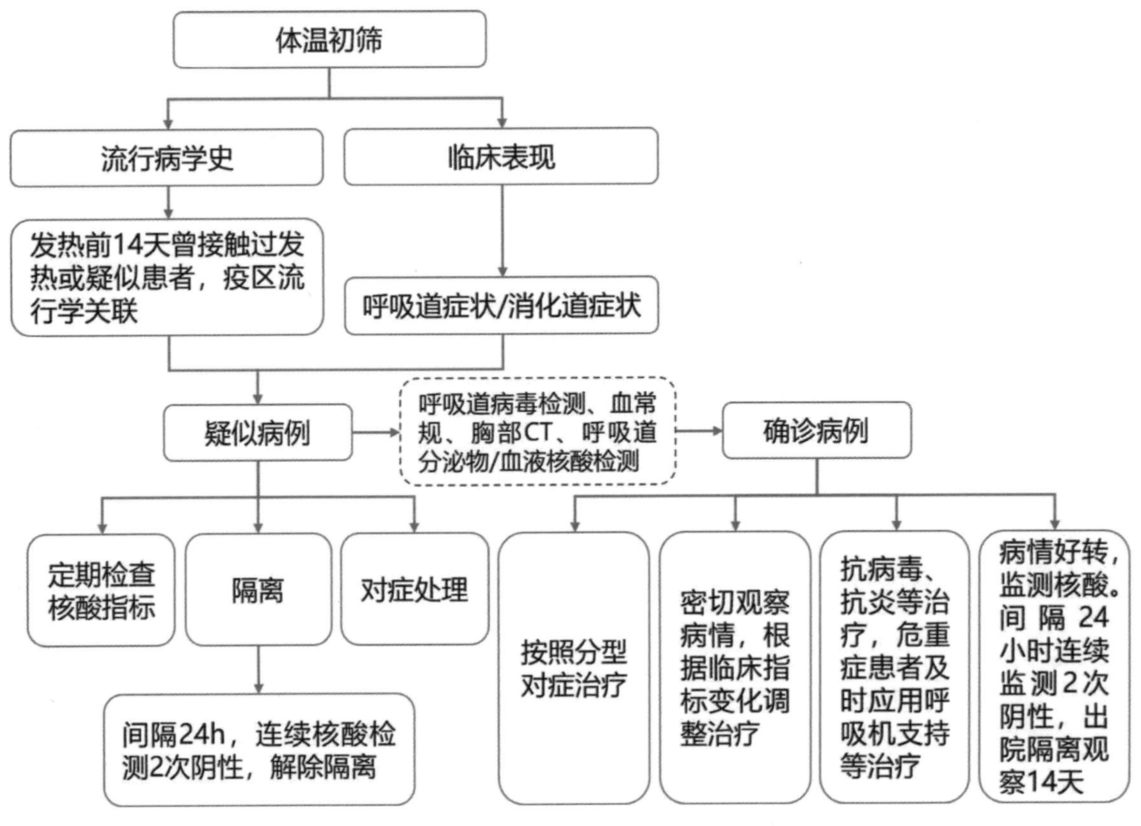

图 2-5-10 新型冠状病毒肺炎分层治疗流程图

参考文献

[1] Zhu N， Zhang D，Wang W，et al. A Novel Coronavirus from Patients with Pneumonia in China, 2019[J]. N Engl J Med. 2020 Jan 24. doi: 10.1056/NEJMoa2001017. [Epub ahead of print].

[2] 国家卫生健康委办公厅，新型冠状病毒感染的肺炎诊疗方案(第6版)，2020.2.19.

[3] de Wit E，van Doremalen N， Falzarano D， et al. SARS and MERS: recent insights into emerging coronaviruses[J]. Nat Rev Microbiol. 2016 Aug;14(8):523–534.

[4] Fehr AR，Perlman S. Coronaviruses: An Overview of Their Replication and Pathogenesis[J]. Methods Mol Biol. 2015;1282:1–23.

[5] McIntosh K，Dees JH，Becker WB，et al. Recovery in tracheal organ cultures of novel viruses from patients with respiratory disease[J]. Proc Natl Acad Sci U S A. 1967 Apr;57(4):933–940.

[6] Weiss S.R，S Navas–Martin. Coronavirus pathogenesis and the emerging pathogen severe acute respiratory syndrome coronavirus[J]. Microbiol Mol Biol Rev, 2005. 69(4): 635–664.

[7] Li F. Structure, Function, and Evolution of Coronavirus Spike Proteins[J]. Annu Rev Virol. 2016 Sep 29;3(1):237–261.

[8] Paul S. Masters，Lili Kuo，et al. Genetic and molecular biological analysis of protein–protein interactions in coronavirus assembly[J]. Adv Exp Med Biol. 2006;581:163–173.

[9] Huang X，Dong W，Milewska A，et al. Human Coronavirus HKU1 Spike Protein Uses O–Acetylated Sialic Acid as an Attachment Receptor Determinant and Employs Hemagglutinin–Esterase Protein as a Receptor–Destroying Enzyme[J]. J Virol. 2015 Jul;89(14):7202–7213.

[10] Liu DX，Yuan Q，Liao Y. Coronavirus envelope protein: a small membrane protein with multiple functions[J]. Cell Mol Life Sci. 2007 Aug;64(16):2043–2048.

[11] Chan JF，Lau SK，To KK，et al. Middle East respiratory syndrome coronavirus: Another zoonotic betacoronavirus causing SARS–like disease[J]. Clin Microbiol Rev. 2015 Apr;28(2):465–522.

[12] 杨扬，谭文杰.冠状病毒载体研究进展[J].病毒学报.2012.28(03):297–302.

[13] Yi Fan，Kai Zhao，Zheng–Li Shi，et al. Bat Coronaviruses in China. Viruses. 2019 Mar; 11(3): 210.

[14] Xuan Li，Wu Zhong，Pei Hao，et al. Evolution of the novel coronavirus from the ongoing Wuhan outbreak and modeling of its spike protein for risk of human transmission. SCIENCE CHINA Life Sciences, https://doi.org/10.1007/s11427–020–1637–5.

[15] Ping Liu，Wu Chen， Jin–Ping Chen, et al. Viral Metagenomics Revealed Sendai Virus and Coronavirus Infection of Malayan Pangolins (Manis javanica).Viruses .2019, 11, 979; doi:10.3390/v11110979.

[16]新型冠状病毒潜在中间宿主发现研究成果发布会，岭南现代农业科学与技术广东省实验室、华南农业大学，2020.2.7.

[17] La R，Zhao X，Li J，et al. Gebomic characterisation and epidemiolooy of 2019 novel coronavirbs:implications for virus origins and receptor binding. Lancet.2020. DOI:10.1016/s0140–6736(20)30251–8 [published Online First：2020/02/03.

[18] Peng Zhou，Xing–Lou Yang， Xian–Guang Wang，et al .Discovery of a novel coronavirus associated with the recent pneumonia outbreak in humans and its potential bat origin.bioRxiv. doi: https://doi.org/10.1101/2020.01.22.914952

[19] Wu F. et al. A new coronavirus associated with human respiratory disease in China. Nature, doi:10.1038 /s41586 – 020 – 2008 – 3 (2020).

[20] 刘敏，贺鹏，刘辉，等.30例医务人员新型冠状病毒肺炎的临床特征分析. 中华结核和呼吸杂志. 2020, 43(00) : E016–E016. DOI: 10.3760/cma.j.issn.1001–0939.2020.0016.

[21] 中国疾病预防控制中心新型冠状病毒肺炎应急响应机制流行病学组.新型冠状病毒肺炎流行病学特征分析.中华流行病学杂志，2020，41(2)：145–151. DOI:10.3760/cma.j.issn.0254–6450.2020.02.003.

[22] Huang C，Wang Y，Li X， et al. Clinical features of patients infected with 2019 novel coronavirus in Wuhan, China[J]. Lancet. 2020.

[23] Chen N，Zhou M，Dong X，et al. Epidemiological and clinical characteristics of 99 cases of 2019 novel coronavirus pneumonia in Wuhan, China: a descriptive study[J]. Lancet. 2020.

[24] Wei–jie Guan，Zheng–yi Ni，Yu Hu，et al. Clinical characteristics of 2019 novel coronavirus infection in China[J]. MedRxiv.doi: ttps://doi.org/ 10.1101/ 2020.02.06.20020974.

[25] 中华预防医学会新型冠状病毒肺炎防控专家组.新冠肺炎流行病学特征的最新认识[J].中华流行病学杂志. 2020，41(2)：139–144.

[26] 周涛，刘权辉，杨紫陌，等.武汉新型冠状病毒感染肺炎基本再生数的初步预测[J].中国循证医学杂志| 2020, 20(1): 10–13.

[27] Camilla Rothe，Mirjam Schunk，Peter Sothmann，et al. Transmission of 2019–nCoV Infection from an Asymptomatic Contact in Germany. NEJM. January 30, 2020.DOI: 10.1056/NEJMc2001468.

[28] Zhu H， Wang L， Fang C， et al. Clinical analysis of 10 neonates bom to mothers with 2019–nCoV pneumonia[J]. Translational Pediatrics 2020. DOI：10.21037/tp,2020.02.06.

[29] World Health Organization. Novel Coronavirus (2019–nCoV) advice for the public: Myth busters, https: //www.who.int/ emergencies/diseases/novel–coronavirus–2019/advice–for–public/ myth–busters.

[30] Li Q，Guan X，Wu P，et al. Early Transmission Dynamics in Wuhan, China, of Novel Coronavirus–Infected Pneumonia. N Engl J Med. 2020. DOI：10.1056/NEJMoa 2001316.

[31] Yang Y，LQ，Liu M, et al. Epidemiological and clinical features of the 2019 novel coronavirus outbreak in China. medRxiv preprint 2020 .DOI：https：//doi.org/10.1101/2020.02.10.20021675.

[32] Chan JF，Yuan S，Kok KH，et al. A familial cluster of pneumonia associated with the 2019 novel coronavirus indicating person– to–person transmission: a study of a family cluster. Lancet.2020. DOI：10.1016/s0140–6736 (20) 30154–30159.

[33] 国家卫生健康委员会办公厅.新型冠状病毒肺炎防控方案(第五版)，2020年2月12 日.

[34] Kampf G, Todt D, Pfaender S, et al. Persistence of coronaviruses on inanimate surfaces and its inactivation with biocidal agents. J Hosp Infect. 2020 Feb 6. pii: S0195–6701(20)30046–3. doi: 10.1016/j.jhin.2020.01.022. [Epub ahead of print].

[35] 国家卫生健康委办公厅. 新型冠状病毒感染的肺炎防控方案(第五版)(国卫办医函[2020]103号)[EB/OL]. [2020–02–04].

[36] 北京大学第三医院. 2019新型冠状病毒感染的肺炎药剂科管理工作应急预案(第四版)[J/OL]. [2020–02–01].

[37] XU Z，SHI L，WANG Y，et al. Pathological findings of COVID– 19 associated with acute respiratory distress syndrome[J]. Lancet Respir Med，2020. doi：10. 1016/S2213–2600(20)30076–X.

[38] 刘茜，王荣帅，屈国强,等.新型冠状病毒肺炎死亡尸体系统解剖大体观察报告[J].法医学杂志，2020，36(1):1–3.

第三章 甲型H1N1流感肺炎气道病变影像

编写：白劲松　刘洪璐

第一节　概述

一、甲型流感病毒（H1N1）定义

流行性感冒病毒，简称流感病毒，是一种造成人类及动物患流行性感冒的RNA病毒，在分类学上，流感病毒属于正黏病毒科，它会造成急性上呼吸道感染，并借由空气迅速的传播，在世界各地常会有周期性的大流行。流感病毒根据核蛋白和基质蛋白的抗原性可以分成甲（A）、乙（B）、丙（C）、丁（D）四种类型，其中甲型流感病毒根据其表面血凝素（hemagglutinin，HA）和神经氨酸酶（neuraminidase，NA）分成许多亚型。甲型流感病毒传染性大，传播迅速，并且极易变异，可感染人和多种动物，是人类流感的主要病原。上个世纪至今，甲型流感病毒的多次大流行，曾夺去上千万人的生命。

H1N1病毒最早是在1933年由英国人威尔逊·史密斯（Wilson Smith）发现的，“H”即血球凝集素共有18种亚型、“N”即神经氨酸酶共有11种亚型，“H1N1”即具有“血球凝集素第1型、神经氨酸酶第1型”的病毒。与H1N1同一系列的还有H5N1，H7N2，H1N7，H7N3，H13N6，H5N9，H11N6，H3N8，H9N2，H5N2，H4N8，H10N7，H2N2，H8N4，H14N5，H6N5，H12N5，H7N9，H10N8等。

二、甲型流感病毒形态和结构

1. 形态和结构

甲型H1N1流感病毒属于正黏病毒科，甲型流感病毒属。电子显微镜下观察具有多形性，一些颗粒呈球形，平均直径为80～120nm，而另一些颗粒呈长约300nm的细长形状（图3-1-1）。甲型流感病毒有囊膜，囊膜上有许多放射状排列的突起糖蛋白，即纤突和刺突，分别是柱状的HA、蘑菇状的NA和膜上的M2基脂蛋白。病毒颗粒内为核衣壳，呈螺旋状对称，直径10nm，两端具有环状结构，存在于病毒的囊膜内，由大小不等的8个独立RNA片段组成，基因组大小约为13.6kb（图3-1-2），分别是 PB2、PB1、PA、HA、NP、NA、M、NS，可编码10种不同的蛋白（见表3-1-1）。

病毒RNA 的保守末端序列为：5’AGUAGAAACAAAAGG-和3’UCG（U/C）UUUCGUCC-。8个RNA片段编码蛋白包括两种包膜蛋白：HA和NA；两种基质蛋白：M1（Matrix protein 1）和 M2（Matrix protein 2）；三种聚合酶蛋白：PB1（polymerase basic protein 1）、PB2（polymerase basic protein 2）和PA（polymerase acidic protein A）；一种核蛋白NP（Nucleoprotein）；两种非结构蛋白：NS1（non-structural protein 1）和NS2（non-structural protein 2）。流感病毒粒子的组分中，蛋白质含量最高，约占70%～75%；脂质含量其次，约占20%～24%；糖类和RNA含量较低，分别约占5%～8%和0.8%～1%。

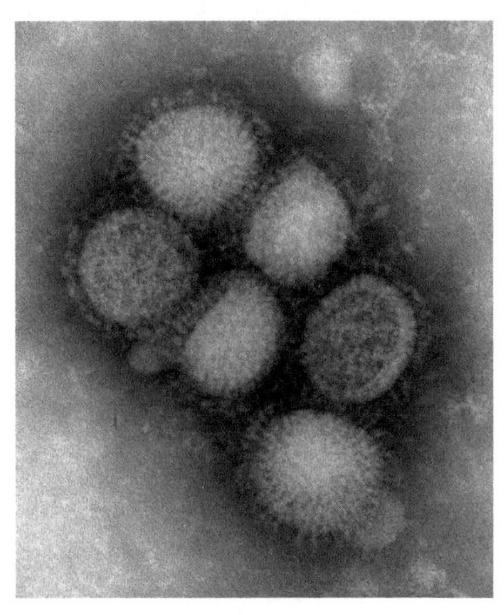

图 3-1-1 H1N1 病毒电镜图

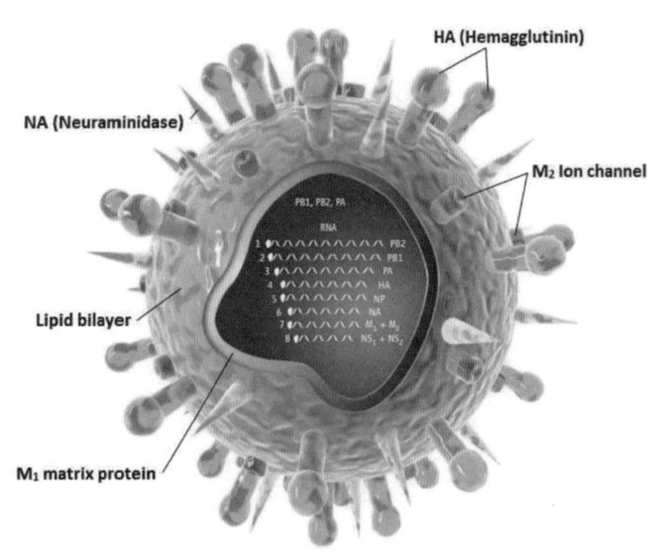

图 3-1-2 流感病毒的结构与分组示意图

H = hemagglutinin（红细胞凝集素）；M = matrix（基质）；N= neuraminidase（神经氨酸甘酶）；NP = nucleoprotein（核蛋白质）；NS = nonstructural（非结构的）；PA = acidic polymerase（酸性聚合酶）；PB = basic polymerase（基本聚合酶）

表 3-1-1　流感病毒基因组及其编码的蛋白质信息

基因片段	基因全长	编码蛋白	编码氨基酸数目
PB2	2341bp	聚合酶蛋白 PB2	759aa
PB1	2341bp	聚合酶蛋白 PB1	757aa
PA	2233bp	聚合酶蛋白 PA	716aa
HA	1742 ~ 1778bp	血凝素蛋白 HA	566aa
NP	1565bp	核蛋白 NP	498aa
NA	1443 ~ 1465bp	神经氨酸酶蛋白 NA	469aa
M	1027bp	基质蛋白 M1 和 M2	252aa 和 97aa
NS	890bp	非结构蛋白 NS1 和 NS2	230aa 和 121aa

2. 蛋白及特性

（1）血凝素蛋白HA

HA是流感病毒表面的主要蛋白质之一，负责介导流感病毒吸附，协助病毒与宿主细胞的粘连，与流感的发生和流行最为密切，是病毒抗原性变异的分子基础。因此，对流感HA蛋白序列分类，可以从本质上揭示流感病毒分子结构的变异，为预防、控制流感发生提供理论依据。HA由病毒第四节段的RNA编码，编码HA蛋白的基因长度为1742bp至1778bp不等，通常情况下，HA蛋白长度为566个氨基酸残基。HA在流感病毒的生命周期中起着十分关键的作用。根据HA蛋白抗原性差异可将甲型流感病毒分为18种H亚型，根据HA的序列及结构同源性又可进一步将甲型流感病毒分为两个进化枝，进化枝1包括H1、H2、H5、H6、H8、H9、H11、H12、H13、H16、H17、H18；进化枝2包括H3、H4、H7、H10、H14、H15（图3-1-3）。

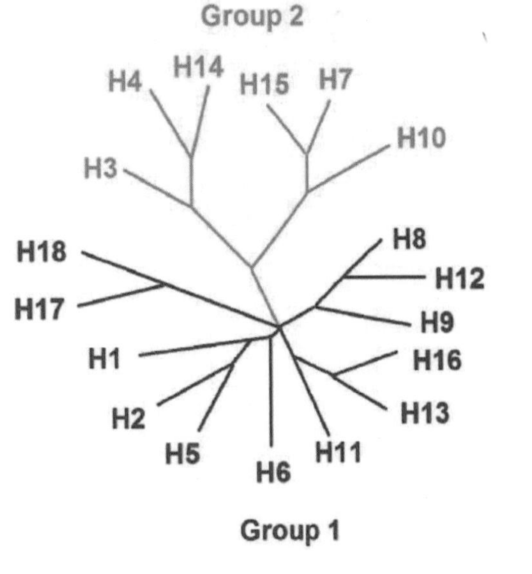

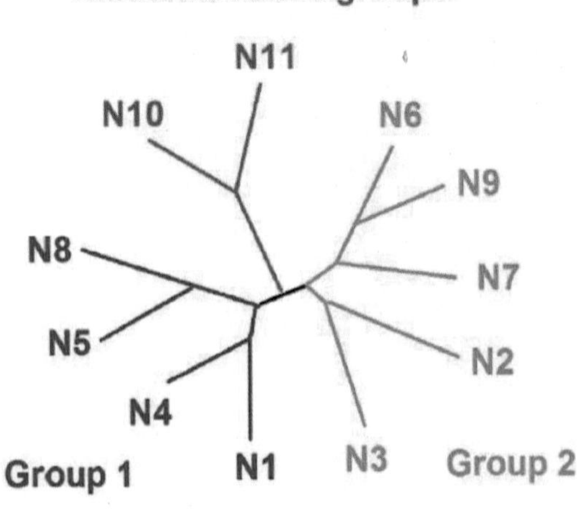

图 3-1-3　甲型流感病毒 HA 和 NA 蛋白的进化树

HA蛋白包含有两个亚单位：HA1球状头部区和HA2茎部区（图3-1-4）。HA的前体是三聚体HA0，HA0在内质网上合成，由高尔基体运输至质膜。HA0只有被细胞蛋白酶裂解为两个以二硫键相连的亚基HA1和HA2后，才具有功能活性。HA0的裂解与病毒的感染性和致病性有关HA0裂解需在酸性条件下进行，裂解后可促使病毒核膜融合。

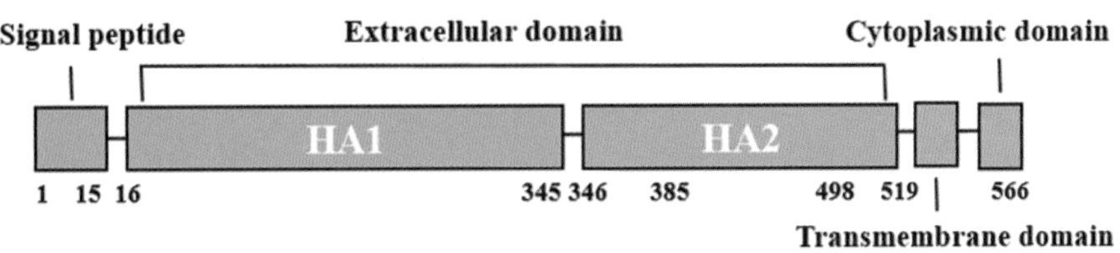

图 3-1-4 血凝素 HA 组成示意图

不同的流感病毒可以改变宿主蛋白酶对HA的裂解位点。HA1球状头部区氨基酸突变率较高，保守率低，而HA2茎部区相对于保守。在流感病毒感染宿主细胞的过程中，HA的头部区域HA1可首先与宿主细胞膜上含唾液酸受体的部分结合，介导流感病毒吸附，协助病毒与宿主细胞的粘连并引起宿主细胞的胞吞作用。HA1具有受体结合位点RBS（receptor binding site），呈口袋状，RBS区域的氨基酸残基序列反而较为保守。

RBS在与宿主细胞含唾液酸受体的结合时，具有两种不同的特异性识别，这种识别决定流感病毒感染的物种范围。HA在宿主细胞上的对应受体是含唾液酸的糖脂或糖蛋白，这个唾液酸分子主要可以利用它自身的第二个位置上的碳原子以α-2,3或者α-2,6糖苷键与其临近的半乳糖相连，而不同流感病毒HA的RBS恰好对于这两种不同形式的唾液酸有着不同的特异性。人流感病毒的HA倾向于结合人呼吸道细胞表面的以α-2,6糖苷键形式连接的唾液酸，禽流感病毒则倾向于结合禽类肠道细胞表面的以α-2,3糖苷键形式连接的唾液酸（图3-1-5）。而猪的呼吸道上皮细胞的受体上存在两种形式的唾液酸，能够被人流感病毒和禽流感病毒感染，成为了毒株间基因重组的活载体。

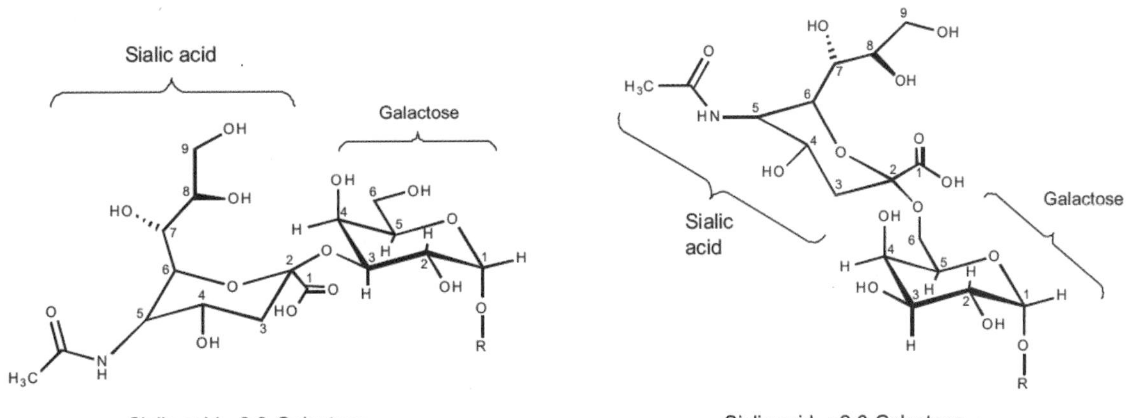

图 3-1-5 唾液酸与半乳糖的链接

（2）神经氨酸酶蛋白NA

NA作为H1N1流感病毒表面的主要蛋白质，也是H1N1病毒的主要抗原之一，负责协助子代流感病毒的释放，在流感病毒的传播中起着非常重要的作用。对流感病毒NA蛋白序列的同源性研究分析，也是目前研究流感病毒变异进化的重要手段之一。NA也称唾液酸酶，由病毒第六节段的RNA编码，编码NA蛋白的基因长度为1443 bp至1465 bp不等，通常情况下，NA蛋白单体长度为469个氨基酸残基。NA是流感病毒外层的另一主要糖蛋白，其N末端在病毒包膜内，C末端在包膜外，NA的主要作用是促进子代流感病毒的释放。

根据NA抗原性的不同可将甲型流感病毒分为11种N亚型，而按照一级序列差异又可进一步分为三个进化枝。进化枝1包括N1、N4、N5、N8；进化枝2包括N2、N3 、N6、N7、N9；最近新发现的N10和N11只存在蝙蝠体内，因其结构与进化枝1、2差异较大，故被单独归类为进化枝3，该组也被称为Influenza A–like group 3（图3–1–3）。

HA和NA基因的突变通常会引起抗原的变化，即抗原漂移，这种变化通过季节性病毒介导宿主免疫反应的逃避。

（3）基质蛋白M1和M2

基质蛋白M是由M基因编码的M1和M2两种蛋白，构成了病毒的外壳，M蛋白在病毒基因组的包装和病毒粒子的形成过程中发挥重要作用。M1为基质蛋白位于病毒的囊膜下，以二聚体的形式存在，将囊膜和病毒体内部复合物联系在一起。M2蛋白是一种完整的膜蛋白，表达于成熟病毒粒子表面和病毒感染细胞表面。

M2形成同源四聚体结构，其功能为pH活化离子通道，将氢离子通过膜转运。这一过程在细胞进入和病毒粒子成熟过程中起重要作用。与高度可变的HA蛋白相比，M2在自1918年以来在人类中传播的甲型流感病毒株中相对保守，与HA不同，M2没有显著的抗原漂移率。A型流感病毒自然感染不会引起对M2的强抗体反应；然而，当M2作为疫苗的组成部分使用时，M2特异性抗体可以在高水平上产生。大多数基于M2的实验疫苗都集中在蛋白（M2e）的23个残基外区。

（4）聚合酶蛋白PA、PB1、PB2

聚合酶蛋白PA、PB1、PB2形成病毒转录酶和复制酶复合物，在流感病毒基因的复制和转录过程中发挥重要作用。甲型流感病毒聚合酶不仅能参与病毒复制，并且能与宿主因素相互作用，在宿主特异性中它具有重要的作用，聚合酶PA亚基是作用的主要功能部分。PA亚基具有糜蛋白酶样的丝氨酸蛋白酶活性，起到活化聚合酶复合物的作用，PA点突变可使蛋白酶活力改变，同时会影响甲型H1N1流感病毒的复制能力。

PB1基因可形成不同的阅读框，其中PB1–F2是由PB1基因编码的不同阅读框编码的蛋白，在鼠类模型中该蛋白的表达可以增强病毒的毒力，而且PB1–F2蛋自在1918、1957、1968年的大流感流行株中都有发现，在高致病性禽流感中也有表达，该蛋白通过诱导巨噬细胞凋亡而降低宿主的免疫力，因此认为该蛋白也是流感病毒的一个重要的毒力蛋白。PB2蛋白的627位和701位氨基酸是甲型H1N1流感病毒宿主范围以及病毒致病力的重要决定位点。当其发生的氨基酸替换可以提高PB2蛋白与α1输入蛋白结合的能力，增强病毒RNA聚合酶的活性，提高病毒在细胞中的复制能力和毒力。

（5）核蛋白NP

核蛋白NP是病毒内部的单体结构蛋白，参与RNA的复制和转录。NP基因中存在高度保守序列，可以用其研制新型通用疫苗。

（6）非结构蛋白NS1和NS2

NS1和NS2为非结构蛋白，NS1蛋白在病毒感染细胞后才会表达合成，其主要功能是拮抗干扰素系统的抗病毒反应，诱导细胞炎症因子高表达。NS1蛋白以寡聚体形式存在，主要积聚在细胞核中。NS1蛋白通过与不同RNA分子结合来调节细胞和病毒蛋白的表达，还通过刺激病毒mRNA的翻译来增强病毒蛋白表达。NS2在促进基因组RNA的正常复制中起作用，可能调节M1功能或与M1起协同作用，对vRNP核输出至关重要。

三、甲型流感病毒特点

1. 病毒变异性

甲型流感病毒存在众多的血清型是其易于发生遗传变异的主要依据。流感病毒本身是RNA病毒，其RNA依赖的RNA聚合酶的纠错能力较低，每个复制周期内突变率达5×10^5，每个基因组在一个复制周期内就会有一个核苷酸发生突变，因此，甲型流感病毒也极易发生变异。流感病毒的抗原性变异是指H和N抗原结果的改变，变异方式一般有两种情况：①抗原漂移（antigen drift），HA和NA两者可同时发生，也可各自独立发生，其结果不产生新的亚型，虽只是很微小的变异，但抗原漂移产生的新病毒株将不再能被机体免疫系统所识别，新的毒株被认为是先前毒株的变异类型，一般每隔1～2年就会出现新的变异毒株，可造成流感局部范围内的流行，具有一定流行病学意义。②抗原转换（antigen shift），其蛋白分子上的抗原位点在血凝素和/或神经氨酸酶分子抗原决定簇上发生了突发改变，导致感染人类的流感病毒出现了新的血凝素和/或新的神经氨酸酶，进而影响病毒的抗原性，这是一种突然、重大的变化，可产生新的病毒亚型，因大多数人对新病毒没有抵抗能力，故使病毒能够轻易的躲过宿主的免疫系统，造成新型流感的爆发或（和）大流行。

甲型流感病毒抗原容易发生变异的原因在于，甲型流感病毒在感染人类的同时，又可感染其他动物。它可能先在动物身上发生基因突变，后又感染人类，形成交叉感染，并发生抗原漂移，2009年大流行的新型甲型H1N1流感病毒就是以前的甲型流感病毒经过抗原漂移的结果。也可能是一个细胞同时感染了人类和动物两种甲型流感病毒，病毒之间发生基因重组而产生，病毒的基因重组现象非常普遍。如1970年前后，在美国的猪群中分离到了同时含有古典猪流感病毒和人流感病毒基因的H3N2亚型重排猪流感病毒。在欧洲和亚洲的猪群中也分离到了HA和NA基因来源于人流感病毒，内部基因来源于禽流感病毒的H3N2亚型病毒，并在欧洲和亚洲持续存在。1978年，日本暴发的H1N2是由H1N1和H3N2基因重组而产生的新亚型。1984年，在欧洲和亚洲同时发生了大规模的猪流感，并认为此次流行可能是人源H3N2与禽源H1N1病毒的内部基因片段在猪体内发生重排的结果。1998年三源重排的H3N2病毒在美国广泛流行，该病毒同时含有人流感病毒的HA、NA和PB1基因，北美禽病毒的PB2和PA基因，古典猪H1N1病毒的NP、M和NS基因。

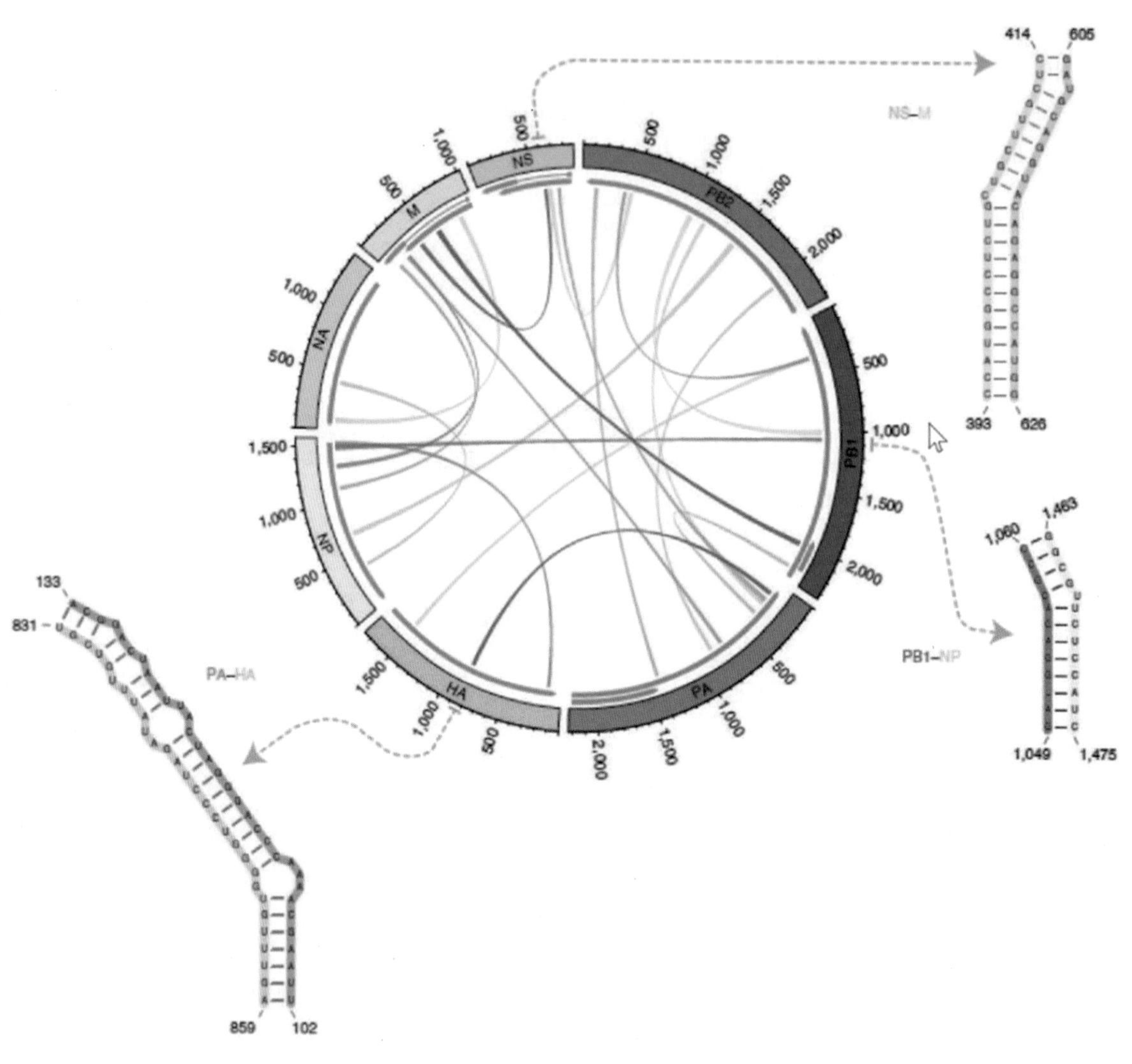

图 3-1-6 甲型流感病毒株 RNA 片段间相互作用

甲型H1N1流感病毒是由人流感、禽流感、猪流感3种流感病毒变异形成的新型重组流感病毒株，具有上述3种流感病毒的大部分特征。H1N1流感病毒基因片段多数与猪流感病毒同源性最高。该毒株包含有猪流感（HA、NA 、NP、M、NS）、禽流感（PB2、PA）和人流感（PB1）三种流感病毒的基因片断，是一种新型的重组病毒。

根据美国CDC提交到GenBank的甲型H1N1流感病毒的基因组序列分析结果，该病毒的8个基因组片段中，进化保守性从高到低的顺序依次为M、PB1、NP、PB2、NS、PA、HA、NA。与目前已经监测到的流感病毒的基因序列相比，各基因片段最高同源性介于94.19%～97.72%之间（见表3-1-2）。在每个基因片段的25个同源性最接近的毒株中，绝大部分为猪流感病毒。从地域分布的情况看，在每个片段的25个最接近的毒株中，除了M和NA片段来源于欧洲和亚洲流行的病毒之外，其余的6个片段均来源于北美洲流行的病毒。

表 3-1-2 新甲型 H1N1 流感病毒基因组各片段遗传进化分析

片段名称	GenBank登录号	长度	最佳匹配	
			毒株	相似度（%）
1-PB2	FJ966079	2280	A/swine/Korea/JNS06/2004（H3N2）	96.58
2-PB1	FJ966080	2274	A/Wisconsin/10/98（H1N1）	96.88
3-PA	FJ966081	2151	A/Swine/Illinois/100084/01（H1N2）	96.10
4-HA	FJ966082	1701	A/Swine/Indiana/P12439/00（H1N2）	95.31
5-NP	FJ966083	1497	A/Swine/Iowa/533/99（H3N2）	96.80
6-NA	FJ966084	1410	A/Swine/England/195852/92（H1N1）	94.19
7-M	FJ966085	972	A/swine/HongKong/5212/99（H3N2）	97.72
8-NS	FJ966086	838	A/Swine/Minnesota/9088-2/98（H3N2）	96.55

通过对2009年新甲型H1N1流感病毒的序列分析发现，过去认为与流感病毒毒力、传播能力以及跨种属传播相关的特征序列在该病毒中均不存在。新流感病毒HA蛋白上的受体结合区与普通猪流感病毒基本相同，但在推测的抗原位点内存在一些氨基酸突变，这些突变可能会影响到它的抗原性。新甲型H1N1流感病毒的PB2蛋白627位为谷氨酸，并不是以往人们所认为的与病毒跨种属传播相关的赖氨酸。并且由于无义突变的出现，新甲型H1N1流感病毒不含与病毒致病性相关的PB1-F2蛋白以及NS1蛋白的PDZ配体结构域。

同时，对新甲型H1N1流感病毒M基因和NA基因的序列分析表明，其M2蛋白存在S31N突变，因而该病毒对金刚烷胺和金刚乙胺等离子通道抑制剂具有抗性作用；而在NA基因中未发现与神经氨酸酶抑制剂抗性相关的突变，所以该病毒对奥塞米韦和扎那米韦等神经氨酸酶抑制剂没有抗性。因此，WHO推荐奥塞米韦可作为新甲型H1N1流感的临床治疗药物。

2. 病毒复制周期

为感染繁殖，病毒表面上的HA蛋白与靶细胞表面上含有唾液酸（SA）的细胞受体相互作用。细胞附着后，病毒颗粒在网格蛋白包被的囊泡中通过经典的受体介导的内吞作用内化。内体的酸化对于病毒复制周期的下一步至关重要，酸化主要有两种方式：①低pH值引起血凝素的构象变化，有利于病毒和细胞膜的融合，使病毒进入细胞浆。②M2蛋白起到质子通道的作用，可以使病毒颗粒内部酸化，促进病毒的脱膜，并使核糖核蛋白复合物与病毒颗粒分离，从而释放到细胞质中并运输到细胞核。病毒RNA的复制和转录是在感染细胞细胞核中的RNA聚合酶复合体中进行的，并通过蛋白质NEP和M1输出到细胞质中。质膜被病毒膜蛋白HA，NA和M2修饰后，后代病毒粒子在质膜上组装并出芽（图3-1-7）。

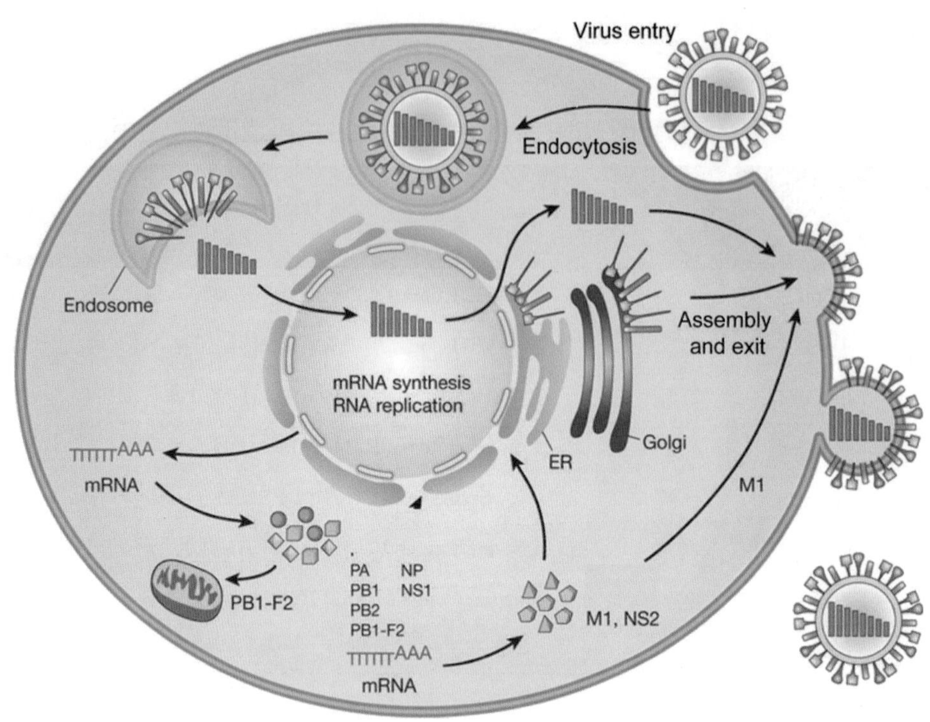

图 3-1-7 甲型流感病毒的复制周期

在受体介导的内吞作用后，病毒核糖核蛋白（vRNP）复合物被释放到细胞质中，随后转运到发生复制和转录的细胞核。信使 RNA 被输出到细胞质中进行翻译。早期的病毒蛋白，即复制和转录所需的病毒蛋白，被运回细胞核。在感染周期的后期，M1 和 NS2 蛋白促进新合成的 vRNP 的核输出。PB1-F2 与线粒体结合。后代病毒粒子在质膜上组装和出芽

3. 病毒的毒力

大多病毒蛋白在塑造甲型流感病毒的毒性中发挥作用，包括适应感染并传播到新的宿主物，调节宿主免疫反应能力以及在低温下保存有效复制能力等。就其致病潜力而言，最具有特色的蛋白质是HA，PB1，PB2和NS1。此外，NA和M2两种蛋白与抗病毒药物耐药性相关。HA蛋白水解切割位点的多碱基序列和PB2 627位上存在赖氨酸似乎是病毒致病性的普遍决定因素。

全基因组片段交换或单点突变可以直接影响甲型流感病毒的毒力。如H1N1（1918）的完整基因段PB1，HA和NA对这种病毒株在小鼠中的毒性至关重要。某些病毒株中的突变与特定动物模型中的毒力有关，而在其他动物模型中则没有，或者尚未发现与流行病学相关。如某些H5N1流感病毒株已在家禽和野禽中分类为高致病性，但是当在哺乳动物（如小鼠）中进行实验性感染时，这些病毒株仅引起轻度症状。同样，比季节性H1N1病毒在小鼠和雪貂中的复制效率更高，并且在受感染小鼠、雪貂和非人类灵长类动物的肺部造成更严重的病理损伤。但从流行病学角度而言，H1N1（2009）流感病毒对人的致病性不比季节性病毒强。

高毒力菌株并不总是包含所有已鉴定的毒力标记，而一些低毒力菌株也可能会表现出其中一些标记。因此，目前已知的毒力标记和毒力之间并非直接相关。哺乳动物中流感病毒的毒力是多基因决定的。鉴于病毒的多样性和该性状的多基因性，不能从个别研究中自信地得出关于

毒性的一般性结论。

4. 病毒稳定性

甲型H1N1流感病毒有囊膜，故对乙醚、氯仿、丙酮等有机溶剂均敏感。病毒抵抗力较弱，不耐酸碱，在pH<5或pH>9时可灭活。对热敏感，100℃，1min或56℃条件下，30min可灭活。对紫外线敏感，用紫外线照射30min可破坏甲型H1N1流感病毒RNA。耐低温和干燥，真空干燥或-20℃以下仍可存活。

四、甲型流感病毒传播性特点

1. 甲型流感病毒流行病史

流感大流行是给人类健康和社会经济带来沉重打击的灾难。甲型流感病毒基因经常发生突变，常会造成不同程度的季节性流感流行和流感大流行。从古希腊时期至今，人类历史中记载发生过十几次流感大流行。过往百年，有明确证据的流感大流行出现过5次（WHO定义了4次），累计数亿人感染和数千万人死亡，其中三次均与H1N1相关。这5次流感大流行均波及中国多个地区，其中3次被认为是从中国开始暴发（见表3-1-3）。

表 3-1-3 1918—2018 年中国流感大流行概况

事件	中国原发地	时间	病毒亚型	影响程度
1918 年“西班牙流感”	南方	1918 年 5 月	H1N1	全国死亡 400 万 ~ 950 万
1957 年“亚洲流感”	西南部	1957 年 2 月	H2N2	1957 年 2 ~ 3 月发病率 30% ~ 50%，病死率 0.01%；1957 年 12 月至 1958 年 4 月，部分地区病死率 0.6% ~ 1.0%
1968 年“香港流感”	香港	1968 年 7 月	H3N2	1968—1992 年期间流感活动最强烈的 1 年，香港地区 40 万 ~ 60 万人发病
1977 年“俄罗斯流感”	北方	1977 年 5 月	H1N1	历年来最高仅次于 1968 年，但影响相对较小
2009 年“甲型 H1N1 流感”	四川	2009 年 5 月	pH1N1	感染率为 7704/10 万，超额死亡 3 万人

第1次发生在1918—1919年的“西班牙流感”，由H1N1亚型毒株引起，该毒株很大可能是由当时流行在人或猪的人流感病毒株和其他哺乳动物流感病毒株重配而来。据记载，流感于1918年初于美国本土的军营暴发，并几乎同时在亚洲、欧洲等国家发生，在全球范围传播导致4000万～5000万人死亡。“西班牙流感”是人类已知且有翔实记录的最为严重的流感大流行，其感染率、致死率和在世界范围内的传播速度都前所未有。

第2次发生在1957—1958年的“亚洲流感”，由H2N2亚型毒株引起。导致大约100万人的死亡。目前认为H2N2 亚型毒株是由人流感病毒与禽流感病毒通过基因重配而来，HA、NA和PB1三个基因均源于禽流感病毒，其余的基因节段来自当时人群的人流感病毒。

第3次发生在1968—1969年的“香港流感”，由H3N2亚型毒株引起。造成了100万～300万人的死亡。目前认为H3N2 亚型毒株是由人流感病毒与禽流感病毒通过基因重配而来，HA、PB1 基因来自禽流感病毒，其余基因来自当时人群的人流感病毒。

第4次发生在1977—1978年的“俄罗斯流感”，由H1N1亚型毒株引起。引发此次流感流行的病毒株为1950年流行的H1N1毒株的变异体。此次流感在前苏联远东地区暴发，并蔓延至欧洲、亚洲、美洲乃至大洋洲地区。不同于其他大流行，这是一次“有年龄区别的”疫情，主要感染者为出生于1950年以后的青少年。成年人群由于已有过相似毒株的暴露史，具备一定免疫水平，因此发病率没有显著增高，也没有出现超额死亡率显著上升，WHO也因此将此次疫情定义为较大规模的一次流行，而未及“大流行”。

第5次发生在2009年的甲型H1N1流感，由pH1N1亚型毒株引起。由人流感、禽流感、猪流感3种流感病毒变异形成的新型重组流感病毒株。该病毒通过人–人传播迅速在全球范围蔓延，并导致21 世纪的首次流感大流行。此次流感起源于北美洲，波及全球的世界100多个国家和地区，主要发生于墨西哥、美国、加拿大、日本及欧洲等国家，在世界范围内造成了数十万人的死亡。

2. 甲型流感病毒的传播

（1）传染源

病原菌的传染来源主要是甲型 H1N1 流感患者和无症状隐性感染者。甲型 H1N1 流感患者的传染期时间不定，潜伏期一般1～7d左右，本病在潜伏期内就具有传染性一般在发病前1～2d至发病后7d都具有传染性。其中最具有传染能力的时间为发病早期的2～3d，甲型 H1N1流感病毒在呼吸道的分泌物中可持续排毒3～6d。体温恢复正常后的甲型H1N1流感患者一般不再具有传染性。在一些特殊患者群体中，退热数日后仍具有传染他人的可能性，如住院成人患者可在发病后1周甚至更长时间内均具传染力，还有婴幼儿、免疫功能缺陷等患者中也可见到排毒时间延长的现象。

（2）传播途径

甲型H1N1 流感病毒主要通过飞沫经呼吸道传播，也可通过口腔、鼻腔、眼睛等处的黏膜直接或间接接触传播。接触感染者的呼吸道分泌物、体液和被病毒污染的物品亦可能引起感染。微量病毒可留存在桌面、手机或其它平面上，再透过手指与眼、鼻、口的接触来传播。如果接触带有甲型H1N1流感病毒的物品，而后又触碰自己的鼻子和口腔，也会受到感染。

（3）易感人群

人群普遍易感，是否感染主要取决于接触机会和防护措施，接种甲型H1N1流感疫苗可有效预防感染。根据世界卫生组织在美国和欧洲地区统计的数据显示，青少年和年轻成年人是发病率较高的群体。年龄小于20岁者患者超过50%。较易成为重症病例的高危人群：①妊娠期妇女；②伴有以下疾病或状况者：慢性呼吸系统疾病、心血管系统疾病（高血压除外）、肾病、肝病、血液系统疾病、神经系统及神经肌肉疾病、代谢及内分泌系统疾病、免疫功能抑制（包括应用免疫抑制剂或HIV感染等致免疫功能低下）、19岁以下长期服用阿司匹林者；③肥胖者：

体重指数≥40者危险度高，体重指数在30～39可能是高危因素；④年龄<5岁的儿童（年龄<2岁更易发生严重并发症）；⑤年龄≥65岁的老年人。

（4）致病性

我国甲型H1N1流感已经取代了季节性H1N1流感，发病高峰为冬春季。在动物模型发现甲型流感病毒的致病性比季节流感病毒强，季节性流感病毒复制仅限于鼻腔，而甲型流感病毒复制范围更广更深，包括气管、支气管、细支气管；甲型流感病毒可以在小肠存活，而季节性流感病毒则缺乏这种能力，因此甲流可引起一些季节性流感没有的呕吐、胃肠道不适等症状。

3. 甲型流感病毒流行特点

（1）扩散速度快

以2009年甲型H1N1流感为例，自2009年4月报告第1例确诊病例，仅1个半月的时间该传染病就迅速地从疫源地北美洲传播到全球五大洲的60多个国家和地区。20世纪3次流感大流行传遍全球范围至少需3～6月，甲型H1N1流感的全球传播速度明显比历史上的几次大流感要快。这很可能与日益发达的交通和频繁的人员流动有关。

（2）青壮年感染率、死亡率高

欧洲、美国、日本、墨西哥、哥伦比亚等国家和地区的数据综合分析显示，甲型H1N1流感病毒感染主要是20～59岁年龄段人群（占13.2%～83.7%不等），其中在美国年龄为20～49岁患者占总感染人群的90%。这与季节性流感主要影响儿童和年老体弱的人的情况是相反的。新西兰3254例报告病例统计分析显示15～59岁的青壮年占患病总人数的67.7%。巴西5747例新甲型H1N1确诊病例分析显示20～49岁年龄段人群占56%。可见甲型H1N1流感对青壮年影响较大。除发病率较高外，青壮年死亡率也较高。在巴西，确诊死亡病例主要分布在20～29岁的年轻人，年龄大于60岁的死亡率则很低。而在澳大利亚和新西兰也出现类似的情况。在东盟，死亡率较高的人群年龄段分别为14～25岁（18%）、40～59岁（35%）。这与青壮年体内免疫力强有关，体内抗体反应过于剧烈，形成“细胞因子风暴”，致使肺部组织严重受损。

（3）低死亡率

根据世界卫生组织统计显示，季节性流感每年影响北半球大约5%～15%（3.4亿～10亿）的人口，但是绝大多数感染者都不需要治疗，估计全球范围内每年有3百万～5百万感染病例出现严重症状而需要治疗。2009年甲型H1N1流感导致至少18449人死亡，与20世纪3次流感大流行相比死亡率非常低。在秘鲁的8381例确诊病例中死亡病例143例，死亡率1.7%。2009年甲型H1N1流感死亡率远低于1918年、1957年和1968年的大流感。

五、甲型流感病毒病理生理学特点

1. 流感病毒的致病机制

流感病毒致病需先具有复制传播的条件，即能够进入人体内并进行复制，且能比较容易地在人与人之间传播。当有病毒进入人体后，它将会导致复杂的细胞病变，使柱状上皮细胞停止蛋白质合成，细胞因缺少了必需的细胞蛋白从而死亡，于是流感病毒得以生存，宿主细胞则死亡，从而造成宿主出现一系列的临床表现。

流感的致病途径主要有以下几种：①病毒感染之后对细胞造成氧化应激损伤。②流感病毒诱导宿主细胞产生凋亡导致细胞病变。③细胞因子风暴学说等。三种机制相互联系，且均与细胞凋亡密切相关。

（1）氧化应激损伤

氧化应激是指机体在遭受各种有害刺激时，体内高活性分子如活性氧自由基（reactive oxygen species，ROS）和活性氮自由基（reactive nitrogen species，RNS）产生过多，氧化程度超出氧化物的清除能力，机体内氧化还原系统失衡，从而导致组织损伤。通常机体被病毒感染后会激活单核吞噬细胞和巨噬细胞系统，从而产生过量的ROS和促ROS释放因子，如TNF、IL-1，同时体内抗氧化剂还原型谷胱甘肽（GSH）和Vit E的水平均在流感病毒感染后数小时迅速下降，流感病毒感染细胞后可因过量的ROS产生引发组织细胞的氧化损伤，然而机体却不能很好地对抗这种氧化应激效应，修复系统如不能及时修复损伤，则会导致宿主细胞的自身凋亡。

（2）细胞凋亡

流感病毒诱导细胞凋亡是通过Caspases途径来介导的，通过激活Caspases-8而引起Caspases的级联反应，最终导致细胞的凋亡的发生。流感病毒可以诱导MDCK细胞、支气管上皮细胞的凋亡。这个过程受多基因、多因子的严格控制，是经历多阶段、多过程的自动程序性死亡。

（3）细胞因子风暴

流感病毒侵入人体后的一系列免疫应答所致后果具有双面性：一方面通过体液和细胞免疫效应，控制细胞内病毒复制并中和细胞外病毒。甲型H1N1病毒可以在侵入人体之后的短时间内大量的复制增加病毒载量，高载量的病毒颗粒可以诱导机体免疫反应，在肺组织中能检测到较高比例的细胞毒性T淋巴细胞、树突细胞、激活的T细胞、$CD4^+$和$CD8^+$T细胞、NK细胞，产生多种细胞因子，如IL-8、IL-12、IL-18、CD69、CD107a等。

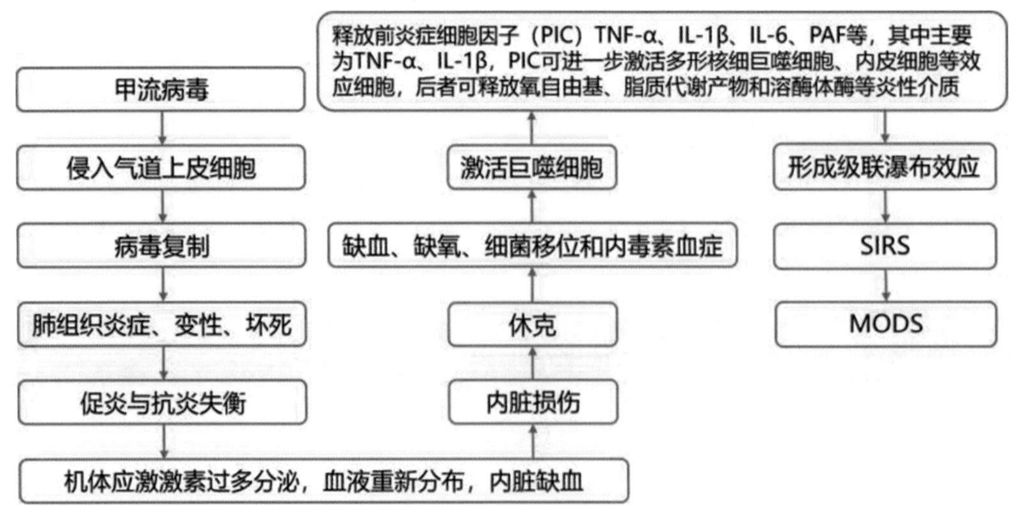

图 3-1-8 重型 H1N1 致病机制

这些细胞因子可以诱导免疫细胞聚集在被病毒感染的宿主细胞周围，引起宿主细胞的凋亡，同时还会通过炎症因子之间的相互调节作用导致Th1细胞分泌其他相关的促炎症物质如IFN-γ和TNF-α，这对于机体启动免疫反应清除病原至关重要。另一方面通过大量炎症细胞浸润肺脏，炎性细胞因子高表达，过度激活的细胞因子将导致不受调控的细胞因子风暴形成，维持并进一步加重病毒引起的机体炎症损伤。

2. 甲型 H1N1 病毒引起肺损害的机制

①肺泡是病毒靶细胞，病毒可直接损害呼吸道上皮细胞，导致肺泡的损伤及肺组织弥漫性纤维化，继而出现肺泡充血、水肿。②细小支气管可出现渗出液及胸腔内的浆液。③流感病毒侵袭可导致机体处于过度氧化状态。

3. 病理改变

甲型流感病例的病理学改变较为多样，通常表现在多个组织和脏器的异常上，其中以气道、肺、心肌、肝脏的表现较显著。

甲型H1N1病毒表现为急性弥漫性肺泡损伤伴急性间质性肺炎，气管、支气管和肺泡上皮不同程度的坏死脱落。气道处单核细胞体积有所增大，细胞融合多见，细胞核染色不均匀，松散（图3-1-9）；气道黏膜标本可见少量炎细胞浸润（图3-1-10），气道平滑肌变性肿胀、核肥大（图3-1-11）。肺泡壁毛细血管扩张、瘀血。肺组织内中性粒细胞、淋巴细胞和单核细胞浸润，广泛，微血栓和血栓形成。肺泡腔内可见透明膜形成，含气量减少（图3-1-12）。随着病程发展，肺组织纤维化形成，细支气管及肺泡上皮增生，鳞状上皮化生，并且鳞状上皮化生的肺泡位于细支气管周围呈灶状分布。肺部改变与肺源性成人急性呼吸窘迫综合征（acute respiratory distress syndrome，ARDS）的病理表现基本一致。

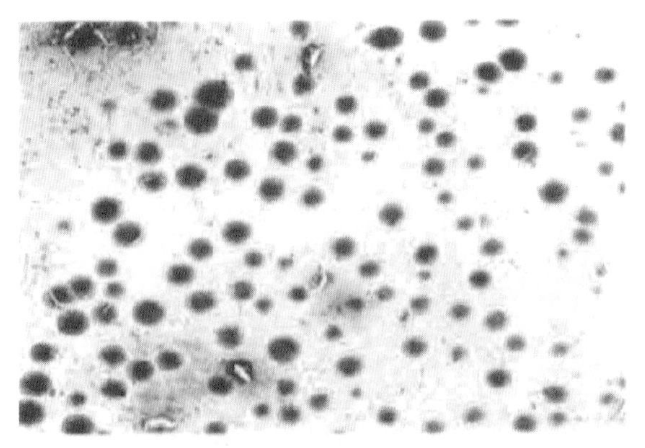

图 3-1-9 气道分泌物（HE×100）

可见多量大单核细胞，部分融合，细胞核松散，细胞体积较正常单核细胞大几十倍

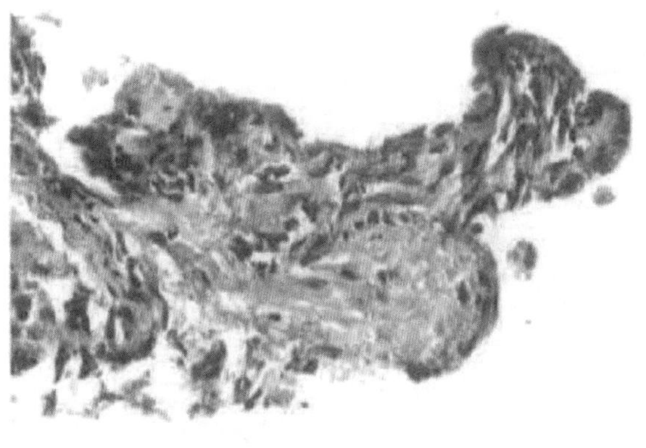

图 3-1-10 气道黏膜标本 1（HE×100）

支气管黏膜、黏膜下组织可见少量炎细胞浸润

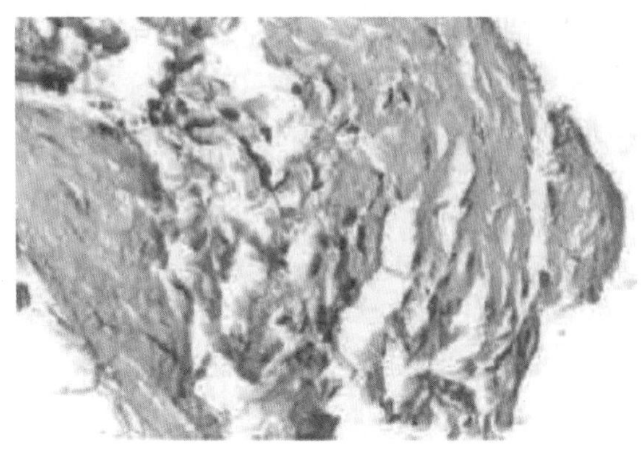

图 3-1-11 气道黏膜标本 2（HE × 100）

可见黏膜下平滑肌细胞变性肿胀，核肥大

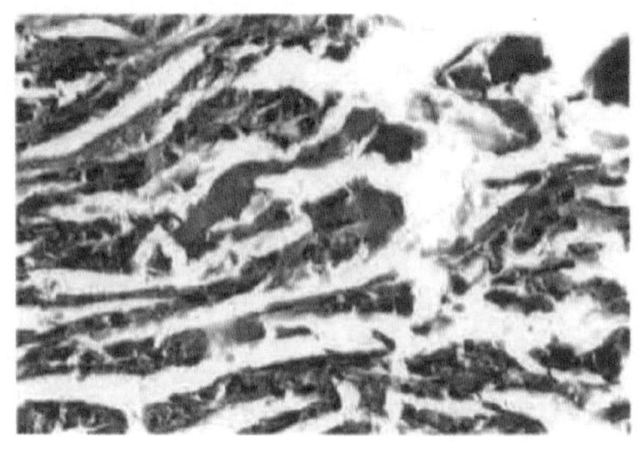

图 3-1-12 肺组织病理（HE × 100）

肺泡壁毛细血管扩张、淤血，间隔增宽，肺泡腔内可见透明膜形成，肺泡腔含气减少。II 型上皮细胞增生

心肌细胞可出现变性，肌横纹不清，肌间少量炎细胞浸润，局灶性变性坏死，符合非特异性心肌炎的改变（图3-1-13）。肝细胞脂肪变性，汇管区少量淋巴单核炎细胞浸润（图3-1-14）。并发脑病时表现为脑内血管阻塞、微血管形成、血管周围出血和水肿，尤其以脑中线区深部核团、脑干部位显著，但无单核细胞被浸润的炎症表现。气道黏膜和平滑肌、肺脏、心脏、肝脏、脑组织细胞的损伤和坏死是许多甲型流感并发肺炎的患者血中乳酸脱氢酶（lactate dehydrogenase，LDH）等酶显著升高的原因之一，也是多脏器功能障碍综合征（multiple organ dysfunction syndrome，MODS）的病理基础。另外，气道内分泌物LDH、蛋白质升高、炎性细胞增多是危重症甲型流感并发肺炎肺部病理损害的具体表现。

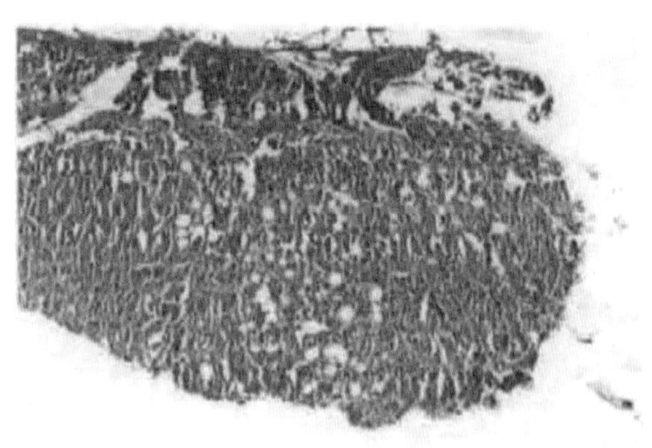

图 3-1-13 心肌病理（HE × 100）

非特异性心肌炎改变；心肌细胞变性肌横纹不清，肌浆凝聚，肌间少量炎细胞浸润，肌间隙增宽，可见均匀粉染液，局灶性变性坏死

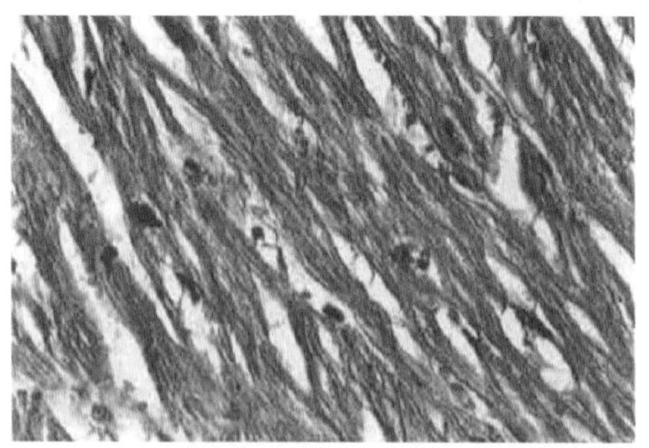

图 3-1-14 肝脏病理（HE × 100）

肝细胞空泡脂肪变性，汇管区少量淋巴单核炎细胞浸润

六、甲型流感病毒影像学特点

影像学检查是甲型H1N1 流感临床诊断的主要组成部分，也是指导治疗的重要依据，其有助于肺部损害的客观评估及并发症的早期诊断，对甲型流感病毒感染者的预后至关重要。主要有胸部X射线和肺部CT两种主要的影像学检查方法。胸部X线比较直观，经济合理，肺部CT则有利于心影后方、横膈部位病灶的检出，比起胸部X线分辨率更高，更容易发现早期微小病变，有利于甲型H1NI流感并发肺炎的早期发现。

第二节　甲型H1N1流感肺炎气道病变影像

一、成人甲型H1N1流感肺炎

病变初期（发病3d内）发生末梢细支气管及其周围炎症，X射线表现为肺纹理增粗模糊，小斑片状阴影，病灶多位于下肺野（71.0%）和肺门周围（71.0%）。双肺浸润者占67.3%，局限于 1 个肺叶者占26.5%，单侧多叶浸润者占6.1%（图3-2-1）。进展期（发病3 ~ 7d）以磨玻璃样影（ground glass opacity，GGO）和实变为主。多发散在病灶迅速融合，可累及多个段叶。恢复期病灶基本吸收，肺内可残留条索状、网格状阴影和局限性肺气肿。恢复期可因炎症累及终末细小支气管引起肺的局部通气过度而遗留肺大泡。

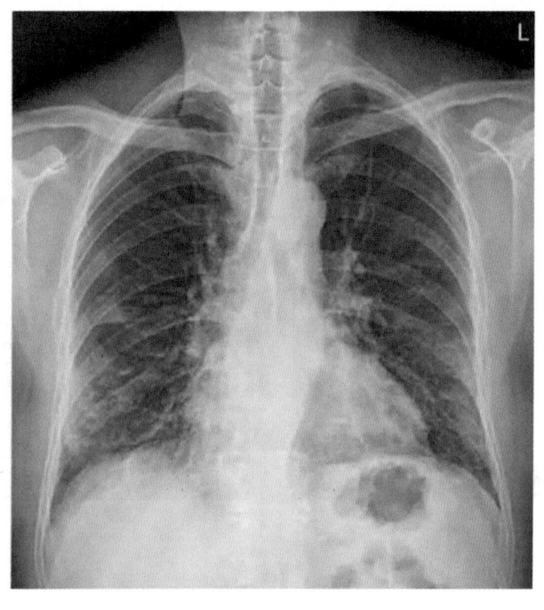

图 3-2-1 甲型流感病毒肺炎 X 线影像特征

胸部HRCT主要表现为肺内弥漫或多发斑片状GGO，伴或不伴实变，多分布于支气管血管树周围或胸膜下（图3-2-2）。病理表现为支气管及其周围肺泡充血、炎性渗出及透明膜形成等。病变进展，GGO迅速互相融合扩大，密度增高，伴有GGO内或外的片状实变。亦有只见实变而无GGO者。

发病初期GGO范围扩大为病程进展标志，病变吸收表现为GGO及实变密度减低、范围缩小。恢复期部分病例可见小叶间隔增厚、支气管血管束增粗，甚至纤维化等改变。推测是因病变早期局限于支气管黏膜，继之支气管周围与小叶间隔炎症细胞浸润、水肿及纤维化，虽然气腔内（肺泡与呼吸性细支气管）病变减轻，但间质病变加重所致。

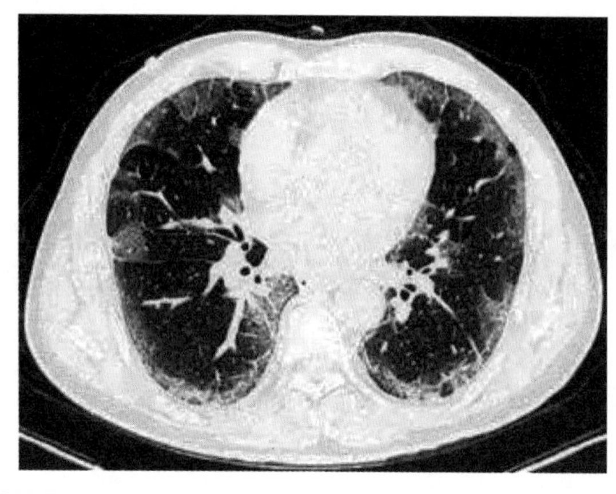

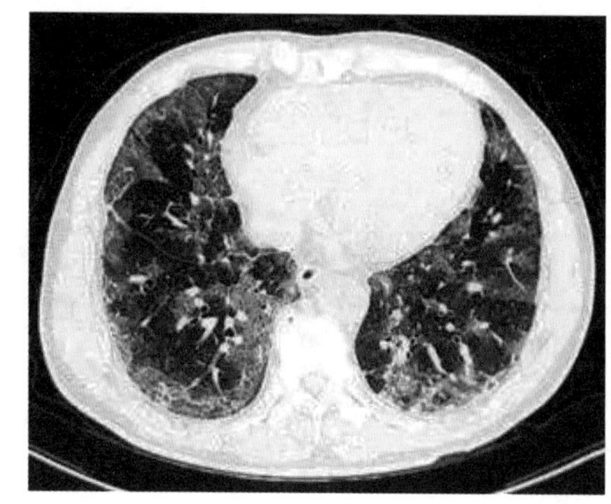

图 3-2-2 甲型流感病毒肺炎 CT 影像特征

GGO是甲型H1N1流感肺炎最常见的表现。病变早期，分布于胸膜下或支气管血管周围的类圆形GGO是本病的典型特征。GGO中心亦可见小叶中心结节，且小叶中心结节内可见空腔，可能是病毒侵犯支气管上皮组织，然后扩散到支气管周围组织，引起免疫反应，进而导致支气管狭窄，引起肺局部通气过度（图3-2-3）。部分病例可有少量胸腔积液，但一般无小气道改变，如肺内结节、树芽征、马赛克征等。

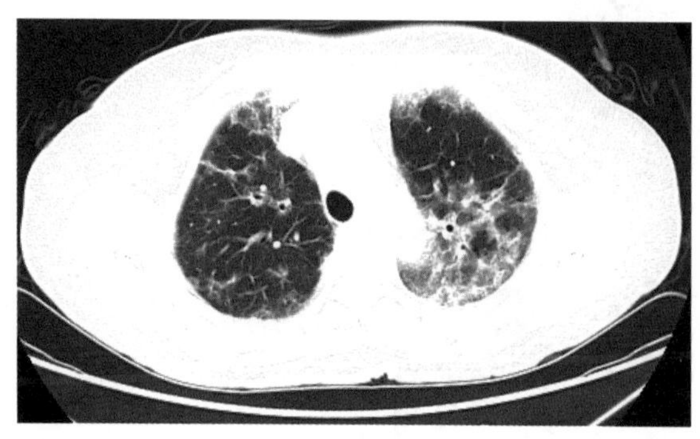

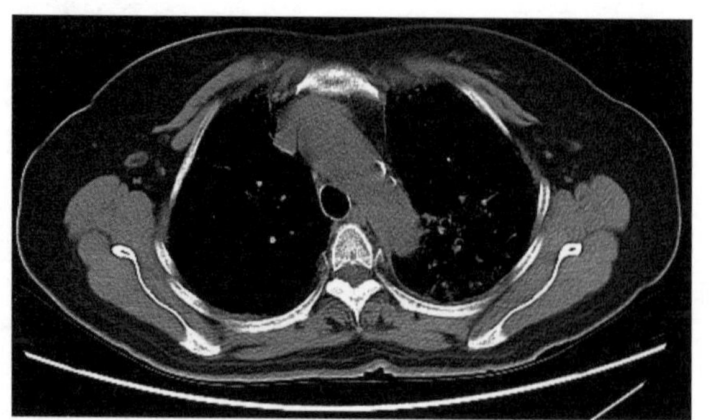

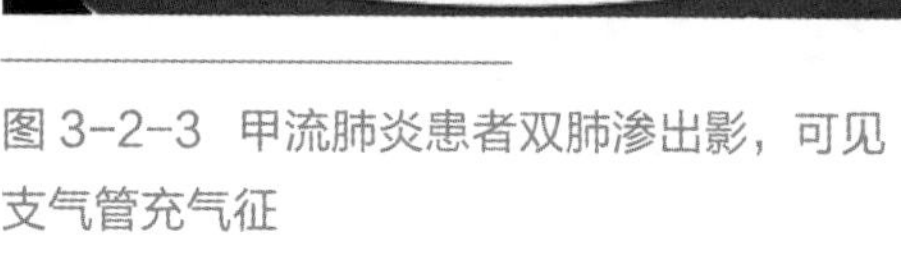

图 3-2-3 甲流肺炎患者双肺渗出影，可见支气管充气征

轻症病例预后良好，一般在2周内即可完全吸收或明显减轻，一般不遗留纤维化或仅有轻度周围间质增厚（图3-2-4）。由于病毒在整个呼吸道上皮细胞内复制，并大量侵入支气管、细支气管和肺泡上皮细胞，故重症甲型 H1N1 流感胸部表现为两肺中下叶多发磨玻璃样改变、间质性改变或斑片状实变为主，少数可出现胸腔积液，肺不张。随着病情进展，常继发细菌性肺炎，胸部影像学主要表现为斑片状或大片状的实变影，提示病情重且预后不良（图3-2-5）。

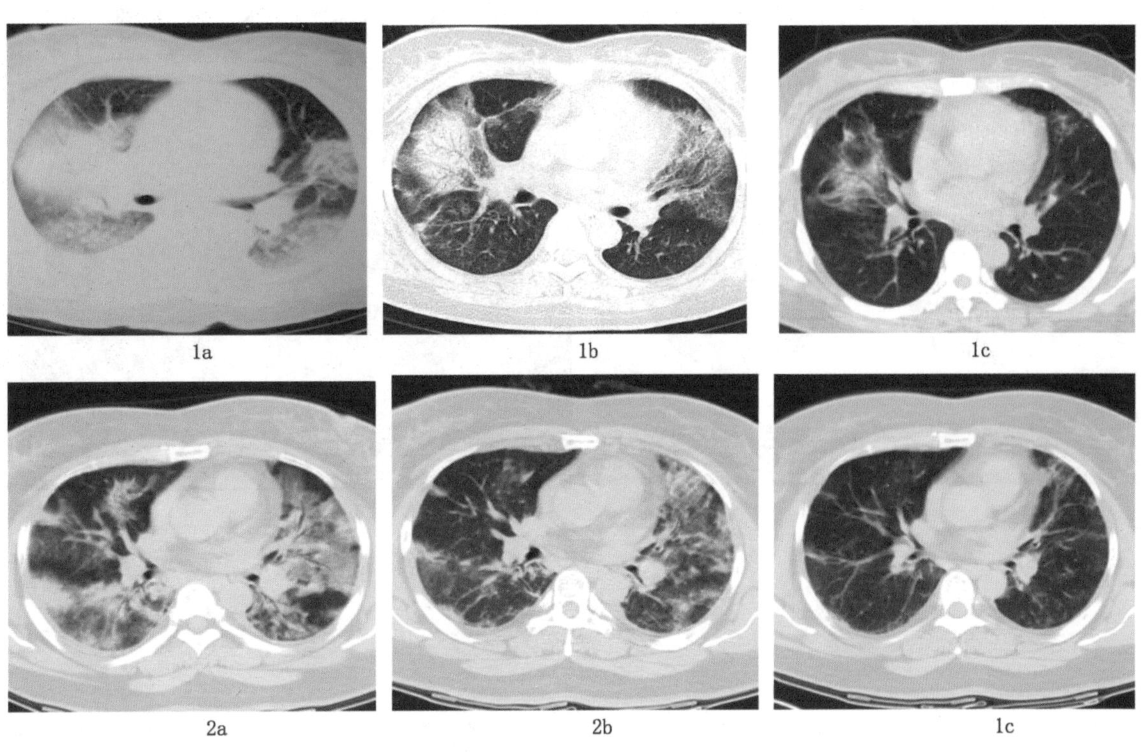

图 3-2-4 甲型流感病毒肺炎治疗前后 CT 影像特征

患者 1 a：双肺弥漫渗出病变；b：10 天后双肺渗出病变明显吸收；c：1 月后病灶进一步吸收。患者 2 a：双肺弥漫渗出病变；b：5 天后双肺渗出病变明显吸收；c：15 天后病灶进一步吸收，出现纤维、网格状改变

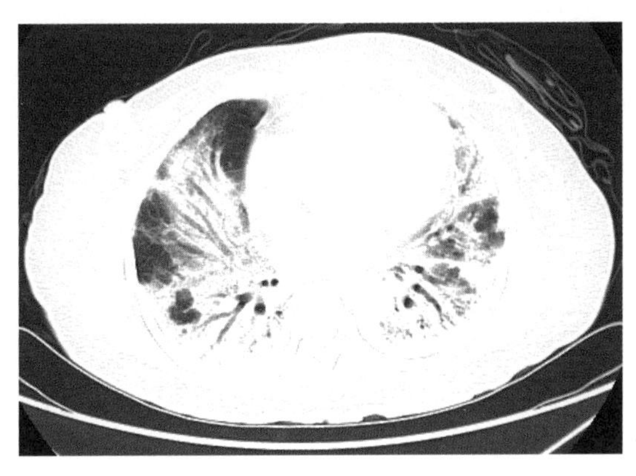

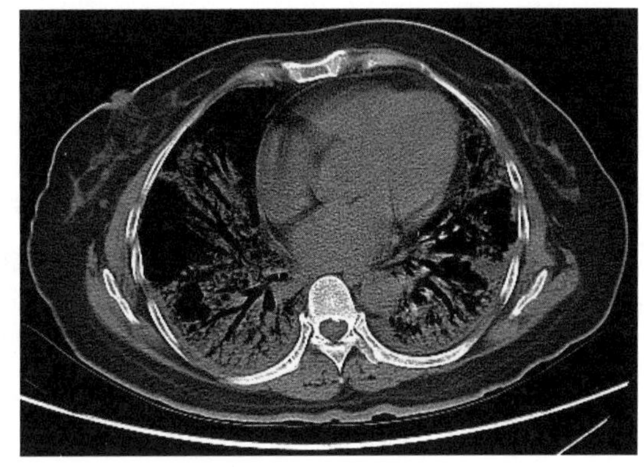

图3-2-5 甲流肺炎患者双肺大片实变影，可见支气管充气征，提示预后欠佳

危重症患者肺内病灶进展迅速，甚至1d内病灶就有很大变化，可合并结节影、肺气肿、胸腔积液、肺栓塞等。由于继发于ARDS等所致的血液高凝状态，约36%的甲型H1N1流感病毒严重感染患者在住院期间出现急性肺动脉栓塞。甲型 H1N1患者病情好转，肺部病变吸收，表现为肺部实变影变淡、密度不均及不同程度的肺纤维化改变（图3-2-6）。

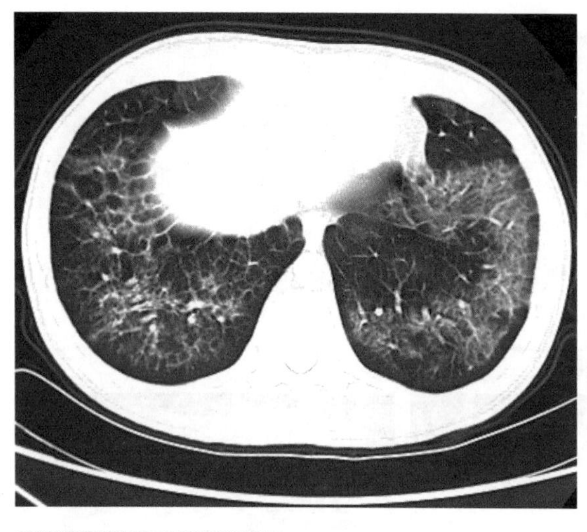

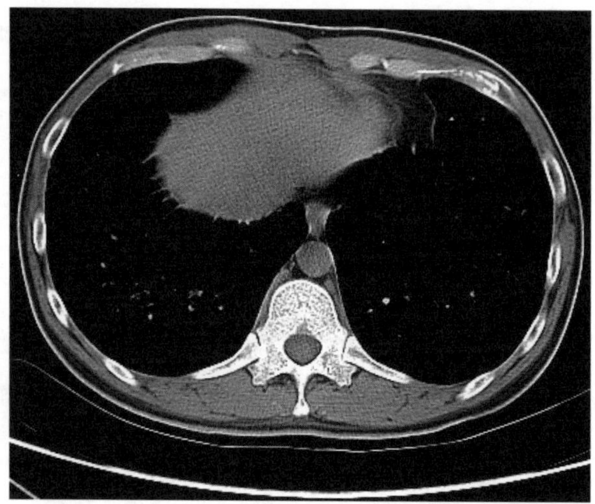

图 3-2-6　甲流肺炎患者双肺实变影变淡，可见网格样纤维化表现

二、儿童甲型H1N1流感肺炎

甲型H1N1流感肺炎患儿早期胸部影像学表现无特征性，与普通肺部感染无明显差异。进展期以肺实质病变为主。实质浸润可表现为单发或多发小斑片影，也可融合成大片影和/或GGO。儿童主要表现为斑片影，婴幼儿则以片絮影多见。肺间质病变主要表现为肺血管纹理增多、增粗及模糊，不同程度的网格状阴影和结节。

有些儿童发病初期X线胸片无间质改变，可能与X线胸片局限性和病程有关。重症患儿还可见到肺纹理增多伴过度充气，且肺过度充气程度与临床患儿呼吸困难程度及病程一致。吸收期以肺纹理模糊、双肺透光度差、充气不均等间质改变为主。胸部CT表现与X线基本相同，其优势在于能够清楚地显示细微病变，有利于评价病变的程度。

三、孕产妇甲型H1N1流感肺炎

轻症表现为单个或多个肺叶的GGO 及小片絮状高密度影；重症表现为多个肺叶的团絮状阴影及GGO，空气支气管征。24 h 内病变进展，表现为双肺弥漫性高密度灶，部分伴有肺不张，可合并单侧或双侧胸膜炎或胸腔积液、心包积液等。

综上所述，甲型H1N1流感肺炎在临床表现上多以发热、咳嗽、四肢酸痛等典型流感症状为主。影像学表现主要为磨玻璃影及渗出实变影为主，病变如果迅速进展或合并基础疾病、高龄患者及吸烟人群常预后较差。

参考文献

[1] 王勇 , 徐元勇 , 张传福 , 等 . 甲型 H1N1 流感的研究进展 [J]. 解放军医学杂志 , 2009, 34(6):651–654.

[2] Murpy BR, Webster RG, Orthomyxoviruses, et al.Fields virology.Phildelphia, Lippincot t–Raven Publishers;1996.1397.

[3] Dea S, Bilodeau R, Sauvageau R, et al.Antigenic variant of swine inf luenza virus causing proliferative and necrotizing pneumonia in pigs[J]. J Vet Diagn Invest , 1992, (4) :380.

[4] Zhou MN, Senne DA, Landgraf JS.Genetic reassortment of avian, swine, and human inf luenza a virus in American pigs[J]. J Vi rol, 1999, 73(12) :8851.

[5] Webby RG, Sw enson S L, Krauss SL, et al.Evolution of swine H3N2 inf luenza vi ruses in the Unit ed States[J]. J Virol, 2000, 74(18) :8243.

[6] Christ opher W Olsen.The emergence of novel sw ine inf luenza vi ruses in North America[J]. Virus Res, 2002, 85(2) :199.

[7] Sugimura T, Yonemochi H, Ogawa T, et al.Isolation of a recombinant inf luenza virus (Hsw 1N2) f rom swine in Japan[J]. Arch Virol, 1980, 66(3) :271.

[8] 林磊 , 童贻刚 , 祝庆余 , 等 . 新甲型 H1N1 流感病毒及疫情分析 [J]. 军事医学 , 2009, 33(3):201–204.

[9] 张复春 , 胡凤玉 . 新型甲型 H1N1 流感研究进展 [J]. 中山大学学报 (医学科学版), 2009, 30(5):481–485.

[10] Hilleman MR.Realities and enigmas of human viral influenza: pathogenesis, epidemiology and control[J].Vaccine, 2002,20(25–26):3068–3087.

[11] 李建林 , 薛晓丽 , 唐旭清 . H1N1 流感病毒的 HA、NA 蛋白序列进化树 [J]. 食品与生物技术学报 , 2016, 035(010):1035–1040.

[12] Baden LR, Drazen JM, Kritek PA, et al. H1N1 Influenza A Disease–Information for health professionals[J]. N Engl J Med, 2009, 360(25):2666–2667.

[13] Shanks GD. No evidence of 1918 influenza pandemic origin in Chinese laborers/soldiers in France[J]. J Chin Med Assoc, 2016, 79(1): 46–48.

[14] 秦颖 , 赵梦娇 , 谭亚运 , 等 . 中国流感大流行的百年历史 [J] . 中华流行病学杂志 ,2018,39(8): 1028–1031.

[15] Dawood FS，Iuliano AD，Reed C，et al. Estimated global mortality associated with the first 12 months of 2009 pandemic influenza A H1N1 virus circulation：a modelling study[J]. Lancet Infect Dis，2012，12(9):687–695.

[16] O'Dowd A. Swine flu claims first European death, as cases worldwide rise to 36,000[J].BMJ, 2009,338:b2470.

[17] 徐明 , 丁壮 . 流感病毒诱导宿主细胞凋亡的相关因子研究进展 [J]. 中国预防兽医学报 , 2006, 28(3):366–368.

[18] Fodor E, Brownlee GG. Influenza virus rep lication [M]. Potter CW. Influenza. Amsterdam: Elsevier, 2002:1229.

[19] Naffakh N, Massin P, Escriou N, et al. Genetic analysis of the compatibility between polymerase protein from human

and avian strains of influenza A virus[J]. J Gen Virol, 2000, 81:1283–1291.

[20] Maier HJ, Kashiwagi T, Hara K, et al. Differential role of the influenza A virus polymerase PA subunit for vRNA and cRNA promoter biding[J]. Virology, 2008, 370(1): 194–204.

[21] Kumar P, Khanna M, Srivastava V, et al. Effect of quercetin supplementation on lung antioxidants after experimental influenza virus infection[J]. Exp Lung Res, 2005, 31(5):449–459.

[22] Schoen K, Horvat N, Guerreiro NFC, et al. Spectrum of clinical and radiographic findings in patients with diagnosis of H1N1 and correlation with clinical severity[J]. BMC Infectious Diseases. 2019 Nov;19(1):964.

[23] 刘彦明 , 肖洪广 , 郑君德 . 流感病毒的致病机理研究进展 [J]. 中日友好医院学报 , v.23;No.111(03):183–185.

[24] 李冠华 , 张力 . 重症甲型 H1N1 流感病毒肺炎的临床和病理特征 [J]. Tianjin Med, 2010, (38):32–35.

[25] 王萍 . 甲型流感病毒肺炎的影像学特征分析 [C]. 中华医学会、中华医学会呼吸病学分会 . 中华医学会呼吸病学年会 2011(第十二次全国呼吸病学学术会议) 论文汇编 . 中华医学会、中华医学会呼吸病学分会 : 中华医学会 ,2011:703.

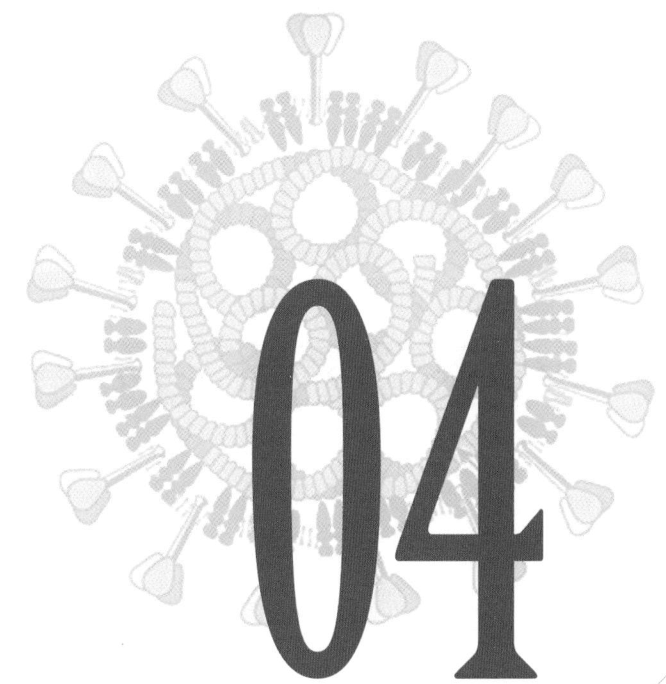

第四章
乙型流感病毒肺炎气道病变影像

编写：杜映荣　王佩

第一节　概述

甲型流感病毒和乙型流感病毒每年都会在人群中流行，并导致严重程度不同的呼吸道疾病。与甲型流感病毒常引起世界大流行相比，乙型流感病毒主要呈局部暴发，并倾向于感染特定人群，如免疫力较差的儿童及老年人等，严重情况下可致人死亡。因此，相关研究多集中于甲型流感病毒，而乙型流感病毒受到的关注要少得多。尽管如此，乙型流感病毒在每年流行期间造成的疾病负担不容忽视，在一些流行季节甚至超过甲型流感病毒。

一、乙型流感病毒定义

流感病毒基因组均含有8个节段，在病毒RNA的第5节段上含有一种编码长度为498个氨基酸的蛋白，称为NP蛋白。根据病毒NP蛋白抗原性的不同，流感病可以分为甲、乙、丙三型。

1940年，Francis等人在欧文顿的儿童康复医院首次发现：住院儿童中暴发了一种急性呼吸道疾病，该病临床表现与A型流感病毒（influenza A virus，IAV）感染的症状类似，但引起该病的病原体在血清学上与A型流感病毒不同，与A型流感病毒免疫的抗血清无中和作用，进而分离出一种新的病毒，最终证实该病毒与A型流感病毒基因结构相似，而血清学结果差异明显，这种新型流感病毒被命名为B型流感病毒（influenza B virus，IBV），即我们现在所知的乙型流感病毒。

二、乙型流感病毒形态和结构

乙型流感病毒属于正黏病毒家族，呈球形，直径在80～120nm之间，其结构自内而外可分为核心、基质蛋白及包膜三部分。

1. 核心

包括贮存病毒信息的遗传物质及复制遗传信息所必须的酶。乙型流感病毒的遗传物质由单股负链RNA（single-stranded RNA，ssRNA）组成，其RNA可分为8个节段，每个节段由编码区及其两侧的非编码区构成，共编码10余种蛋白：其中，第1、2、3个节段负责编码三种RNA多聚酶（polymerase，PA、PB1和PB2），第4个节段编码血凝素（hemagglutinin，HA）、第5个节段编码核蛋白（nucleoprotein，NP），第6个节段编码神经氨酸酶（neuramidinase，NA、NB），第7个节段编码基质蛋白（matrix protein，M1）和BM2离子通道，第8个节段编码非结构蛋白（nonstructural protein，NS1）和核输出蛋白（nuclear export protein，NEP或称BNS2）。单股负链RNA（ss-RNA）通过与核蛋白（NP）相结合，缠绕成核糖核蛋白体（Ribonucleo protein，RNP）；除了核糖核蛋白体，核心还有负责RNA转录的RNA多聚酶（PA/PB1/PB2）。乙型流感病毒在基因结构和编码的蛋白上与甲型流感病毒存在一定差异，主要表现在:①乙型流感病毒为双顺反子结构，可编码NA和NB两种神经氨酸酶，而甲型流感病毒缺乏NB蛋白；②两种病毒的RNA节段均可编码M1和M2（BM2）蛋白，但乙型流感病毒为双顺反子结构，而甲型流感病毒主要通过对转录的mRNA剪切获得。③乙型流感病毒不编码甲型流感病毒所独有的附属蛋白：PB1-F2蛋白及PA-X蛋白。

2. 基质蛋白

构成病毒外壳骨架，病毒外壳骨架除了基质蛋白（M1）外，还包括膜蛋白（M2），M2蛋白具有离子通道和调节膜内pH值的作用，其数量较少。基质蛋白（M1）与病毒最外层的包膜紧密结合，起到保护病毒核心和维系病毒空间结构的作用。

3. 包膜

来源于宿主的细胞膜，为包裹在基质蛋白外的一层磷脂双分子层膜。包膜上除了磷脂分子外，还有两种非常重要的糖蛋白：血凝素（HA）和神经氨酸酶（N）突出病毒体外，长度约为10～40nm，被称作刺突，两者的数量之比为4∶1～5∶1。

（1）血凝素（HA）：能与红细胞发生凝集，故而被称作血凝素。血凝素蛋白水解后分成重链（HA1）和轻链（HA2）两部分，重链可以与宿主细胞膜上的唾液酸受体结合，轻链则可以协助病毒包膜与宿主细胞膜相互融合。因此血凝素在感染靶细胞、决定宿主范围等方面起重要作用。此外，血凝素具有免疫原性，能诱导机体产生保护性中和抗体，可以中和流感病毒。

（2）神经氨酸酶（N）：具有唾液酸酶活性，当成熟的流感病毒经出芽的方式脱离宿主细胞后，病毒表面的血凝素（HA）会经由唾液酸受体与宿主细胞膜保持联系，神经氨酸酶（N）可将唾液酸水解进而切断病毒与宿主细胞的联系,保证病毒从宿主细胞中释放，并且可防止病毒从宿主细胞释放后形成聚集体。此外，通过切除呼吸道黏液中的神经氨酸，防止病毒失活并提高病毒进入呼吸道上皮细胞的穿透力。虽然神经氨酸酶抗体不具有中和病毒感染的能力，但能减轻流感的症状；病毒神经氨酸酶氨基酸的变化是产生耐药性及新型病毒形成的一个重要根源。

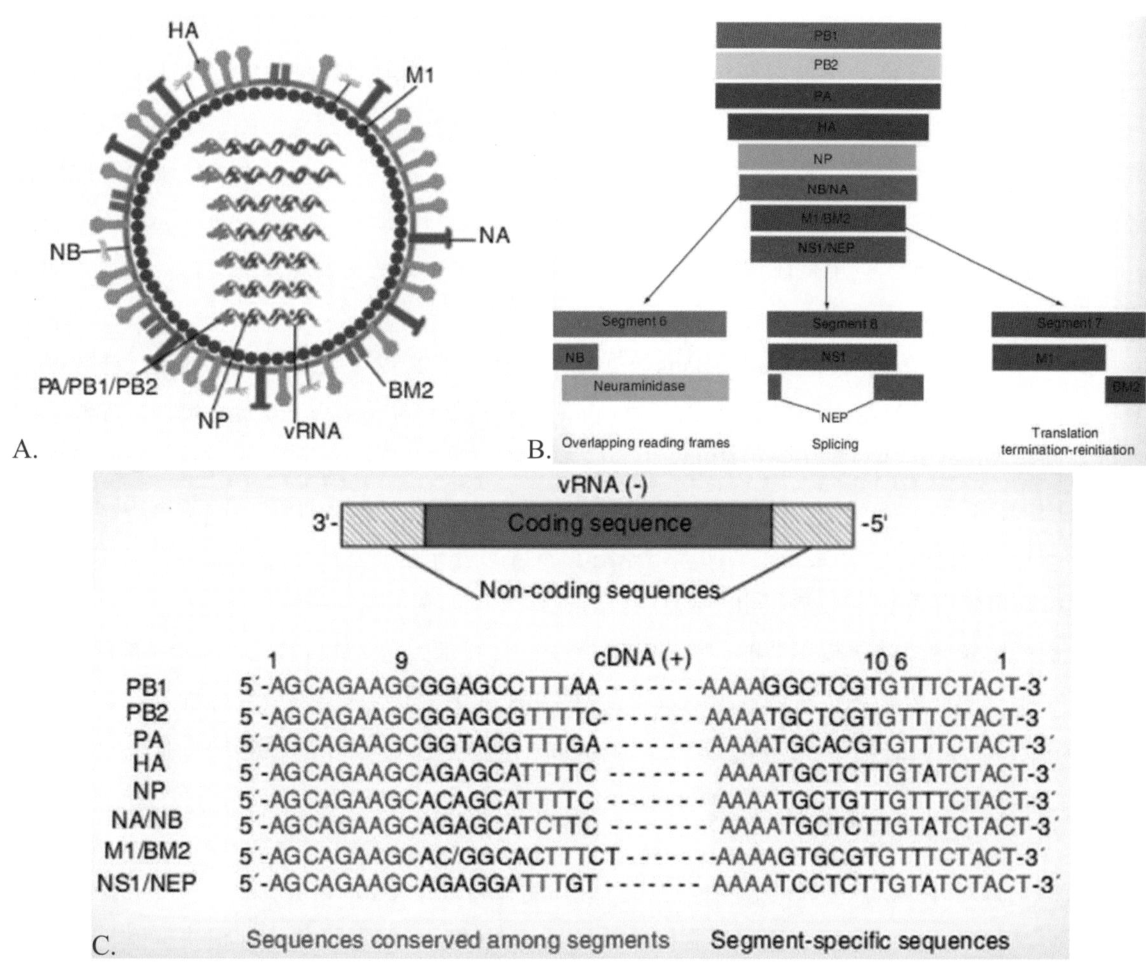

图 4-1-1 乙型流感病毒结构及基因示意图 A. 乙型流感病毒结构示意图 B. 乙型流感病毒基因片段编码蛋白示意图 C. 乙型流感病毒非编码序列（图片来源：参考文献 [2]）

三、乙型流感病毒特点

1. 分型与变异

乙型流感病毒和甲型流感病毒一样，也是依靠病毒外膜蛋白，特别是血凝素的重链区（HA1）的氨基酸（amino acids，aa）变异将导致流感病毒的抗原性改变，逃避机体已有的免疫保护，从而不断导致乙型流感的暴发与流行。与甲型流感病毒不同，乙型流感病毒只有抗原漂移，无抗原转变。

因新旧毒株仍有抗原联系，无法划分为亚型，而是根据抗原性和HA1区核苷酸序列基因特征的不同，可以分为两大谱系：代表的毒株分别为B/ Yamagata/ 16/ 88 和B/ Victoria/ 2/ 87（以下这两大谱系分别简称为乙型Yamagata系和乙型Victoria系），然而国内外学术界关于两大谱系的分化以及起源时间的研究结论并不完全一致。20世纪70年代以前乙型流感病毒尚未分化成Victoria和Yamagata两大谱系。

一些研究表明，这两个谱系至少在1983年就开始在世界范围内同时流行，并认为这两个谱系起源于1979年B/Singapore/222/79毒株 ,也有人根据两个谱系的遗传距离推测，这两个系大约起源于1969 年。但对于这两个谱系演变过程及规律并无实证。特别是 Victoria系，文献报道此谱系最早被分离的是B/Canada/3/85、B/Victoria/3/85等1985年分离的毒株。此时，Victoria系已经和另一个系有显著的差异。也正是在1985年，Victoria 系在全球开始呈现大规模的流行，但直到1990年以后，人们才开始认识到这个谱系的存在具有重要的流行病学意义。

2013年，金青青等人通过从GenBank数据库下载1940—2012年乙型流感病毒流行株数据，对乙型流感病毒的HA1基因进行系统发育学分析，推算乙型流感病毒Victoria系和Yamagata系的最近共同祖先出现在1971年（95%HPD：1969—1972年），Victoria系和Yamagata系分别于1973（95%HPD：1971—1974年）以B/Victoria/2/87为代表、1977年（95%HPD：1975—1978年）以B/Yamagata/16/88为代表开始分化，两大谱系沿着各自的进化途经发展，差异逐年增大，随着时间积累将来可能由谱系分化成不同的亚型。

流感病毒聚合酶缺乏校正功能，易发生点突变，且其基因组为多个节段,不同病毒间的片段易发生重配，因此流感病毒常以点突变及重配2种方式进化。研究发现B型流感病毒点突变的变异速率远不如A型流感病毒，重配为B型流感病毒的主要进化方式。B型流感病毒有系间重配及系内重配2种进化方式。

2. 物理特性

流感病毒对外界抵抗力较弱，不耐热，对紫外线和热敏感，100℃ 1分钟或56℃ 30分钟即可使病毒灭活。对乙醇、碘伏、碘酊等临床常用的消毒剂敏感。室温下传染性很快丧失，但耐低温和干燥，在0～4℃能存活数周，真空干燥或-20℃以下仍可存活。在pH＜5或pH＞9时，流感病毒亦很快被破坏。

四、乙型流感病毒传播性特点

1. 流行特点

乙型流感病毒的流行多为局限性的小流行，但也可引起较大范围的流行。流感病毒流行四季均可发生，以秋冬季为主，急性呼吸道感染（acute respiratory infections，ARL）评估结果表明：流感流行季节全球有近5%～15%的人感染，其中乙型流感病毒每年都会与H1N1及H3N2病毒共同流行，并且每隔2～4年会成为优势流行的优势毒株。在不同流行季节中乙型流感病毒的2个系可交替流行或共同流行，此种流行模式可能与人群免疫压力相关。

2. 宿主

甲型及乙型流感病毒的宿主范围差异显著：其中，甲型流感病毒宿主谱广，拥有哺乳动物及禽类等多种宿主；而乙型流感病毒主要感染人类，在海豹和雪貂中也有发现（1999年，荷兰报道海豹中爆发了乙型流感）。

3. 传染源

患者和隐性感染者是主要传染源。从潜伏期末到急性期都有传染性，发病3天内传染性最强，病毒在人呼吸道分泌物中一般持续排毒3～7天，儿童、免疫功能受损及危重患者排毒时间可超过1周。轻型患者和隐性感染者在疾病传播上有重要意义，健康带毒者排病毒数量少且时间短，传播意义不大。

4. 传播途径

主要通过打喷嚏和咳嗽等飞沫经呼吸道传播，也可通过口腔、鼻腔、眼睛等黏膜直接或间接接触感染。接触被病毒污染的物品、手也可通过上述途径感染。在人群密集且密闭或通风不良等特定场所，也可能通过气溶胶的形式传播。

5. 易感人群

人群普遍易感。感染后获得对同型病毒免疫力，但持续时间短，反复发病，接种流感疫苗可有效预防相应谱系的流感病毒感染。

6. 潜伏期

潜伏期长短取决于侵入的病毒量和机体的免疫状态，一般为1～7天，多为2～4天。

五、乙型流感病毒病理生理学特点

1. 发病机制

乙型流感病毒感染宿主后，首先通过血凝素（HA）与宿主呼吸道上皮细胞表面的唾液酸受体结合，介导病毒的吸附与进入，但与甲型流感病毒相比，乙型流感病毒的HA与唾液酸受体的结合力较弱。乙型流感病毒通过细胞吞饮作用进入宿主细胞胞浆，进入胞浆后病毒在细胞核内进行转录和复制，复制出大量新的子代病毒，经过出芽释放到细胞外，感染其他细胞，再重复病毒增殖周期，整个复制周期约8小时。

病毒感染人体后，可导致宿主细胞变性、坏死、脱落，引起黏膜充血、水肿及分泌物增加，从而产生鼻塞、流涕、咽痛、咳嗽及其他上呼吸道感染症状；病毒侵犯下呼吸道时，可引起细支气管炎和间质性肺炎；病毒还可以诱发细胞因子风暴，导致全身炎症反应（systemic inflammatory response，SIRS），从而导致ARDS、休克、脑病及多器官功能不全等多种并发症。

2. 病理改变

早期主要表现为气管和支气管炎，气道壁充血，可见呼吸道纤毛上皮细胞簇状脱落、上皮细胞化生，固有层黏膜细胞充血、水肿，炎细胞浸润（以淋巴细胞、浆细胞和巨噬细胞为主）等病理变化；重症病例可出现肺炎的改变；危重症者可合并弥漫性肺泡损害，伴有肺泡内水肿和出血。

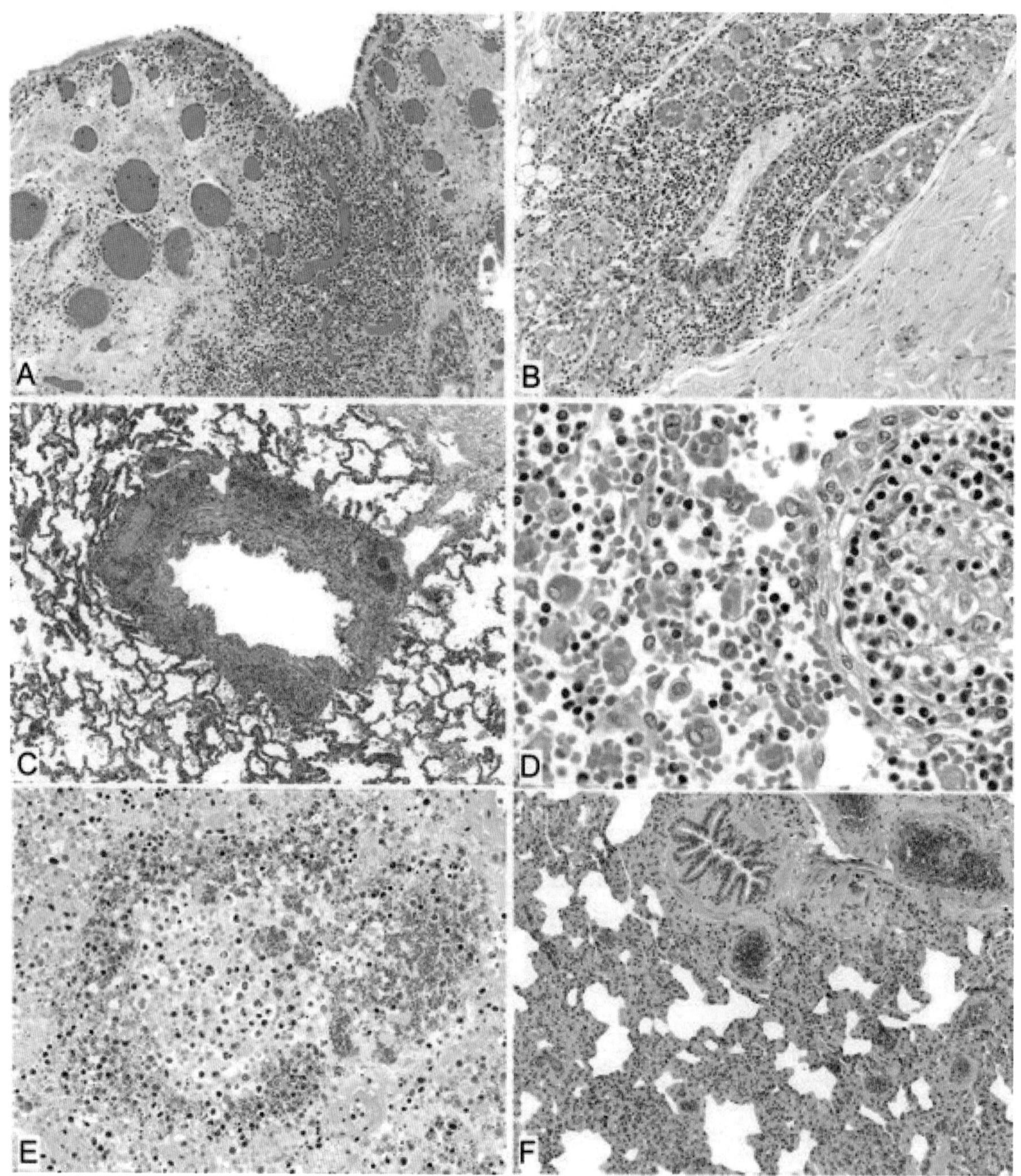

图 4-1-2　乙型流感病毒感染患者肺部组织病理学改变（HE 染色）

A. 局部上皮细胞脱落，单核细胞广泛浸润，固有层血管充血（×25） B. 黏膜下腺淋巴细胞浸润（×25） C. 上皮细胞损伤，细支气管炎性充血（×12.5） D. 支气管旁淋巴结中窦性巨噬细胞吞噬红细胞（×100） E. 继发金黄色葡萄球菌感染致弥漫性肺组织坏死（×50） F. 间质性肺炎改变（×25）（图片来源：参考文献 [9]）

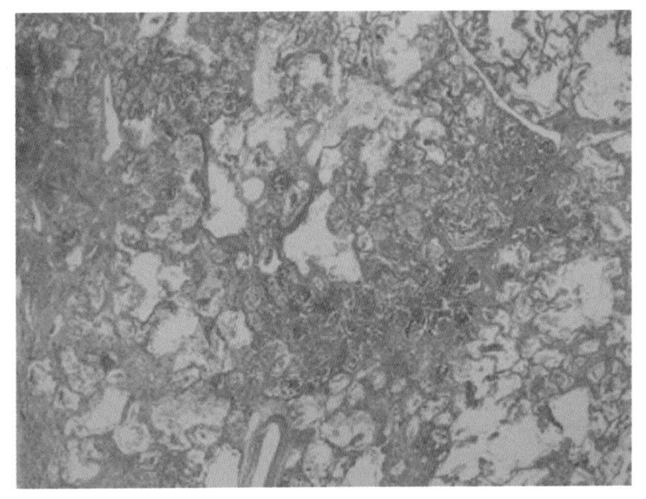

图 4-1-3 乙型流感病毒感染合并 ARDS 患者尸检结果显示弥漫性肺泡损伤，肺泡内可见明显透明膜（HE 染色，×40）（图片来源：参考文献 [11]）

3. 乙型流感病毒在气道分布

主要分布在气管和近端支气管的纤毛柱状上皮细胞，而在细支气管内较少分布；在黏膜下腺的上皮细胞及气管和支气管的纤毛导管中也有分布；肺泡内脱落的纤毛柱状上皮中很少见。

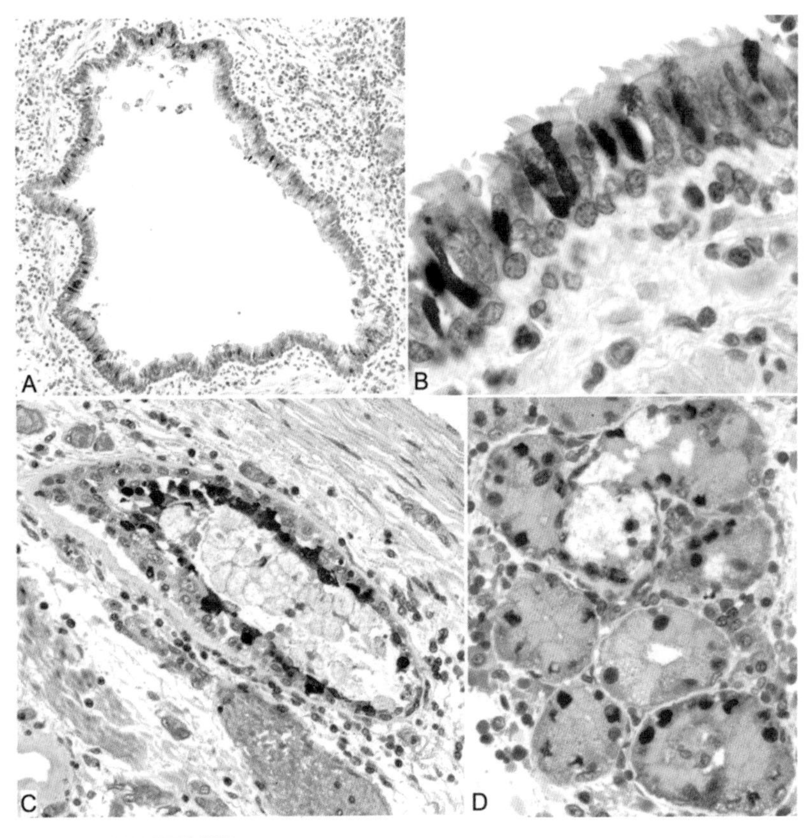

图 4-1-4 乙型流感病毒感染患者呼吸道病毒抗原的免疫组化染色

A、B. 炎性细支气管纤毛柱状上皮中染色的病毒抗原（红色）（分别放大 A.×25，B.×158）C、D. 支气管纤毛（C）和黏膜下腺（D）细胞广泛感染（分别放大 C.×50，D.×100）（图片来源：参考文献 [9]）

六、乙型流感病毒影像学特点

乙型流感肺炎影像学表现与乙型流感病毒感染的发病机制有关，虽然并非所有病例都显示典型的影像学特征，但大多数流感病毒扩散侵入呼吸道上皮，导致坏死性支气管炎和弥漫性肺泡损伤，表现为双侧网状结节样阴影区伴或不伴局灶性实变，通常位于下叶。

第二节　乙型流感肺炎气道病变影像

乙型流感病毒肺炎在影像学上常表现为定义不清的斑片状或结节性实变区，病灶迅速融合，表现为弥漫性肺泡损伤或重叠感染（图4-2-1），常见于3周内消失。可发生继发性细菌性肺炎，尤其是肺炎链球菌感染具有重要的相互作用，可能存在共感染或继发感染（图4-2-2）。

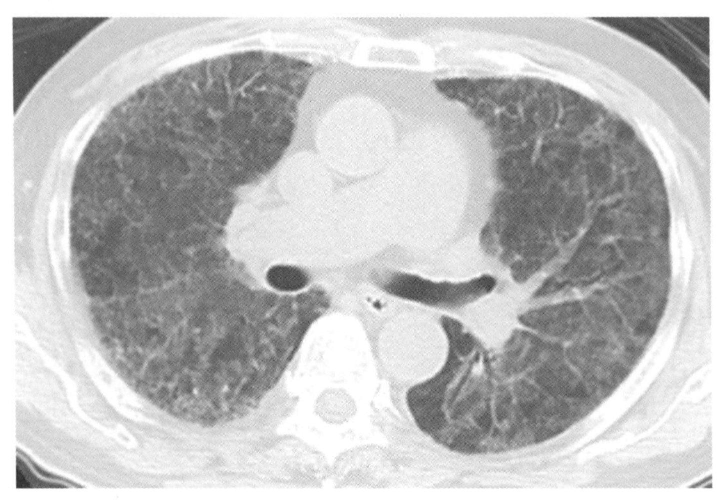

图 4-2-1　72 岁男性乙型流感病毒肺炎患者入院胸部 CT 示两肺弥漫性毛玻璃样阴影（图片来源：参考文献[11]）

部分病例在退热一段时间、白细胞计数增加和放射学异常改变后出现继发性发热时，可怀疑合并细菌感染，影像学表现为肺实变渗出影（图4-2-3），可伴少量胸腔积液。小叶实变对细菌性合并感染的诊断尤其有帮助。革兰氏染色、痰培养或支气管肺泡灌洗也是确诊疑似合并感染的有效方法。

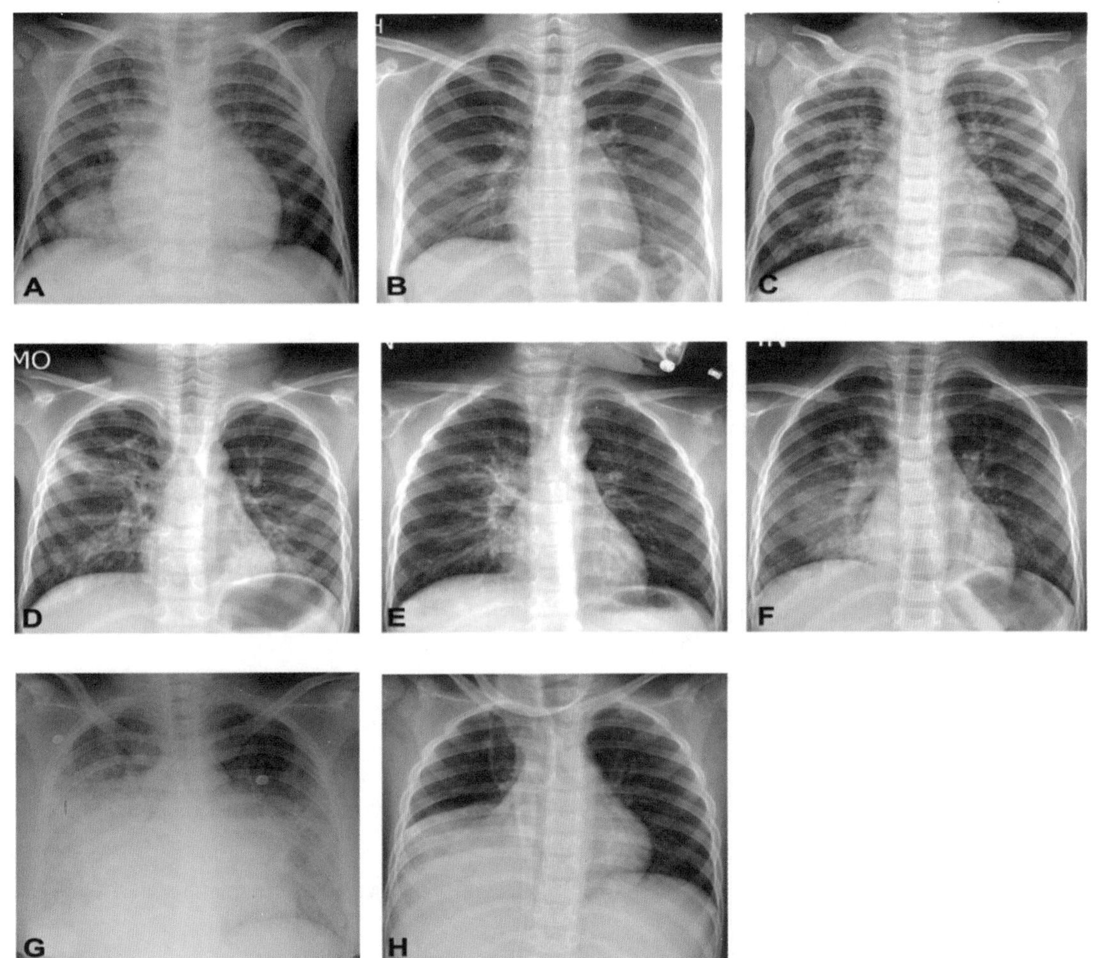

图 4-2-2　B 型流感病毒肺炎患者的典型胸片表现（图片来源：参考文献 [12]）

A. 肺实变 B. 间质浸润 C. 磨玻璃影 D. 弥漫分布 E. 局部中心分布 F. 局限性右下肺野 G. 胸腔积液，合并金黄色葡萄球菌感染 H. 胸腔积液，合并肺炎链球菌感染

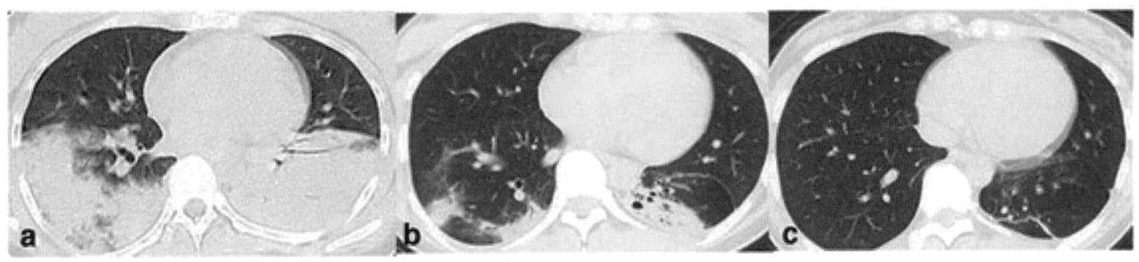

图 4-2-3　23 岁女性重症乙型流感病毒肺炎继发间质性肺炎影像学改变（图片来源：参考文献 [13]）

A. 入院时双肺胸膜下实变影 B. 激素治疗 25 天复查病灶吸收 C. 激素治疗 6 月病灶消失

综合上述，乙型流感肺炎在影像学表现上与其他流感肺炎具有一定的不同。伴随疾病转归或进展，具有不同的影像学表现。如果影像学渗出及实变增加，病灶快速播散，常提示预后不良，需及时干预及对症治疗，进一步改善患者临床症状，提高患者治愈率。

参考文献

[1] Jackson D, Elderfield RA, Barclay WS. Molecular studies of influenza B virus in the reverse genetics era[J]. J Gen Virol. 2011,92(Pt 1):1–17.

[2] Koutsakos M, Nguyen TH, Barclay WS，et al. Knowns and unknowns of influenza B viruses[J]. Future Microbiol. 2016,11(1):119–35.

[3] 张瑶 , 跃龙 , 王大燕 .B 型流感病毒相关研究进展 [J]. 疾病监测 . 2017,32(2):153–156. [4]Francis T Jr. A new type of virus from epidemic influenza[J]. Science.1940,92(2392):405–408.

[5] Peter Palese MLS. Orthomyxoviridae: the viruses and their replication. In: Fields Virology. Knipe DM (Ed.). Lippincott Williams & Wilkins, PA, USA (2007).

[6] 金青青，茅海燕，孙逸，等 . 乙型流感病毒 Victoria 系和 Yamagata 系 HAl 基因的分子进化研究 [J]. 中华流行病学杂志 .2013,34(4):366 –370.

[7] 国家卫生健康委办公厅 . 流行性感冒诊疗方案 (2019 版).

[8] 中国医师协会急诊医师分会 . 中国成人流行性感冒诊疗规范急诊专家共识 (2019 版)[J]. 中国急救医学 .2019,39(10):915–928.

[9] Paddock CD, Liu L, Denison AM，et al. Myocardial Injury and Bacterial Pneumonia Contribute to the Pathogenesis of Fatal Influenza B Virus Infection[J]. J Infect Dis 2012 Mar;205 (6): 895–905.

[10] Jeffery K. Taubenberger and David M. Morens.The Pathology of Influenza Virus Infections[J]. Annu. Rev. Pathol. Mech. Dis. 2008. 3:499–522.

[11] Kato S, Fujisawa T, Enomoto N，et al.Severe respiratory failure associated with influenza B virus infection[J]. Respirol Case Rep. 2015,3(2):61–63.

[12] Liu CY, Wang JD，Yu JT, et al. Influenza B virus–associated pneumonia in pediatric patients: clinical features, laboratory data, and chest X–ray findings. Pediatr Neonatol. 2014 Feb;55(1):58–64.

[13] Asai N, Yokoi T, Nishiyama N，et al.Secondary organizing pneumonia following viral pneumonia caused by severe influenza B: a case report and literature reviews[J]. BMC Infect Dis. 2017 Aug 15;17(1):572.

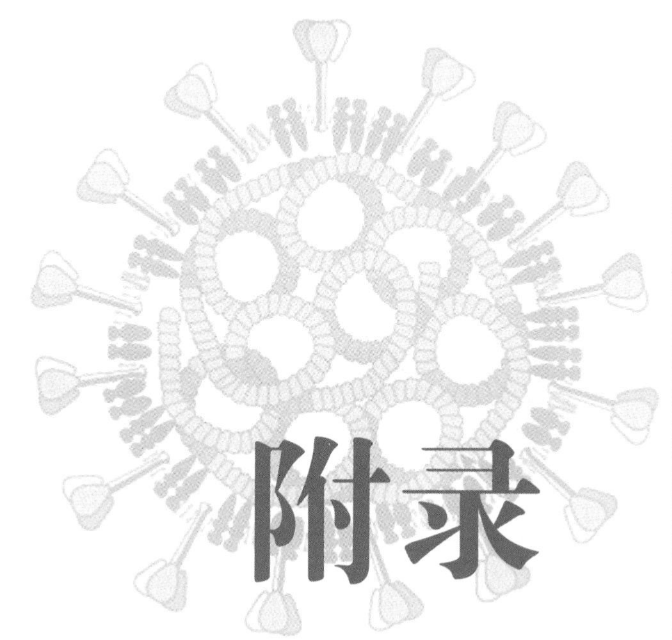

附录

中英文专业词汇索引

新型冠状病毒（2019-nCoV）感染的肺炎的影像学检查与感染防控的工作方案

新型冠状病毒肺炎影像学辅助诊断指南

新型冠状病毒肺炎影像学检查、诊断及医院内感染预防与控制：湖南省放射学专家共识

中国成人流行性感冒诊疗规范急诊专家共识

影像技术应对新型冠状病毒感染肺炎的管理策略

新型冠状病毒肺炎诊疗方案（试行第七版）

中英文专业词汇索引

英文缩写	英文全称	中文全称
2019-nCoV	2019 novel coronavirus	2019 新型冠状病毒
Aa	Amino acids	氨基酸
ACE2	The Angiotensin Converting Enzyme 2	血管紧张素转换酶 2
ARDS	Acute respiratory distress syndrome	急性呼吸窘迫综合征
ARL	acute respiratory infections	急性呼吸道感染
bat-SL-CoVZC45	Bat SARS-like coronavirus	蝙蝠 SARS 样冠状病毒
COVID-19	Corona Virus Disease 2019	2019 冠状病毒病
CoVs	Coronaviruses	冠状病毒
CSG	Coronavirus Study Group	冠状病毒研究小组
CT	Computed Tomography	电子计算机断层扫描
DNA	DeoxyriboNucleic Acid	脱氧核糖核酸
EP	Envelope Protein	包膜蛋白
FiO_2	Fraction of inspiration O_2	吸入氧浓度
GGO	ground glass opacity	磨玻璃密度影
GSH	Glutathione	还原型谷胱甘肽
HA	Hemagglutinin	表面血凝素
HCoV-229E	Human Coronavirus 229E	人冠状病毒 229E
HCoV-HKU1	Human Coronavirus HKU1	人冠状病毒 HKU1
HCoV-NL63	Human Coronavirus NL63	人冠状病毒 NL63
HCoV-OC43	Human Coronavirus OC43E	人冠状病毒 OC43
HU	Hounsfield Unit	亨氏单位
ICTV	the International Committee on Taxonomy of Viruses	国际病毒分类委员会
IL	interleukin	白细胞介素
LDH	lactate dehydrogenase	乳酸脱氢酶
LLL	left lower lobe	左下叶
LUL	left upper lobe	左上叶
M	Membrane Protein	膜蛋白
MERS	middle east respiratory syndrome coronavirus	中东呼吸系统综合征冠状病毒肺炎
MERS-CoV	Middle East respiratory syndrome Coronavirus	中东呼吸综合征冠状病毒
MRI	Magnetic Resonance Imaging	磁共振成像

续表

英文缩写	英文全称	中文全称
mRNA	messenger ribonucleic acid	信使 RNA
NA	Neuraminidase	神经氨酸酶
NK	natural killer	自然杀伤
NP	Nucleoprotein	核蛋白质
NS	nonstructural protein	非结构蛋白
PA	polymerase acidic protein A	聚合酶蛋白 PA
PA	polymerase acidic protein A	酸性聚合酶 A
PaO_2	arterial partial pressure of oxygen	动脉血氧分压
PB	polymerase basic protein	基本聚合酶蛋白
RBD	Receptor–binding domain	受体结合结构域
RBS	Receptor binding site	受体结合位点
RLL	right lower lobe	右下叶
RML	right middle lobe	右中叶
RNA	Ribonucleic Acid	核糖核酸
RNS	reactive nitrogen species	活性氮自由基
ROS	reactive oxygen species	活性氧自由基
RR	Respiration Rate	呼吸频率
RUL	right upper lobe	右上叶
SARS	severe acute respiratory syndrome coronavirus pneumonia	严重急性呼吸系统综合征冠状病毒肺炎
SARS–CoV	Severe acute respiratory syndrome Coronavirus	严重急性呼吸综合征冠状病毒
SIRS	systemic inflammatory response	全身炎症反应
TNF	Tumor Necrosis Factor	肿瘤坏死因子
vRNP	viral ribonucleoprotein complexes	病毒核糖核蛋白复合物
WHO	World Health organization	世界卫生组织
	antigen drift	抗原漂移
	antigen shift	抗原转换
	bronchial tree	支气管树
	bronchopulmonary segment	支气管肺段
	Coronaviridae	冠状病毒科
	cytokine storm	细胞因子风暴
	Haemaglutinin–esterase	血凝素糖蛋白
	lobar bronchi	肺叶支气管

续表

英文缩写	英文全称	中文全称
	lung	肺
	Nidovirales	巢病毒目
	nucleocapsid	核衣壳蛋白
	Orthocoronavirinae	冠状病毒属
	segmental bronchi	肺段支气管
	Spike Protein	刺突表面糖蛋白
	viralcytopathic-like changes	毒性细胞病变样改变

新型冠状病毒（2019-nCoV）感染的肺炎的影像学检查与感染防控的工作方案

华中科技大学同济医学院附属协和医院放射科（武汉，430022）
雷子乔，史河水，梁波，杨帆，肖书萍，韩萍[※]，郑传胜[※]

[※]通讯作者：郑传胜（E-mail: hqzcsxh@sina.com）
韩 萍（E-mail：cjr.hanping@vip.163.com）

新型冠状病毒（2019-nCoV）感染的肺炎是由新型冠状病毒引起的以肺部炎性病变为主的疾病，还可引起肠道、肝脏和神经系统的损害和相应症状[1-3]。

冠状病毒为RNA病毒，根据血清型和基因组特点分为α、β、γ和δ四个属，此次2019-nCoV为β属的一种新型冠状病毒[4,5]。目前资料显示病毒溯源可能为中华菊头蝠，存在人传人、医务人员感染、一定范围社区传播，疫情扩散较快[6,7]。在疫情防控工作中，影像学检查对疾病诊断具有重要作用[8,9]。为保证影像检查效果及图像质量、避免影像检查环节中患者之间、患者与医务人员之间、医务人员之间交叉感染，坚决打赢疫情防控阻击战，我们结合相关文献以及在防控2019-nCoV感染的肺炎工作中的体会[10-12]，初步制定2019-nCov感染的肺炎的影像学检查与感染防控的工作方案，供影像学同仁在新型冠状病毒防控工作中参考。由于时间仓促，敬请医务人员在以后的应用中提出宝贵的建议，进一步修改完善。

一、影像学检查的质控方案

（一）影像学检查技术

由于DR为重叠影像，提供诊断信息有限，CT为断面影像，没有重叠，故2019-nCoV感染的肺炎影像学检查首选CT检查。如果患者合并有其他系统疾病，可根据需要同时进行其他脏器CT检查或选择磁共振等其他影像学方法(使用MR等其他影像设备时，应按下列要求做好接诊前准备和患者准备)[12,13]。

2019-nCov感染的肺炎CT扫描技术和质控方案如下：

1.接诊前准备：① 固定一台CT接诊疑似或确诊病例，优先选择移动CT（有条件单位）或可以通过控制台升降检查床的CT机型，同时具备独立控制室（操作间），如果不是独立控制室（操作间），检查后消毒时要把与控制室（操作间）相连的其它机房同时做空气消毒；② 机房采用新风系统中央空调的，将空调送风量和排风量开到最大，机房采用普通中央空调的，关闭机房和操作间中央空调，开启备用独立空调，如果没有备用独立空调，做完检查消毒后再开启中央空调；③ 为了减少病毒接触传播，检查床铺一次性中单，使检查设备与患者隔离；④ 安排2名技师，1名操作扫描，1名进机房摆位（按照国家疾控中心要求，操作和摆位技师均进行二级或以上防护）。

2.患者准备：患者必须戴口罩，一般取仰卧位，扫描前对患者进行呼吸训练，嘱患者配合呼吸指令进行检查。一般取吸气末屏气。重型及危重型患者，可不做吸气要求，优先保证屏气。

附录

3. **扫描范围及方向：**从肺尖到肋膈角。重型及危重型患者（屏气困难者），可采取从肋膈角到肺尖的扫描方向，减少肺下野因屏气困难引起的呼吸运动伪影，保证图像质量。

4. **扫描参数：**采用螺旋扫描，开启自动管电压或管电压选择 100～120 kV，使用智能毫安秒（50～350 mAs），准直器宽度 0.5～1.5 mm，层厚和层间距 1～5 mm，重型及危重型患者可以采用较大螺距（1.0～1.5 的螺距）以减少扫描时间，减轻患者呼吸运动伪影。

（二）CT 诊断要点

1. 早期 CT 表现

常为双肺多发病灶，单发少见；病灶多位于肺外周或胸膜下，下肺多见；病灶以不规则形、扇形多见，也可呈片状或类圆形，病灶一般不累及整个肺段；病灶密度不均，常为局限性小斑片或者大片状磨玻璃影，其内可见增粗血管及厚壁支气管穿行，伴有或不伴有局部小叶间隔网格状增厚，实变范围小且局限，其内可见空气支气管征[8,9]。

2. 进展期 CT 表现

病灶分布区域增多，部分病变范围融合扩大，可累及多个肺叶；病灶密度增高，病灶内出现大小、程度不等的实变，呈不规则状、楔形或扇形，边界不清，支气管血管束增粗或胸膜下见多灶性肺实变影；病灶进展及变化迅速，短期内复查形态变化大，可以合并肺组织坏死形成小空洞，可见充气支气管征，通常无胸腔积液，极少数伴纵隔及肺门淋巴结增大[8,9]。

3. 重症期 CT 表现

可见双肺弥漫性病变，双肺大部分受累时呈“白肺”表现，膈面升高；病变密度不均，其内见空气支气管征与支气管扩张，非实变区可呈斑片状磨玻璃影表现；叶间胸膜和双侧胸膜常见增厚，并少量胸腔积液，呈游离积液或局部包裹表现[8,9]。

4. 吸收期 CT 表现

大多数患者经过隔离治疗 1 周左右，随着患者机体的防御功能逐渐增强，病变范围缩小，病灶数量减少；密度变淡，肺实变灶逐渐消失，磨玻璃影可完全吸收，渗出物被机体吸收或者机化；影像学表现变化一般晚于临床症状改善[8,9]。

二、感染防控的质控方案

（一）科室环境和布局防控要求

1. 根据各医院放射科（影像科）的具体布局，设置污染区（登记室、增强准备室、检查室、候诊区域、运送通道、电梯和患者卫生间）、半污染区（操作室、检查室之间的通道）、缓冲区（半污染区到更衣室之间的区域）和清洁区（更衣室、办公室、诊断室、值班室、会议室、茶水间、休息室和库房等），根据分区做好人员的感染防护和环境消毒工作[14]。

2. 更衣室用于工作人员穿戴防护用品，工作结束后在半污染区脱下各种防护用品，在缓冲区脱下工作服，并做好个人清洁，特别是手卫生，在更衣室穿戴个人生活服装。

3. 将工作人员通道与患者通道分开，非必要通道可以临时关闭，工作人员和患者按照区域划分通行路线，工作人员穿戴防护用品（包括护目镜或面罩（防雾型）、防护服、一次性鞋套和双层一次性乳胶手套）仅限于在污染区和半污染区活动。

4. 所有不同区域的门内外均放置速干手消毒液，工作人员进出门均进行手消毒。

5. 设置专用 CT 检查室，专机用于发热患者、疑似患者和确诊患者的检查。

（二）登记人员岗位防控要求

1. 登记人员按二级防护做好个人防护工作：穿戴一次性工作帽、医用防护口罩、护目镜或面罩（防雾型）、工作服、防护服、一次性鞋套和双层一次性乳胶手套，严格执行手卫生[10-14]。

2. 询问患者是否有发热史及其他不适症状，近两周内有无疫区（本次特指武汉）旅行史或与疑似或确诊新型冠状病毒肺炎患者接触史。

3. 接收患者申请单前请患者佩戴好口罩，减少与患者交谈时间，与患者保持适当的距离，告知患者及陪伴人员必须佩戴口罩才能进行检查。

4. 可采用紫外线等措施做好患者检查申请单等资料的消毒处理工作。

5. 设置单独的发热患者取报告处，设置明确标识与指引，避免患者多次询问及走动。

6. 做好自助打印机等设备和物品的消毒工作，参见（六）设备消毒部分。

（三）放射技师岗位防控要求

1. 按二级防护做好个人防护工作：穿戴一次性工作帽、医用防护口罩、护目镜或面罩（防雾型）、工作服、防护服、一次性鞋套和双层一次性乳胶手套，严格执行手卫生[10-14]。

2. CT 室各区域包括控制室（操作间）、机房和候诊区域需要安装空气消毒设备，定时消毒（每天 2 次或以上），确诊病人（高危病人）做完检查后及时消毒。

3. 患者强制要求戴口罩才能进行检查，对于可以自由活动自行上下检查床的患者，技师可通过操作台控制检查床升降，避免近距离接触患者，但一定要评估患者状况，避免意外伤害；对于推床患者，要用中单把患者覆盖好后，再行转运检查。

4. 每次近距离接触患者后要立即用速干手消毒液擦手，如果机房不是自动门，还要注意门手把的消毒。

5. 技师最好能双人上班，操作者和摆位者分开，尽量保证控制室（操作间）的环境低污染，陪同患者进行检查的临床医生不要进入控制室（操作间）。

6. 技师换岗必须换下所有防护用品，注意不要污染缓冲区和清洁区，并按规定位置放置废弃防护用品。

（四）放射医师岗位防控要求

1. 按一级防护做好个人防护工作：穿戴外科口罩、一次性工作帽和工作服，严格执行手卫生，必要时穿戴隔离衣和一次性乳胶手套[10-14]。

2. 医师与技师交流使用电话或其他通信方式，医师避免进入半污染区。

3. 医师与患者交流使用电话或其他通信方式，避免直接面对面交流。

4. 对承担紧急救治任务的放射医师，在紧急情况下必须与患者接触时，应该按二级防护做好个人防护工作。

（五）护师岗位防控要求

1. 患者因病情需要做增强检查或者其他情况需要护师参与医疗工作时，护师按二级防护做好个人防护工作：穿戴一次性工作帽、医用防护口罩、护目镜或面罩（防雾型）、工作服、防护服、一次性鞋套和双层一次性乳胶手套，严格执行手卫生[10-14]。

2. 护师在给患者预埋留置针或者连接高压注射器等操作时，应避免接触患者血液或体液，并及时进行手卫生。

（六）设备和环境防控要求

严格按照《医疗机构消毒技术规范》《医疗机构环境表面清洁与消毒管理规范》和《医院消毒卫生标准》，做好医疗器械、污染物品、物体表面和地面等的清洁消毒和空气消毒[15-18]。

1. 设备消毒

（1）CT 设备：患者检查完毕后，设备、仪器表面立即首选 500～2000 mg/L 含氯消毒液擦拭消毒，不耐腐蚀的使用 2%双链季铵盐或 75%的乙醇擦拭消毒，每天 2 次或以上，若使用一次性消毒湿巾，可清洁消毒一步完成。遇污染随时消毒，有肉眼可见污染物时应先使用一次性吸水材料清除污染物，然后常规消毒。

（2）其他设备：患者检查完毕后，可用 250～500 mg/L 的含氯消毒液擦拭消毒，或者使用含醇的一次性消毒湿巾，清洁消毒一步完成，每天 2 次或以上。遇污染随时消毒，有肉眼可见污染物时应先使用一次性吸水材料清除污染物，然后常规消毒。

2. 地面消毒

有患者呕吐物等肉眼可见污染物时应先使用一次性吸水材料完全清除污染物后消毒。无明显污染物时可用 500～2000 mg/L 的含氯消毒液擦拭消毒，每天 2 次或以上，遇污染随时消毒。

3. 空气消毒

对检查过疑似患者或者确诊患者的检查室，检查结束后使用循环空气消毒机持续消毒，终末使用过氧化氢空气消毒机喷雾消毒，同时加强环境通风。

4. 医疗废物管理

（1）医务人员使用后的防护用品及患者所有的废弃物应当视为感染性医疗废物，严格依照《医疗废物管理条例》和《医疗卫生机构医疗废物管理办法》管理，要求双层封扎、标识清楚、密闭转运。

（2）医疗废物收集流程，将感染性废物（包括被病人血液、体液污染的物品，隔离病人产生的生活垃圾，使用后的一次性医疗器械用品如注射器、针头等利器必须装入利器盒中）装入黄色医疗废物收集袋，3/4 满，袋内喷洒 5000 mg/L 含氯消毒剂，内层鹅颈式封口，内层袋表面喷洒 5000 mg/L 含氯消毒剂，外层鹅颈式封口，贴专用标识，外层袋表面再喷洒 5000 mg/L 含氯消毒剂，置于科室医疗废物暂存处存放。

（3）由保洁员或专职医疗废物收集员穿戴个人防护（二级防护）进行感染性医疗废物收集。做好交接登记、密闭转运、医院暂存地点贮存工作。

（七）培训、检查与督导

1.成立以科主任为首的抗击新型冠状病毒肺炎领导小组，负责科室各项工作的检查和督导[10,11]。

2.对感染防控措施进行全员培训，依据岗位职责确定针对不同人员的培训内容，尤其是对高风险部门/岗位的医务人员要重点培训，使其熟练掌握新型冠状病毒感染的防控知识、方法与技能，做到人人知晓、人人参与，严格执行。

附一：感染防控防护级别[14-18]：

1.一级防护：适用于预检分诊、发热门诊及感染科门诊医务人员，穿戴一次性工作帽、一次性外科口罩（接触有流行病学史的戴N95 防护口罩）、工作服、隔离衣（预检分诊必要时穿一次性隔离衣），必要时戴一次性乳胶手套，严格执行手卫生。

2.二级防护：适用于医务人员从事与疑似或确诊患者有密切接触的诊疗活动，穿戴一次性工作帽、防护目镜或面罩（防雾型）、医用防护口罩、防护服或隔离衣、一次性乳胶手套、一次性鞋套，严格执行手卫生。

3.三级防护：适用于为疑似或确诊患者实施产生气溶胶操作者，如吸痰、呼吸道采样、气管插管和气管切开等有可能发生患者呼吸道分泌物、体内物质的喷射或飞溅的工作时，穿戴一次性工作帽、戴医用防护口罩、防护面罩（或全面型呼吸防护器或正压式头套）、医用防护口罩、防护服、一次性乳胶手套、一次性鞋套，严格执行手卫生。

附二：医务人员穿脱防护用品流程[14]：

1.医务人员进入隔离病区穿戴防护用品程序

（1）医务人员通过员工专用通道进入清洁区，认真洗手后依次戴医用防护口罩、一次性帽子或布帽、换工作鞋袜，有条件的可以更换刷手衣裤。

（2）在进入潜在污染区前穿工作服，手部皮肤有破损或疑似有损伤者戴手套进入潜在污染区。

（3）在进入污染区前，脱工作服换穿防护服或者隔离衣，加戴一次性帽子和一次性医用外科口罩（共穿戴两层帽子、口罩）、防护眼镜、手套、鞋套。

2.医务人员离开隔离病区脱摘防护用品程序

（1）医务人员离开污染区前，应当先消毒双手，依次脱摘防护眼镜、外层一次性医用外科口罩和外层一次性帽子、防护服或者隔离衣、鞋套、手套等物品，分置于专用容器中，再次消毒手，进入潜在污染区，换穿工作服。

（2）离开潜在污染区进入清洁区前，先洗手与手消毒，脱工作服，洗手和手消毒。

（3）离开清洁区前，洗手与手消毒，摘去里层一次性帽子或布帽、里层医用防护口罩，沐浴更衣，并进行口腔、鼻腔及外耳道的清洁。

（4）每次接触患者后立即进行手的清洗和消毒。

（5）一次性医用外科口罩、医用防护口罩、防护服或者隔离衣等防护用品被患者血液、体液、分泌物等污染时应当立即更换。

（6）下班前应当进行个人卫生处置，并注意呼吸道与黏膜的防护。

参考文献：

1.Huang C, Wang Y, Li X, et al. Clinical features of patients infected with 2019 novel coronavirus in Wuhan, China[J]. The Lancet, 2020.1.24.

2.World Health Organization. WHO/Novel Coronavirus-China.WHO.2020.1.

3.Zhu N, Zhang D, Wang W, et al. A novel coronavirus from patients with pneumonia in China, 2019[J]. New England Journal of Medicine, 2020.

4.《中华人民共和国传染病防治法》.

5.《中华人民共和国国境卫生检疫法》.

6.Li Q, Guan X, Wu P, et al. Early Transmission Dynamics in Wuhan, China, of Novel Coronavirus–Infected Pneumonia.N Engl J Med.January 29,2020,DOI: 10.1056/NEJMoa2001316.

7.Hui D S, Madani T A, Ntoumi F, et al. The continuing 2019-nCoV epidemic threat of novel coronaviruses to global health-The latest 2019 novel coronavirus outbreak in Wuhan, China[J]. International journal of infectious diseases: IJID: official publication of the International Society for Infectious Diseases, 2020, 91: 264.

8.武汉19-nCoV肺炎影像学表现初探.武汉协和医院放射科.微信版.2020年1月23日.

9.国家卫生健康委办公厅、国家中医药管理局办公室印发《新型冠状病毒感染的肺炎诊疗方案（试行第五版）》（国卫办医函〔2020〕103号）.

10.国家卫生健康委《医疗机构内新型冠状病毒感染预防与控制技术指南（第一版）》.2020.

11.《关于进一步加强医疗机构感染预防与控制工作的通知》（国卫办医函〔2019〕480号）

12.余建明，曾勇明主编.《医学影像检查技术学》.北京：人民卫生出版社，2016.

13.武汉同道给全国放射技术人员的10条建议.武汉市中心医院放射科.微信版.2020年1月26日.

14.中华人民共和国卫生行业标准WS/T 311-2009《医院隔离技术规范》.

15.中华人民共和国卫生行业标准WS/T 313-2019《医务人员手卫生规范》.

16.中华人民共和国卫生行业标准WS/T 512-2016《医疗机构环境表面清洁与消毒管理规范》.

17.中华人民共和国国家标准GB 15982-2012《医院消毒卫生标准》.

18.中华人民共和国卫生行业标准WS/T 367-2012《医疗机构消毒技术规范》.

新型冠状病毒肺炎影像学辅助诊断指南

❖规范与标准

Guideline for medical imaging in auxiliary diagnosis of coronavirus disease 2019

Radiology Committee on Infectious and Inflammatory Disease, Chinese Research Hospital Association; Radiology of Infection Branch, Working and Treating committee of HIV/AIDS and STD Association; Radiology of Infection Sub-branch, Radiology Branch, Chinese Medical Association; Committee on Radiology of Infection, Radiologist Branch, Chinese Medical Doctor Association; Radiology of Infectious Disease Management Sub-branch, Infectious Disease Management Branch, Hospital Management Association in China; Infectious Disease Group, General Radiology Equipment Committee, China Association of Medical Equipment; Beijing Imaging Diagnosis and Treatment Technology Innovation Alliance

附录

[**Abstract**] Since the outbroke of coronavirus disease 2019 (COVID-19) in December 2019, the National Health Commission has organized experts to develop the" Novel Coronary Viral Infection Pneumonia Diagnosis and Treatment Program" pilot version from the first to sixth edition, emphasizing that suspected COVID-19 patients with characteristic chest CT findings should be regarded as clinical diagnosed cases. The consensus has formed that CT, especially high resolution CT (HRCT) is the main imaging method, supplemented by X-ray for chest imaging examinations, which highlights the critical role of chest CT in clinical diagnostic indicators for evidence-based diagnosis of COVID-19. This guideline is led by the Radiology Committee on Infectious and Inflammatory Disease, Chinese Research Hospital Association, in collaboration with the Radiology of Infection Branch, Working and Treating committee of HIV/AIDS and STD Association, the Radiology of Infection Sub-branch, Radiology Branch, Chinese Medical Association, the Committee on Radiology of Infection, Radiologist Branch, Chinese Medical Doctor Association, the Radiology of Infectious Disease Management Sub-branch, Infectious Disease Management Branch, Hospital Management Association in China, the Infectious Disease Group, General Radiology Equipment Committee, China Association of Medical Equipment and the Beijing Imaging Diagnosis and Treatment Technology Innovation Alliance. The formulation of the guideline will enhance the understanding of diagnostic and therapeutic value of HRCT in COVID-19 and grasp the epidemiology, clinical, laboratory and CT imaging indicators for correct diagnosis.

[**Keywords**] novel coronaviruses; pneumonia, viral; diagnostic imaging; guideline

DOI:10.13929/j.issn.1003-3289.2020.03.001

中国研究型医院学会感染与炎症放射学专业委员会，中国性病艾滋病防治协会感染(传染病)影像工作委员会，中华医学会放射学分会传染病学组，中国医师协会放射医师分会感染影像专业委员会，中国医院协会传染病分会传染病影像学组，中国装备协会普通放射装备专业委员会传染病学组，北京影像诊疗技术创新联盟

[摘　要]　自2019年12月发生新型冠状病毒肺炎(COVID-19)疫情后，国家卫生健康委员会组织相关专家制定了《新型冠状病毒感染的肺炎诊疗方案(试行第一至六版)》，将具有特征性肺部影像学改变的疑似患者纳入临床诊断病例。肺部影像学检查主要以胸部CT[尤其是高分辨率CT(HRCT)]为主、胸部X线片为辅。目前国内外影像学专家已针对COVID-19形成共识，即胸部HRCT(层厚≤1 mm)是当前筛查与诊断COVID-19的主要手段之一，突出了胸部CT作为临床循证诊断

[基金项目] 国家科技重大专项课题(2020ZX10001013)、国家自然科学基金重点项目(61936013)、国家自然科学基金面上项目(81771806)。

[执 笔 人] 李宏军(1964—)，男，河南南阳人，博士，主任医师。研究方向：传染病影像学。

[通信作者] 李宏军，首都医科大学附属北京佑安医院放射科，100069。E-mail: lihongjun00113@126.com

刘士远，海军军医大学长征医院放射科，012456。E-mail: cjr.liushiyuan@vip.163.com

徐海波，武汉大学中南医院放射科，021827。E-mail: xuhaibo1120@hotmail.com

程敬亮，郑州大学第一附属医院磁共振科，012511。E-mail: cjr.chjl@vip.163.com

[收稿日期] 2020-02-25　[修回日期] 2020-02-26

COVID-19 指标的重要性。本指南由中国研究型医院学会感染与炎症放射学专业委员会主导，中国性病艾滋病防治协会感染(传染病)影像工作委员会、中华医学会放射学分会传染病学组、中国医师协会放射学分会感染影像专业委员会、中国医院协会传染病分会传染病影像学组、中国装备协会普通放射装备专业委员会传染病学组、北京影像诊疗技术创新联盟等精英专家团队协同制定，将进一步提升广大医务工作者对于 HRCT 在影像学诊断 COVID-19 及疗效观察中的价值的认识，理解流行病学、临床指标、实验室指标及 CT 影像学指标之间的互补关系，利于客观进行临床诊断。

［关键词］ 新型冠状病毒；肺炎，病毒性；影像诊断；指南

［中图分类号］ R563.1；R814.42 ［文献标识码］ A ［文章编号］ 1003-3289(2020)03-0000-11

自 2019 年 12 月以来，湖北省武汉市陆续发现多例不明原因的肺炎病例[1]。呼吸道标本测序显示感染源是一种新型冠状病毒[2]，国际病毒分类委员会(International Committee for Taxonomy of Virus，ICTV)将其命名为严重急性呼吸综合征冠状病毒-2(SARS-CoV-2)，可引起与急性呼吸综合征冠状病毒(severe acute respiratory syndrome coronavirus，SARS-CoV)和中东呼吸综合征冠状病毒(middle east respiratory syndrome coronavirus，MERS-CoV)类似的严重呼吸系统疾病，并将后者命名为新型冠状病毒肺炎(coronavirus disease 2019，COVID-19)。胸部高分辨率 CT(high resolution CT，HRCT)为目前筛查与诊断 COVID-19 的主要手段之一，所见具有一定特异性和规律性，可为诊疗过程提供重要循证依据。本指南是在《新型冠状病毒肺炎影像学诊断指南》中文及英文版第一版基础上，结合实际病例详细分析实践及研究成果，基于临床分期提出的影像学检查及诊断 COVID-19 的指南，对于进一步提高临床诊断 COVID-19 能力具有重要意义。

1 临床诊断 COVID-19

1.1 适用范围 本指南适用于全国不同级别医疗机构，为影像学检查及诊断 COVID-19 提供参考。

1.2 术语 2020 年 1 月 12 日 WHO 将造成本次武汉疫情的新型冠状病毒命名为 2019 新型冠状病毒(2019-novel coronaviruses，2019-nCoV)。2020 年 2 月 8 日，国务院应对新型冠状病毒肺炎疫情联防联控机制决定将新型冠状病毒感染所致肺炎暂命名为“新型冠状病毒肺炎”(简称“新冠肺炎”)，英文名称“novel coronavirus pneumonia(NCP)”。2020 年 2 月 11 日，WHO 宣布将新型冠状病毒感染所致疾病命名为 COVID-19，同时，国际病毒分类委员会宣布将新型冠状病毒命名为 SARS-CoV-2。2020 年 2 月 22 日，国家卫生健康委员会宣布，新型冠状病毒肺炎英文名称采用 WHO 名称“COVID-19”。

1.3 定义 COVID-19 是由 2019-nCoV 引起的以肺部炎症性病变为主的急性传染病，也可引起消化系统[3]、神经系统等损害，并出现相应症状[4]。

冠状病毒为 RNA 病毒，根据血清型和基因组特点分为 α、β、γ 和 δ 四个属，2019-nCoV 为 β 属[5]。病毒溯源可能为中华菊头蝠，传播途径和宿主目前尚未最后确定，但最新研究显示存在动物传人及人传人。飞沫和接触传播是其主要传染途径；在相对封闭环境中长时间暴露于高浓度气溶胶时，存在经气溶胶传播的可能。

2019-nCoV 与 SARS 病毒相似，通过 2019-nCoV 外壳刺状突起(S-蛋白)与肺泡Ⅱ型上皮细胞的血管紧张素转换酶 2(angiotensin converting enzyme 2，ACE2)结合侵犯细支气管黏膜，引起细支气管炎及肺泡周围炎而损伤肺组织[6]。其病理表现亦与 SARS[7]非常相似，均为局限性或弥漫性急性肺泡炎和间质炎，早期肺泡壁血管扩张、充血，间质内可见淋巴细胞浸润；肺泡腔内可见液体渗出，肺泡上皮细胞增生、肿胀或变性、坏死甚至脱落，单核细胞或多核巨细胞、淋巴细胞及浆细胞渗出，或有纤维素渗出，严重者发展为肺实变，有时可见肺泡腔内透明膜形成。肺泡上皮细胞胞浆或核内未见病毒包涵体形成，多抗体染色胞浆阳性(+++)，呈细颗粒状。

1.4 诊断依据[1]

1.4.1 流行病学史 ①发病前 14 天内有武汉市及周边地区，或其他有病例报告社区旅行史或居住史；②发病前 14 天内有与 2019-nCoV 感染者(核酸检测阳性者)接触史；③发病前 14 天内曾接触来自武汉市及周边地区，或来自有病例报告社区的发热或有呼吸道症状的患者；④聚集性发病。

1.4.2 临床表现 基于目前流行病学调查，本病潜伏期为 1～14 天，多数为 3～7 天。发病后以发热、乏力、干咳为主要表现，少数患者伴有鼻塞、流涕、咽痛、肌肉疼痛和腹泻等症状；重症患者多在发病 1 周后出现呼吸困难和/或低氧血症，危重患者快速进展为急性呼吸窘迫综合征、脓毒症休克、难以纠正的代谢性酸中毒、出凝血功能障碍及多器官功能衰竭等。需要注意的是，临床重症、危重症患者可为中、低热，甚至无明显发

热；轻型患者仅表现为低热、轻微乏力等，可无肺炎临床及影像学表现。目前老年和有慢性基础疾病患者预后较差，儿童病例症状相对较轻。

国卫办医函〔2020〕145 号通知《新型冠状病毒感染的肺炎诊疗方案(试行第六版)》分型如下：

轻型：临床症状轻微，影像学未见肺炎表现。

普通型：具有发热、呼吸道等症状，影像学可见肺炎表现。

重型：符合下列任何一项：①呼吸频率(respiratory rate，RR)≥30 次/分；②静息状态下指氧饱和度≤93%；③动脉血氧分压(PaO_2)/吸氧浓度(FiO_2)≤300 mmHg。

高海拔(海拔超过1000米)地区应根据以下公式对PaO_2/FiO_2进行校正：PaO_2/FiO_2×[大气压(mmHg)/760]。

肺部影像学检查显示 24～48 h 病灶明显进展>50%时，按重型管理。

危重型：符合以下情况之一者：①呼吸衰竭，且需要机械通气；②休克；③合并其他器官功能衰竭，需 ICU 监护治疗。

1.4.3 影像学表现 数字 X 线摄影术(digital radiography，DR)分辨率低，不易发现早期病变，且鉴别诊断价值有限，首次检查疑似病例时不推荐使用。推荐 DR 用于危重症患者及确诊病例的随访和复查。

胸部 HRCT 为当前筛查 COVID-19 的首选影像学手段。根据肺部影像学表现，COVID-19 可分为 4 期[8]：①早期胸部表现往往不典型，病变呈淡薄斑片状磨玻璃密度影(ground glass opacity，GGO)，多局限性、散在分布于两中下肺野，主要见于胸膜下。②进展期病灶多发，表现为 GGO 渗出、融合或伴有实变，以双肺野中外带分布多见，可伴少量胸腔积液。③重症期(危重症)相当于疾病晚期，双肺密度弥漫性、广泛性进一步增高，称为“白肺”。此期病灶发展迅速，48 h 可增加 50%以上，治疗困难，患者死亡率较高。④转归期，病灶缩小或吸收，部分病例可见肺间质纤维化改变。

各期 COVID-19 共同特点包括双侧、多发病变，以 GGO 多见，可伴有实变、支气管充气征和小叶间隔增厚；也可呈“铺路石征”，常见支气管充气征及血管穿行。急性期病变密度相对均匀，吸收期多见不均匀致密影，罕有胸腔积液及淋巴结肿大[9]。

早期轻症病例可有絮状阴影或微小 GGO(图 1)。进展期病灶数量增多，范围扩大，实变区可见“充气支气管征”(图 2)。重症期(危重症期)病灶和范围进一步增大，双肺多发事变，呈“白肺”改变(图 3)。部分转归期病例可见肺间质纤维化条索影(图 4)。

1.4.4 实验室检查 ①发病早期白细胞总数正常或减少，淋巴细胞计数减少，部分患者肝酶、乳酸脱氢酶(lactate dehydrogenase，LDH)、肌酶和肌红蛋白增高；部分危重者可见肌钙蛋白增高。多数患者 C 反应蛋白和血细胞沉降率升高，降钙素原正常；严重者 D-二聚体升高，外周血淋巴细胞进行性减少等。重型、危重型患者常有炎症因子升高。②2019-nCoV 核酸检测阳性。

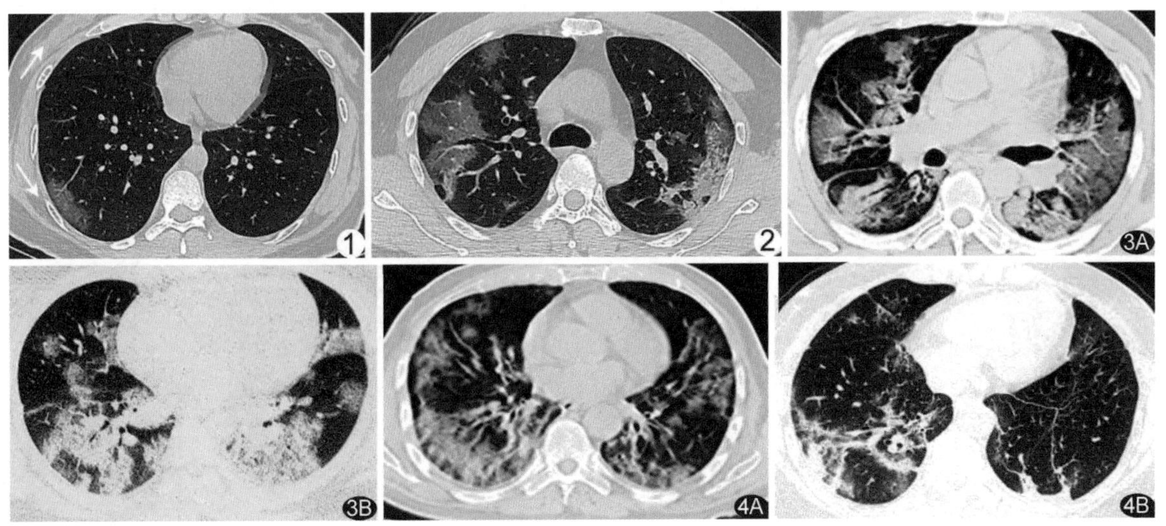

图 1 COVID-19 早期肺部 CT 表现 右肺下叶外基底段 GGO 病灶 **图 2** COVID-19 进展期肺 CT 表现 双肺上叶见多发大片 GGO 病灶，部分伴有实变 **图 3** COVID-19 重症期/危重症期肺部 CT 表现 A. 双肺弥漫分布实变病灶；B 双肺多发实变病灶，呈“白肺” **图 4** COVID-19 转归期肺部 CT 表现 A. 两肺病变较前吸收；B. 残存少量纤维条索状，以右肺稍著

③病毒基因测序与已知新型冠状病毒高度同源。

1.4.5 诊断标准

1.4.5.1 疑似病例 有流行病学史中的任何一项,且符合下述临床表现中任意2项;或无明确流行病学史,符合临下列床表现中的3项:①发热和/或呼吸道症状;②具有上述COVID-19影像学特征;③发病早期白细胞总数正常或降低,淋巴细胞计数减少。

1.4.5.2 确诊病例 疑似病例+实验室检查病毒核酸阳性或病毒基因测序阳性。

2 推荐影像学检查方法

规范胸部CT及X线检查是筛查、早期诊断COVID-19和疗效评价的有效保障,能为临床提供高质量影像学资料,有利于指导诊疗,避免因反复检查导致的院内交叉感染。

《新型冠状病毒肺炎影像学诊断指南(2020年第一版)》建议有条件的医疗机构首选胸部多层螺旋CT平扫(证据级别:Ⅱ;推荐强度:强)对COVID-19患者进行检查。胸部HRCT扫描和薄层重建更有利于显示早期病变,对COVID-19核酸检测阴性或缺失患者更有价值,影像学表现可作为重要临床评价指标。

2.1 胸部X线检查 对重症期患者可采用床旁X线摄影(移动DR)进行检查、随访,方便快捷,但检出病变的敏感度及特异度均较低,易漏诊。普通X线检查仅适用于基层医院(无CT设备)及危重型患者复查(推荐强度:弱),不推荐以之作为首诊影像学检查。

2.2 胸部CT检查 胸部CT是呼吸系统疾病最常用也最重要的影像学检查手段。对疑似COVID-19患者或病毒核酸阴性者首选胸部CT平扫。对普通患者推荐使用,对重症期患者在条件允许情况下也推荐使用(证据级别:Ⅱ;推荐强度:强)。胸部HRCT及薄层重建技术显示早期GGO尤佳,推荐重建层厚≤1.0 mm,采用多平面重建。低剂量CT可用于已确诊COVID-19患者随访复查。推荐以低剂量CT作为聚集性发病疑似患者的筛查手段。

3 影像学表现

不同分期COVID-19影像学表现有所重叠。重症期(危重症)影像学表现相对特异[2,10-17]。

3.1 早期影像学表现[13-17] 多见于COVID-19发病1周内。双肺单发或多发病灶,多位于肺外周或胸膜下,以中下肺背段或外侧段多见。多为胸膜下小叶性、尖端指向肺门方向的楔形或扇形病灶(图5),也可表现为斑片状或类圆形。早期多为浅淡GGO,亦可见网格状影,随病变进展,GGO密度逐渐增高,其内可见支气管血管束增粗或伴局部小叶间隔网格状增厚。如果早期CT仅表现为局部胸膜下GGO,胸片往往难以显示,易漏诊。

3.2 进展期影像学表现[14-17] 随病变进展,GGO范围逐渐扩大,密度逐渐增高(图6),或融合成小叶性,或广泛融合呈带状或大片状密度增高影,其内支气管壁增厚,支气管血管束增粗,可见局部树芽征,亦可见网格状影。病变呈双侧非对称性胸膜下楔形或扇形分布,肺底及背侧胸膜下区多见,部分沿支气管血管束分布。肺泡内渗出液增多时GGO密度增高,实变时可表现为软组织密度影或致密条索影,呈节段性或小叶性分布。无基础性疾病患者多无胸腔积液、纵隔及肺门淋巴结增大。

3.3 重症期影像学表现[2,6,18-20] 合并基础性疾病及肥胖者相对高发,病情往往在数日内迅速进展,出现呼吸窘迫、低氧血症变为重症,或出现呼吸衰竭、休克或合并其他器官衰竭变为危重症,甚至死亡。胸部影像学表现多为双肺弥漫性病变,少数呈"白肺"表现;病变多以实变为主,合并GGO,可见充气支气管征(图7)及多发条索影。48 h内病灶范围可增加50%,可伴双侧胸腔少量积液。

3.4 转归期影像学表现[13-17] 转归期患者体温下降,

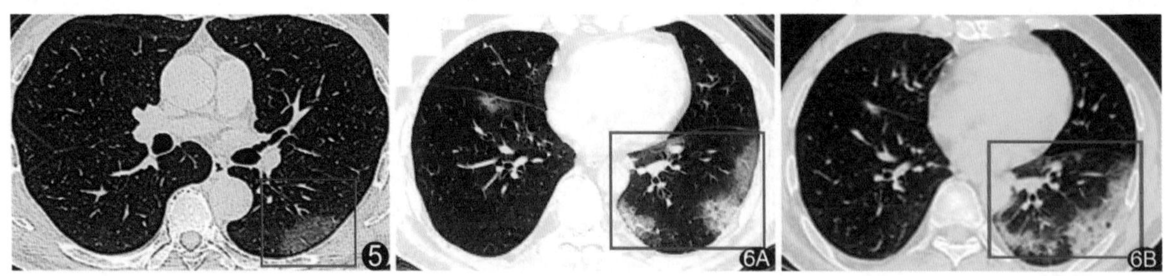

图5 患者男,61岁,发热2天,COVID-19早期CT表现,左下肺扇形淡薄GGO **图6** 患者男,57岁,发热2天,COVID-19进展期CT表现 A.CT示左肺下叶胸膜下及右叶间裂附近多发团、片状GGO;B.4天后复查CT,左肺下叶病变范围略增大,内部密度增高,提示病变进展

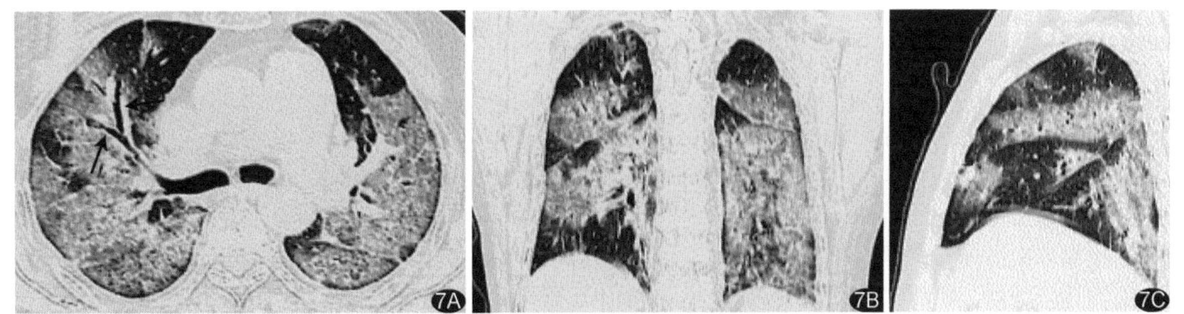

图 7　患者女，57 岁，发病第 8 天，COVID-19 重症期 CT 表现　双肺大片 GGO，部分实变，其内可见充气支气管征　A. 轴位；B. 冠状位；C. 矢状位

咳嗽次数减少，肺功能明显改善。影像学表现为病变范围缩小，密度减低，渗出物吸收，肺实变病灶逐渐吸收消散，可完全消失，或残存肺纤维条索影（图 8）。肺部影像学改变往往滞后于临床症状。此期部分患者可出现病情反复，病灶增多、增大甚至出现新发病灶。

3.5　特殊人群的影像学表现　婴幼儿、儿童和青少年、孕妇、老人及合并基础疾病者影像学表现有其自身特点[18-22]。

3.5.1　婴幼儿患者

3.5.1.1　临床特征　目前婴幼儿 COVID-19 发病较少，且以轻型及普通型为主，重症及危重症少见[1]。

3.5.1.2　影像学表现　胸部 X 线表现：①早期胸部平片可为阴性（图 9A），或表现为支气管炎或细支气管炎，漏诊率高；②进展期可表现为肺野局限性片状或团块状影，以外带为主，无特异性；③重症期（危重症）表现为双肺多发弥漫性实变阴影，甚至出现“白肺”，伴或不伴单侧胸腔积液[1,23]；④转归期病变范围较前缩小吸收，残留纤维条索。

胸部 CT 表现：建议根据机型减低剂量或行低剂量 CT 扫描，并尽可能减少复查次数。早期：肺单发或多发胸膜下以小叶为中心斑片影或 GGO（图 9B），中央肺小血管增粗、增多；纹理可呈网格状（“铺路石征”）；沿支气管束或背侧、肺底胸膜下分布为主，可见充气支气管征象；②进展期：新旧 GGO 范围增大，并出现实变，多沿支气管束走向，合并或不合并肺小叶间隔增厚，胸腔积液少见[21-22]；③重症期（危重症）：双肺多发 GGO，弥漫性多发大片实变，合并肺小叶间隔及叶间隔胸膜增厚，伴或不伴一侧胸腔积液；④转归期：

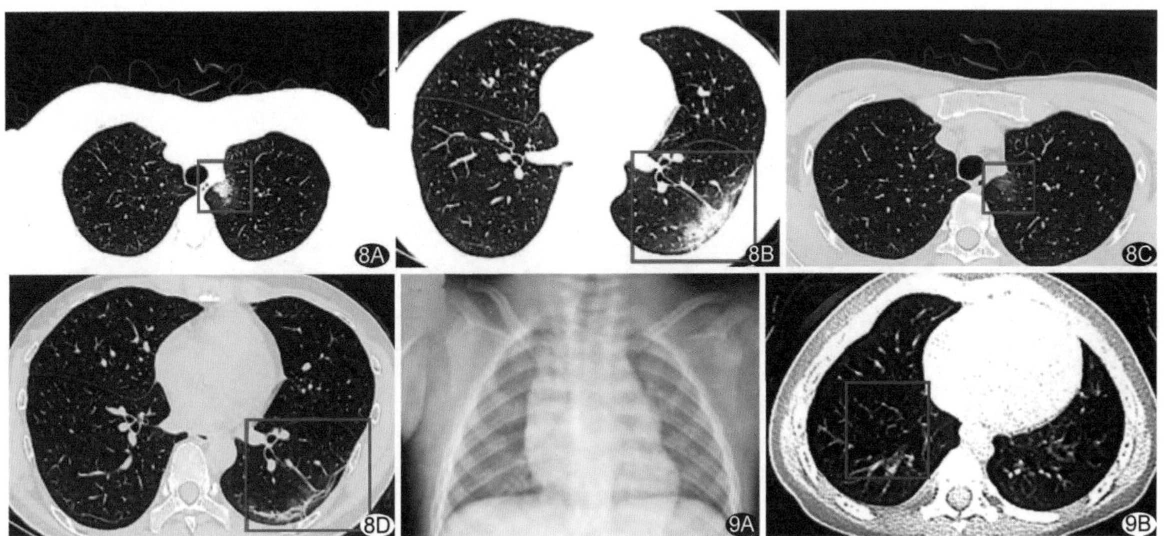

图 8　患者男，37 岁，COVID-19 转归期 CT 表现　A、B. 发热第 6 天，CT 示左肺上叶纵隔胸膜旁片状淡薄 GGO（A），左肺下叶跨肺亚段、胸膜下跨肺亚段扇形高密度影，尖端指向肺门（B）；C、D. 入院治疗后 2 天复查，左上肺病变密度变淡、体积缩小（C），左下肺病变大部分吸收，残余少量纤维条索影（D）　图 9　患儿男，1 岁 1 个月，轻型 COVID-19 10 h 前无明显诱因出现发热，体温 39℃，伴流涕，有明确 COVID-19 患者接触史，2019-nCoV 核酸阳性　A. 胸片未见明显异常；B. CT 示右肺下叶微小 GGO

病变范围缩小、吸收，或仅残留纤维条索影。

3.5.2 儿童和青少年患者

3.5.2.1 临床特征 COVID-19具有普遍易感性，儿童及青少年如有流行病学史，出现发热、咳嗽、少痰、肌肉酸痛等症状时需考虑本病。青少年多为轻型及普通型患者，重型和危重型少见。

3.5.2.2 影像学表现 胸部X线表现：①早期可无明显异常或双肺纹理增粗、模糊，肺野透亮度降低[23-24]；②进展期肺内出现斑片影，多位于肺外带，内见网格状影，常累及双肺，亦可单侧；③重症期(危重症)双肺多发斑片状实变阴影，内可见充气支气管征，甚至呈"白肺"，心影显示不清；少见胸腔积液；④转归期病变范围缩小，边界变清晰，密度趋于浅淡，可见条索状纤维影。

胸部CT表现：①早期HRCT显示较佳，支气管血管束增粗、模糊；肺内片状GGO(图10)边界欠清晰，其内可见细网格影；病灶常多发，亦可单发，多位于肺野外带(如胸膜下)；少见纵隔和肺门淋巴结肿大及胸腔积液；②进展期肺内GGO伴实变，边界模糊不清，甚至多个病灶融合呈大片状，内可见充气支气管征，病灶体积增大、数量增多，少见纵隔和肺门淋巴结肿大及胸腔积液；③重症期(危重症)双肺多发斑片状实变，周边可见GGO，实变中可见充气支气管征，可累及双肺，胸腔积液少见[23]；④转归期肺部实变吸收消散，密度趋于浅淡，边缘收缩内凹，边界清晰，部分残留纤维条索状影。

轻型COVID-19患儿影像学表现可为阴性。青少年与成人患者影像学表现基本一致。

3.5.3 妊娠期患者

3.5.3.1 临床特征 妊娠期、尤其是妊娠中晚期妇女对病毒性呼吸系统感染的炎症应激反应性明显增高，病情进展快，易演变为重症[23-25]。

3.5.3.2 胸部CT表现 ①早期：肺外带或胸膜下出现结节状及小斑片状GGO，边界尚清晰，可见肺血管增粗及细网格影(图11A)；②进展期：病灶较早期明显增多，密度增高，呈实变，其内网格影较前更加明显，病灶边界欠清晰，部分病灶可融合呈大片状实变，内可见充气支气管征(图11B)；③重症期(危重症)：病变范围进一步扩大，可累及双肺，呈大片状多发实变，边界尚清晰，内可见充气支气管征，少见胸腔积液和纵隔淋巴结肿大；④转归期：病变趋于好转时，GGO及实变逐渐吸收，密度变淡，边缘收缩凹陷，常不同程度残留纤维条索影。

3.5.4 老年患者

3.5.4.1 临床特征 老年患者感染后病情进展快，病情重，死亡率高明显，截止目前死亡病例超过80%为60岁以上老年人，轻型少见。

3.5.4.2 影像学表现 胸部X线表现：①早期双肺多无明显异常改变，或仅表现为双肺纹理增多、模糊，或肺野外带局限性斑片影；②进展期可于短期(1～3天)内表现为双肺纹理增多、增粗紊乱，肺野单发或多发斑片状密度增高影，以双下肺野中外带常见；③重症期(危重症)双肺病灶明显增多，多发斑片状及大片实变阴影，或双肺透亮度减低，弥漫性多发实变阴影；④转归期病变范围缩小，残留纤维条索影。

胸部CT表现：①早期双肺或单侧肺斑片状GGO(图12A)或小结节影，或较淡GGO背景下见局部细小网格，病灶多位于肺外周胸膜下[17]；②进展期病灶进展及变化迅速(1～3天)，双肺病变范围增大，累及多个肺叶，由双肺周围向中央进展，GGO密度增高(图12B)，部分内见充气支气管征及增粗的血管影，小叶间隔增厚明显，肺内实变明显增多，可伴纤维条索影，结节周围可出现"晕征"，新发病变以双肺中、下叶胸膜下分布为主，通

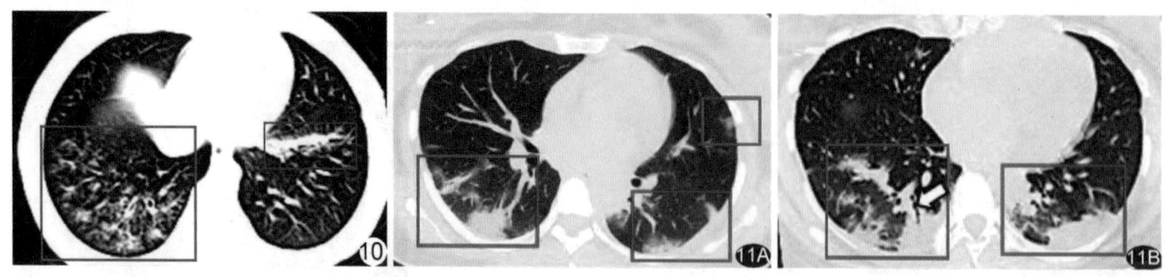

图10 患儿男，4岁，COVID-19发热、咳嗽5天，有明确COVID-19患者接触史。白细胞5.30×10⁹/L，2019-nCoV核酸阳性。CT示右肺下叶多发GGO，左肺下叶条片影 **图11** 患者女，26岁，孕29周，COVID-19，发热，最高体温38.5℃，2019-nCoV核酸阳性 A. 早期CT见胸膜下出现结节状及小斑片状GGO，边界尚清晰，双下肺肺血管增粗，并见细网格影；B. 进展期病灶明显增多，密度增高呈实变，其内网格影较前更加明显，病灶边界欠清晰，实变中可见充气支气管征

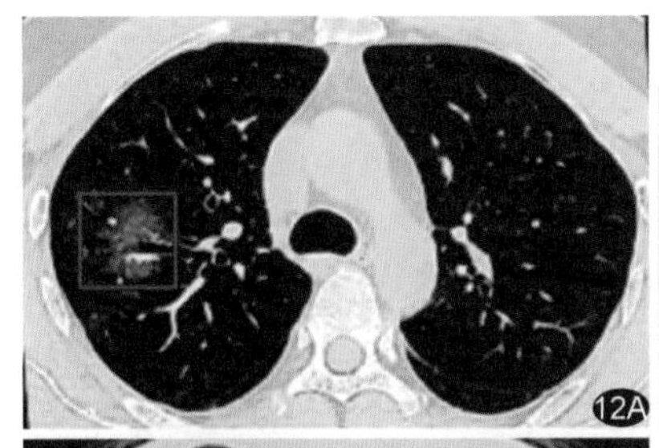

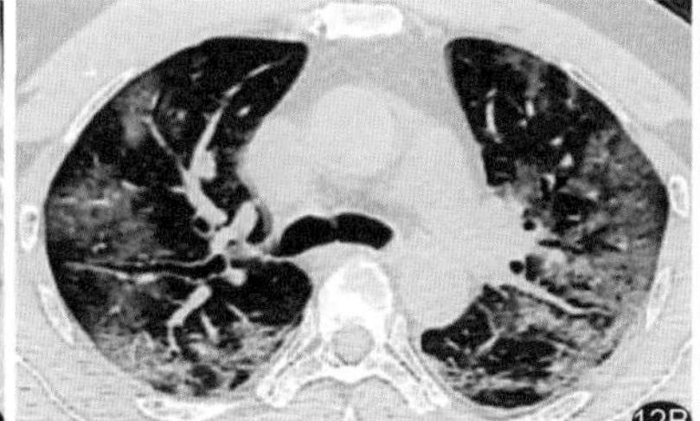

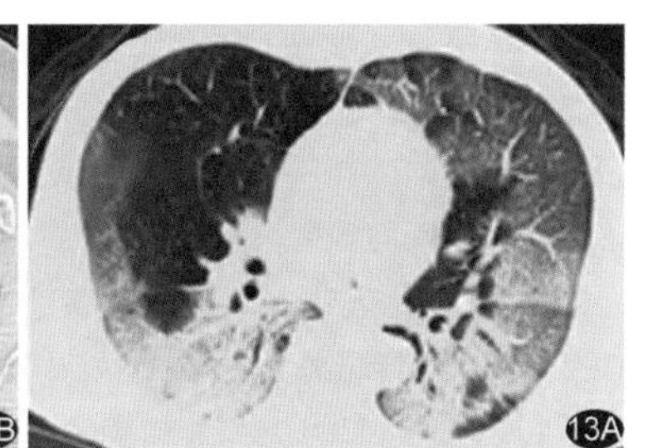

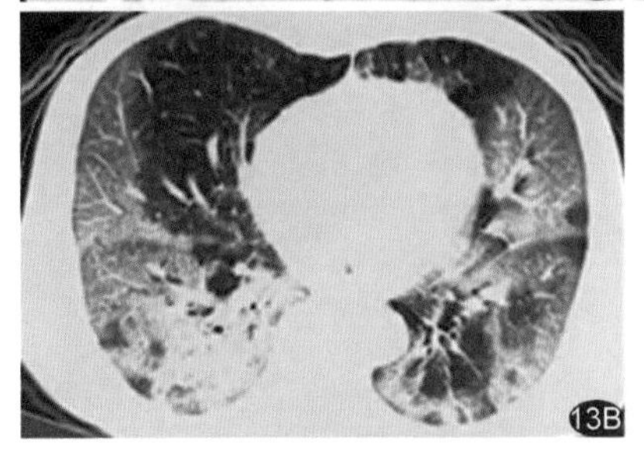

图 12　患者男，62 岁，COVID-19，CT 表现　A. 1 天前无明显诱因出现发热，体温 39. 1℃，伴乏力及干咳，右肺上叶斑片状 GGO，内见增粗血管影；B. 5 天后病灶明显增多，GGO 密度增高，病灶主要分布肺外周胸膜下区，由双肺周围向中央进展　图 13　患者男，73 岁，COVID-19，糖尿病病史，白细胞正常　A. CT 示双肺 GGO，小叶间隔增厚，双肺下叶实变，左肺下叶纤维条索影；B. 进展期病变范围进一步增大

常无胸腔积液；③重症期（危重症）48 h 内病灶范围增加超过 50%，双肺广泛或弥漫实变为主，内见充气支气管征，少数可呈"白肺"表现，少数伴单侧或双侧少量胸腔积液；④转归期双肺病变逐渐吸收，病灶范围缩小，可见残留纤维条索影，少数可见细支气管扩张[2]。

3.5.5　合并基础疾病者

3.5.5.1　临床特征　伴有基础疾病的老年患者预后较差。伴有基础疾病的老年男性免疫力较低，感染后病情进展快，易引起严重或危重呼吸系统症状，如急性呼吸窘迫综合征（acute respiratory distress syndrome，ARDS），预后差，死亡率高[1,26-27]。70 岁以上老年患者感染后平均生存时间缩短[27]，临床以普通型、重型及危重型为多[1]。

3.5.5.2　影像学表现　原有基础疾病的影像学表现，如慢性阻塞性肺疾病、结核、恶性肿瘤等[2,26]。

胸部 X 线表现：①早期可为阴性或仅见基础疾病所致胸部影像学改变[12]；②进展期病变可于短期（1～3 天）内迅速进展，表现为双肺纹理增多、增粗紊乱，交织成网格状或蜂窝状，以双肺下叶为著[1,16]；③重症期双肺弥漫间质性病变夹杂斑片状及片状密度增高影[1,5]；④转归期病变范围缩小，残留纤维条索影。

胸部 CT 表现：①早期伴基础疾病者、特别是老年患者以间质病变为主，表现为网格影，部分为片状 GGO，双肺下叶为著[23]；②进展期双肺病变范围增大，由双肺周围向中央推进，可伴少量胸腔积液[12]（图 13A）；③重症期（危重症）双肺弥漫性网格状小叶间隔增厚，常有散在斑片状及片状实变，实变内可见充气支气管征，伴单侧或双侧胸腔积液（图 13B）；④转归期双肺病变逐渐吸收[16]，可见纤维条索影残留，部分细支气管受牵拉扩张[12]。

3.6　鉴别诊断

3.6.1　与其他病毒性肺炎鉴别　病毒性肺炎表现多以肺间质改变为主，伴肺泡壁水肿，CT 表现为 GGO、实变、小叶间隔增厚、网格状影、小叶中央结节、树芽征、空气潴留和纤维条索影等。各种病毒性肺炎的影像学表现类似，最终诊断需结合临床资料、流行病学及实验室结果，确诊依赖于病原学检测。

3.6.1.1　甲型流感病毒肺炎（H1N1）　单侧或双侧局灶或多发 GGO，伴或不伴实变，沿支气管血管束分布或胸膜下分布[8,27]。COVID-19 早期可表现为小 GGO 或小片状 GGO 内见增粗血管影，可能有助于鉴别，最终需借助病原学检测。

3.6.1.2　禽流感病毒肺炎（H7N9）　双肺 GGO 或伴实变，充气支气管征，早期可见病变同时发生于中心区及周围区，胸腔积液较常见，借此可在一定程度上与 COVID-19 相鉴别[32]。

3.6.1.3　重症急性呼吸综合征（SARS）　单侧或双侧 GGO，局限性单侧或双侧实变，或二者兼有；或 GGO 伴小叶间隔增厚及"铺路石征"；少见空洞、钙化、网格或结节、淋巴结肿大和胸腔积液[8,27]。SARS 与 COVID-19 致病病毒同属冠状病毒，两者致病机制和影像学表现高度相似，单纯影像学难以鉴别。

3.6.1.4　人副流感病毒肺炎　季节性呼吸道感染中常见。影像学表现多样，可为多发支气管周围小结节、GGO 及含充气支气管实变[8,27]，病变可呈中心性分布，与 COVID-19 特征性胸膜下分布有所不同。

3.6.1.5　腺病毒肺炎　常见于儿童，表现为双肺多灶性 GGO 伴斑片状实变，可出现肺叶多段性分布趋势，可致患儿肺不张。有时与细菌性肺炎难以鉴别[8,27]。

3.6.1.6 呼吸道合胞病毒肺炎 常发生于婴幼儿、先天缺陷者、免疫抑制者及慢性肺疾病者，以小叶中央结节为最具特征性表现，出现概率高达 50%，据此可与 COVID-19 鉴别；另外肺中央区或周围区可见含气实变(35%)、GGO(30%)或支气管壁增厚(30%)，呈双侧不对称分布[8,27]。

3.6.2 与病毒以外感染性肺炎鉴别

3.6.2.1 支原体肺炎 儿童和青少年常见，表现为小叶中心结节、GGO 及实变等，可见支气管壁增厚、细支气管"树芽征"与肺门及纵隔淋巴结肿大[28]。实验室检查支原体抗体阳性。

3.6.2.2 细菌性肺炎 多无上呼吸道感染前驱症状，咳脓性痰、血性痰或铁锈色痰，实验室检查白细胞数增高；影像学多表现为性质单一的叶段或亚节段实变影，抗生素治疗效果好。

3.6.3 与肺部非感染性病变鉴别

3.6.3.1 隐源性机化性肺炎 典型表现为双侧胸膜下斑片状 GGO 或实变，内见支气管充气征，部分病变中可见中央 GGO、边缘环形或新月形实变呈"反晕征"表现，可见游走性表现，少数有肺门、纵隔淋巴结肿大与胸腔积液等表现[29]。

3.6.3.2 急性嗜酸性粒细胞性肺炎 弥漫性 GGO 和微结节浸润(轻度病例病变呈散在、局限性分布)，胸腔积液少见。外周血液或支气管肺泡冲洗液中，嗜酸性粒细胞显著增高[30]。

3.6.3.3 过敏性肺炎 双肺片状或弥漫 GGO、边缘模糊的小叶中央结节、马赛克灌注及呼气相空气潴留，慢性期肺野显示细网格状影及支气管扩张。多为饲鸟者或有职业暴露史[31]。

3.6.3.4 血管炎 多发结节伴空洞、结节与肺血管相连(滋养血管征)、晕征或反晕征、多发实变、纤维条索影与 GGO 弥漫分布，胸膜下区少见，多在双肺中内带，为弥漫性肺泡出血，临床可表现为咯血，胸腔积液常见[32]。实验室检查胞浆型抗中性粒细胞胞浆抗体(cytoplasm anti-neutrophil cytoplasmic antibodies, cANCA)抗体阳性有助于诊断。

4 影像学检查在 COVID-19 诊治中的价值

《新型冠状病毒感染的肺炎诊疗方案(试行第五

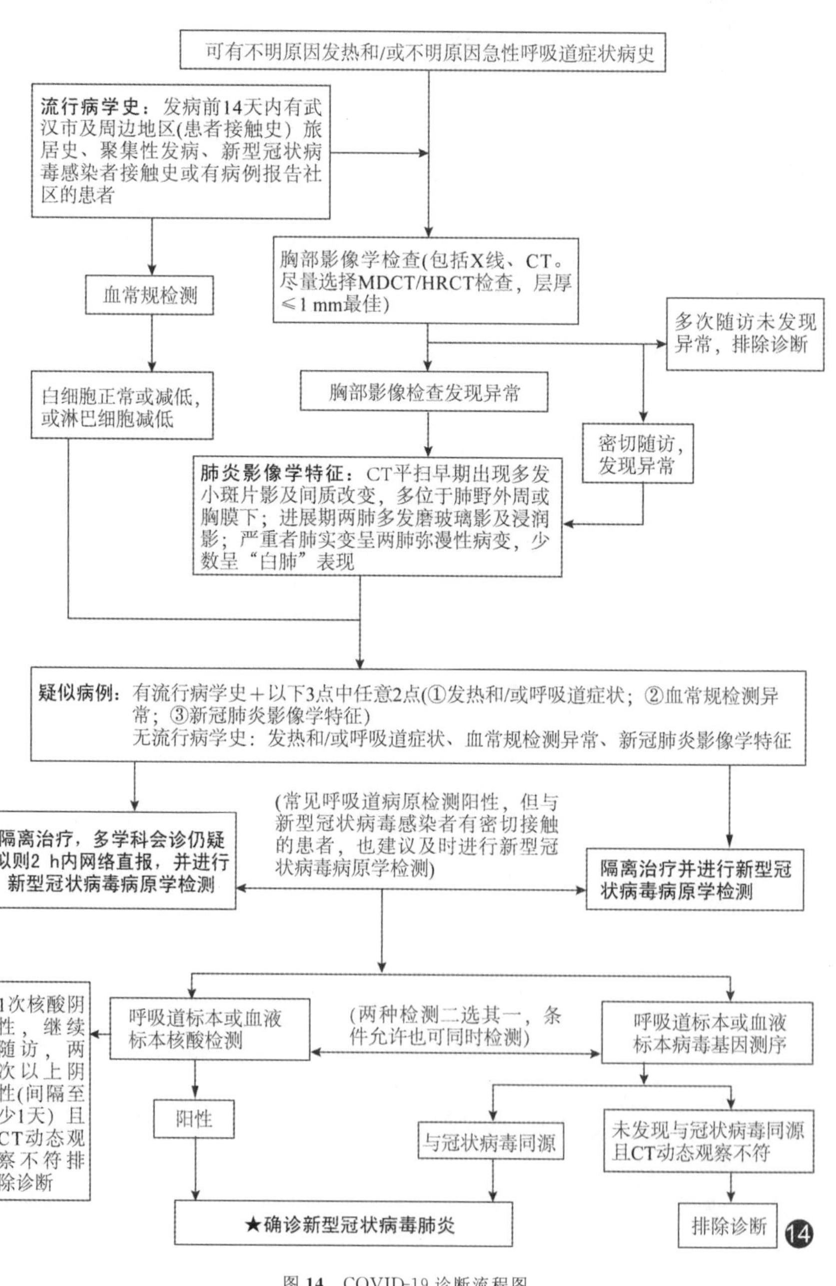

图 14 COVID-19 诊断流程图

版)》提出将胸部影像学检查发现肺炎特征作为湖北地区临床诊断 COVID-19 的标准。随后发布的《新型冠状病毒肺炎诊疗方案(试行第六版)》取消了湖北省和湖北省以外其他省份的区别,统一分为“疑似病例”和“确诊病例”两类。

胸部影像学检查以 CT 为主、X 线胸片为辅。文献[33]报道胸片漏诊率高达 50% 以上。CT、尤其是 HRCT 能早期发现肺部异常,特征性 CT 表现对临床诊断起到决定性作用,并可敏感评估治疗后病情变化,具有及时、便捷和高效的优点。

4.1 影像学疑似病例 临床疑似病例且影像学检查发现以下各项之一:①单发或多发胸膜下斑片状 GGO[2],其内见增粗血管及增厚壁支气管影穿行,伴或不伴局部小叶间隔网格状增厚表现;②青壮年患者突发高热寒战、有双肺多发或弥漫 GGO 病灶,伴小叶间隔增厚或少许胸膜下实变,实变中可见充气支气管征[3];③突发高热患者双肺单发或多发大片或节段性实变,其中显示支气管充气征象;④体温>38℃且持续 3 天以上,双肺病灶呈现两种以上影像学特征改变,且肺内病灶新旧不一,如上叶胸膜下 GGO、中下肺叶亚实性或实性病变、和/或中下叶网格状或索条状影,伴或不伴单侧或双侧胸腔积液;⑤老年患者患有多种基础性疾病,且机体状态较差,双肺弥漫性网格状间质改变,病灶分布多以双肺下叶明显。

4.2 影像学诊断病例 影像学疑似病例 3~5 天后复查 CT 发现以下各项之一:①原有单发或多发胸膜下斑片状 GGO 范围增大,并向肺野中央推进[4];②原有实变范围增大、伴或不伴周围 GGO,和/或其他肺有新增 GGO 或实变;③原有 GGO 出现实变,和/或新出现实变、伴单侧或双侧胸腔积液;④原有实变范围增大、伴或不伴周围出现 GGO;⑤原有局部网格状小叶间隔增厚明显,和/或其内出现厚壁支气管影[5];⑥原有肺部多态性病变任何一种范围扩大或数量增多,如双肺上叶 GGO、中下肺叶或亚段实变、下叶纤维条索影,或出现单/双侧少量胸腔积液。

5 COVID-19 诊断流程图(图 14)

6 COVID-19 影像学检查指南实施推广及更新计划

6.1 实施推广 评估指南实施推广中的有利因素和不利因素。

6.1.1 有利因素 ①随着循证医学思想在中国医疗界的普及深入,对高质量循证标准的客观需求日益凸显;②肺炎是患者就诊的最常见原因,严重影响其生活质量,甚至危及生命,并增加社会压力及经济负担,为扼制 COVID-19 蔓延,临床对具有可操作性的指南具有普遍需求。

6.1.2 不利因素 ①COVID-19 属于新发传染病,对其认识有限,目前来自不同医疗机构的临床医师对第一版《新型冠状病毒肺炎影像学诊断指南》的重要性及推荐意见的理解存在差异,全面推广、宣传和实施本指南尚需时日;②一些单位尚未开展 HRCT 检查、呼吸道标本或血液标本实时荧光 RT-PCR 检测以及病毒基因测序等检查,可能对本指南的应用和推广造成一定影响。

6.2 更新计划 计划根据临床实践情况对本指南进行更新。

[参考文献]

[1] 国家卫生健康委办公厅.新型冠状病毒感染的肺炎诊疗方案(试行第六版)[EB/OL]. (2020-02-18)[2020-02-25] http://www.nhc.gov.cn/yzygj/s7653p/202002/8334a8326dd94d329df351d7da8aefc2/files/b218cfeb1bc54639af227f922bf6b817.pdf.

[2] HUANG C, WANG Y, LI X, et al. Clinical features of patients infected with 2019 novel coronavirus in Wuhan, China [J]. Lancet,2020,395(10223):497-506.

[3] ZHANG H, KANG Z, GONG H, et al. The digestive system is a potential route of 2019-nCov infection: a bioinformatics analysis based on single-cell transcriptomes[J/OL]. BioRxiv (2020-01-31) [2020-02-25]. https://www.biorxiv.org/content/10.1101/2020.01.30.927806v1.

[4] 中国疾病预防控制中心.新型冠状病毒感染的肺炎公众防护指南[EB/OL]. (2020-01-28) [2020-02-25]. http://www.nhc.gov.cn/jkj/s7915/202001/bc661e49b5bc487dba182f5c49ac445b.shtml.

[5] ZHU N, ZHANG D, WANG W, et al. A novel coronavirus from patients with pneumonia in China, 2019 [J]. N Engl J Med, 2020,382(8):727-733.

[6] DROSTEN C, GUNTHER S, PREISER W, et al. Identification of a novel coronavirus in patients with severe acute respiratory syndrome[J]. N Engl J Med, 2003,348(20):1967-1976.

[7] FRANKS T J, CHONG P Y, CHUI P, et al. Lung pathology of severe acute respiratory syndrome (SARS): A study of 8 autopsy cases from Singapore[J]. Hum Pathol, 2003,34(8):743-748.

[8] FRANQUET T. Imaging of pulmonary viral pneumonia [J]. Radiology, 2011,260(1):18-39.

[9] ARMSTRONG G L, MACCANNELL D R, TAYLOR J, et al. Pathogen Genomics in Public Health. N Engl J Med, 2019,381(26):2569-2580.

[10] HOLSHUE M L, DEBOLT C, LINDQUIST S, et al. First Case of 2019 Novel Coronavirus in the United States[J]. N Engl J Med, 2020 Jan 31.[Epub ahead of print]

[12] 靳英辉，蔡林，程真顺，等. 新型冠状病毒(2019-nCoV)感染的肺炎诊疗快速建议指南(标准版)[J]. 解放军医学杂志，2020，45(1)：1-20.

[12] SHI H, HAN X, JIANG N, et al. Radiological findings from 81 patients with COVID-19 pneumonia in Wuhan, China: a descriptive study[J]. Lancet Infect Dis, 2020 February 24. [Epub ahead of print]

[13] LIU P, TAN X. 2019 Novel Coronavirus (2019-nCoV) Pneumonia [J]. Radiology, 2020 Feb 4：200257.[Epub ahead of print]

[14] CHUNG M, BERNHEIM A, MEI X, et al. CT Imaging Features of 2019 Novel Coronavirus (2019-nCoV) [J]. Radiology, 2020 Feb 4.[Epub ahead of print]

[15] SONG F, SHI N, SHAN F, et al. Emerging Coronavirus 2019-nCoV Pneumonia[J]. Radiology, 2020 Feb 6. [Epub ahead of print]

[16] 李宏军，徐海波. 新型冠状病毒感染的肺炎影像学诊断指南(2020第一版)[J]. 医学新知，2020，30(1)：22-34.

[17] 龚晓明，李航，宋璐，等. 新型冠状病毒肺炎(COVID-19)CT表现初步探讨[J]. 放射学实践，2020，DOI：10.13609/j.cnki.1000-0313.2020.03.002

[18] WANG D, HU B, HU C, et al. Clinical characteristics of 138 hospitalized patients with 2019 novel coronavirus-infected pneumonia in Wuhan, China[J]. JAMA. 2020 Feb 6. [Epub ahead of print]

[19] CHAN J F, YUAN S, KOK K H, et al. A familial cluster of pneumonia associated with the 2019 novel coronavirus indicating person-to-person transmission: a study of a family cluster[J]. Lancet, 2020 Feb 15. Epub 2020 Jan 24.

[20] LEI J Q, LI J F, LI X. CT imaging of 2019 Novel Coronavirus (2019-nCoV) Pneumonia[J]. Radiology, 2020 Jan 31. [Epub ahead of print]

[21] 赵东赤，金润铭，刘智胜，等. 湖北省儿童新型冠状病毒感染诊疗建议(试行第一版)[J]. 中国当代儿科杂志，2020，22(2)：96-99.

[22] 浙江大学医学院附属儿童医院. 儿童新型冠状病毒感染的肺炎诊疗指南(试行第一版). [EB/OL]. (2020-01-31) [2020-02-18]. http://zj.cnr.cn/zjyw/20200131/t20200131_524955330.shtml.

[23] 王新燕，吴杰，鲁新华，等. 河南省新型冠状病毒(2019-nCoV)感染孕产妇管理策略建议[J/OL]. 郑州大学学报(医学版)[2020-02-27]. https://doi.org/10.13705/j.issn.1671-6825.2020.01.167.

[24] WANG W, TANG J, WEI F. Updated understanding of the outbreak of 2019 novel coronavirus (2019-nCoV) in Wuhan, China[J]. J Med Virol, 2020, 92(4): 441-447.

[25] CHEN N, ZHOU M, DONG X, et al. Epidemiological and clinical characteristics of 99 cases of 2019 novel coronavirus pneumonia in Wuhan, China: A descriptive study. Lancet, 2020, 395(10223): 507-513.

[26] COTTIN V, CORDIER J F. Cryptogenic organizing pneumonia [J]. Semin Respir Crit Care Med, 2012, 33(5): 462-475.

[27] KOO H J, LIM S, CHOE J, et al. Radiographic and CT features of viral pneumonia[J]. RadioGraphics, 2018, 38(3): 719-739.

[28] BAJANTRI B, VENKATRAM S, DIAZ-FUENTES G. Mycoplasma pneumoniae: A potentially severe infection[J]. Clin Med Res, 2018, 10(7): 535-544.

[29] FENG F, JIANG Y, YUAN M, et al. Association of radiologic findings with mortality in patients with avian influenza H7N9 pneumonia. PLoS One, 2014, 9(4): e93885.

[30] ELICKER B M, JONES K T, NAEGER D M, et al. Imaging of acute lung injury. Radiol Clin North Am, 2016, 54 (6): 1119-1132.

[31] SILVA C I, CHURG A, MÜLLER N L, et al. Hypersensitivity pneumonitis: Spectrum of high-resolution CT and pathologic findings[J]. AJR Am J Roentgenol, 2007, 188 (2): 334-344.

[32] CASTANER E, ALGUERSUARI A, GALLARDO X, et al. When to suspect pulmonary vasculitis: Radiologic and clinical clues[J]. Radiographics, 2010, 30(1): 33-53.

[33] Tack D, Howarth N. Missed Lung Lesions: Side-by-Side Comparison of Chest Radiography with MDCT [M]//. Hodler J, Kubik-Huch RA, von Schulthess GK. Diseases of the Chest, Breast, Heart and Vessels 2019-2022: Diagnostic and Interventional Imaging. Springer International Publishing, 2019: 17-26.

附录：诊断儿童和婴幼儿 COVID-19 指南补充

1 流行病学

参照《新型冠状病毒感染的肺炎诊疗方案(试行第六版)》[1]，诊断儿童和婴幼儿 COVID-19 时，应重点关注是否有与患病家庭成员密切接触史，后者主要包括父亲、母亲和兄弟姐妹等，也有家庭成员并未确定为感染者的报道[2]。

2 临床表现

儿童和婴幼儿 COVID-19 临床表现多较轻微，包括发热、乏力、干咳、恶心、呕吐、咳嗽和打喷嚏等呼吸道感染症状[3]。有报道[4]患儿未发现呼吸道感染症状。

3 诊断标准

3.1 参照国家卫生健康委员会《新型冠状病毒感染的肺炎诊疗方案(试行第五版)》相关标准。

3.2 疑似病例诊断标准中的流行病学建议强调患病儿童或婴幼儿与家庭内患病成员(父母及兄弟姐妹)有密切接触史，也有家庭聚集性感染的报道[4]。诊断疑似病例时，需要满足3项临床表现中的任意2项，而影像学是重要检查方法之一。出于射线防护考虑，推荐以X线胸片为首选检查手段。发现肺部有儿童特有的间质性肺炎改变时，应考虑此项诊断指标为阳性。X线胸片对诊断COVID-19敏感度不高。为明确诊断，必要时可采用低剂量CT检查[5]。

3.3 儿童和婴幼儿 COVID-19临床分型多为普通型，目前尚未见严重型和危重型的相关报道。

4 影像学表现及其临床意义

儿童COVID-19胸部X线平片可表现为肺纹理增多、增粗，肺纹理结构紊乱，部分扭曲，中外带为著。肺门周围支气管壁增厚，可见"袖口征"，肺门影无增大。肺野透亮度不均匀，膈面可不规则压低。以上X线表现可能与儿童其他常见病毒感染(例如呼吸道合胞病毒感染和支原体感染)类似。

《新型冠状病毒感染的肺炎诊疗方案(试行第四版)》中删除了之前版本所涉及的依赖影像学表现诊断进展临床重症型的内容，在解除隔离或出院标准中删除了肺部影像学检查提示病变明显吸收的内容。对于儿童和婴幼儿患者，目前尚无足够证据表明影像学表现对于判断可否解除隔离或出院的价值。

根据《新型冠状病毒感染的肺炎诊疗方案(试行第六版)》，发现与COVID-19患者存在流行病学关联时，即便常见呼吸道病原检测阳性，也建议及时进行2019-nCoV病原学检测。儿童社区性肺炎的常见病原体包括呼吸道合胞病毒、腺病毒、支原体及肺炎链球菌等[5]。儿童常见病毒感染可出现小叶性肺炎或间质性肺炎；支原体肺炎也可表现为间质性肺炎或其他类型肺炎。儿童社区性肺炎可由混合病原体感染所致，年龄越小，越易发生混合感染。如有明确流行病学病史，即使临床和影像学表现存疑，或实验室检查已确定存在其他病原菌感染，也不能完全排除COVID-19混合感染的可能。

[参考文献]

[1] 国家卫生健康委办公厅.新型冠状病毒感染的肺炎诊疗方案(试行第六版)[EB/OL].(2020-02-18)[2020-02-25] http://www.nhc.gov.cn/yzygj/s7653p/202002/8334a8326dd94d329df351d7da8aefc2/files/b218cfeb1bc54639af227f922bf6b817.pdf.

[2] 中华医学会儿科学分会，中华儿科杂志编辑委员会.儿童2019新型冠状病毒感染的诊断与防治建议(试行第一版)[J/OL].中华儿科杂志，2020，58(2020-02-09) http://rs.yiigle.com/yufabiao/1180125.htm. DOI: 10.3760/cma.j.issn 0578-1310.2020.0004.

[3] 赵东赤，金润铭，刘智胜，等.湖北省儿童新型冠状病毒感染诊疗建议(试行第一版)[J].中国当代儿科杂志，2020，22(2):96-99.

[4] CHAN J F, YUAN S, KOK K H, et al. A familial cluster of pneumonia associated with the 2019 novel coronavirus indicating person-to-person transmission a study of a family cluster[J]. Lancet, 2020, 395(10223):514-523.

[5] 国家卫生健康委员会，国家中医药管理局.儿童社区获得性肺炎诊疗规范2019年版[J].中华临床感染病杂志，2019，12(1):6-13.

DOI:

新型冠状病毒肺炎影像学检查、诊断及医院内感染预防与控制：湖南省放射学专家共识

湖南省医学会放射学专业委员会，湖南省医学会影像技术专业委员会

[摘 要] 自新型冠状病毒疫情爆发以来，该病毒传播迅速、传染性强且尚无特异性治疗方法，对全球公共卫生形成了巨大威胁。胸部影像学检查是新型冠状病毒肺炎(coronavirus disease 2019，COVID-19)诊疗过程中的重要诊断方法。为进一步规范COVID-19的影像学检查与诊断工作，湖南省医学会放射学专业委员会和湖南省医学会影像技术专业委员会联合制定了湖南省COVID-19影像学检查、诊断及医院内感染预防与控制专家共识。本共识阐述了COVID-19的流行病学特征、临床特征、影像学检查流程、影像学表现和CT分期、影像学检查的价值，以及影像学检查医院内感染预防与控制方法，同时总结了儿童COVID-19的临床特点和影像学表现。

[关键词] 新型冠状病毒；影像学检查；影像学诊断；医院内感染预防与控制

新型冠状病毒肺炎影像学

Imaging examination, diagnosis, and control and prevention of nosocomial infection for coronavirus disease 2019: Expert consensus of Hunan radiologist

Hunan Society of Radiology, Imaging Technology Professional Committee of Hunan Medical Association

ABSTRACT The outbreak of coronavirus disease 2019 (COVID-19) is a huge threat to global public health, since it evolves rapidly, and there is no specific treatment so far. Chest imaging examination is an important auxiliary examination method in the process of diagnosis for COVID-19. To further standardize the imaging examination and diagnosis for COVID-19, Hunan Society of Radiology combined Imaging Technology Professional Committee of Hunan Medical Association develop an expert consensus document on imaging examination, diagnosis, and control and prevention of nosocomial infection for COVID-19. This document summarizes the epidemiological characteristics, clinical features, imaging examination procedure, imaging findings, CT staging, the value of imaging examination, and the methods for control and prevention of nosocomial infection for COVID-19 during imaging examination. Furthermore, it expounds the clinical characteristics and imaging

收稿日期(Date of reception)：2020-02-16

执笔作者(First author)：梁琪(中南大学湘雅三医院放射科)，Email: csuliangqi10@163.com, ORCID: 0000-0002-6170-3901

通信作者(Corresponding author)：王维，Email: cjr.wangwei@vip.163.com, ORCID: 0000-0001-6853-7785

manifestations of COVID-19 in children.

KEY WORDS coronavirus disease 2019; imaging examination; imaging diagnosis; control and prevention of nosocomial infection

自2019年12月以来，湖北省武汉市陆续出现不明原因的肺炎病例，随后，从武汉暴发的这种肺炎迅速蔓延至湖北全境、全国及世界多个国家和地区，通过全基因测序检测，这种肺炎被证实为一种新型冠状病毒感染所致[1]。2020年1月13日世界卫生组织暂时将这种新型冠状病毒命名为2019新型冠状病毒(2019 novel cornavirus，2019-nCoV)。2020年2月7日，我国将这种新型冠状病毒感染的肺炎正式命名为"新型冠状病毒肺炎"，简称"新冠肺炎"(novel coronavirus pneumonia，NCP)。2020年2月11日世界卫生组织正式将NCP命名为"coronavirus disease 2019"，简称"COVID-19"[2]。截至2020年2月15日24时，31个省(自治区、直辖市)和新疆生产建设兵团共报告病例57 416例，湖北省确诊病例49 030例，湖南省确诊病例为1 004例。COVID-19是以肺部炎症性病变为主的疾病，还可引起胃肠道、肝和神经系统损害，临床表现与其他病毒性肺炎非常相似，主要通过飞沫、接触等方式传播[3-6]。尽管临床确诊COVID-19主要依靠病毒核酸检测和基因测序，但因影像学检查简便、快捷、敏感，能够早期发现病灶，对本病病例的筛查、早期诊断、疗效评价具有重要意义。COVID-19的胸部CT表现具有一定特征性，《新型冠状病毒感染的肺炎诊疗方案(试行第五版)》已将湖北省内疑似病例具有肺炎影像学特征作为临床诊断COVID-19的独立标准[7]。因此，正确认识COVID-19的CT征象对于明确诊断和减少漏诊具有非常重要的意义。根据国家卫生健康委员会《新型冠状病毒肺炎诊疗方案(试行第五版修正版)》、参照《新型冠状病毒感染的肺炎的放射学诊断(中华医学会放射学分会专家推荐意见第一版)》[8]，湖南省医学会放射学专业委员会和湖南省医学会影像技术专业委员会结合湖南省的实际情况，制定了《新型冠状病毒肺炎影像学检查、诊断及医院内感染预防与控制：湖南省放射学专家共识》，旨在为湖南省放射科医务人员的影像学诊断工作提供帮助。

1 病原学和致病机制

1)冠状病毒因其为单股正链RNA病毒，电镜下可见其外膜上有明显的棒状粒子突出而得名[9]。根据血清型和基因组特点分为α，β，γ和δ 4个属。新型冠状病毒属于β属，有包膜，颗粒呈圆形或椭圆形，常为多形性，直径60~140 nm。

2)目前已知的人类冠状病毒有6种，其中4种在人群中较为常见，致病性较低，一般仅引起类似普通感冒的轻微呼吸道症状。另外两种冠状病毒——严重急性呼吸综合征冠状病毒(severe acute respiratory syndrome coronavirus，SARS-CoV)和中东呼吸综合征冠状病毒(Middle East respiratory syndrome coronavirus，MERS-CoV)，可引起严重的呼吸系统疾病。

3)COVID-19由于与SARS-CoV RBD结构域之间的氨基酸序列和预测的蛋白质结构具有高度相似性，推测新型冠状病毒可以有效利用肺泡II型上皮细胞血管紧张素转化酶2作为细胞侵入的受体，从而进入支气管上皮细胞内复制。

4)与多数呼吸道病毒一样，新型冠状病毒侵入细支气管上皮细胞引起细支气管炎及其周围炎。病损首先是在肺间质，表现为肺小叶间隔、小叶内间质、胸膜下间质、小叶中心间质、支气管血管周围间质的水肿、增厚，在影像学上出现磨玻璃影(ground-glass opacity，GGO)和细网格影，特别是在胸膜下分布。细支气管炎继续进展，广泛累及肺泡，黏膜发生溃疡，表面覆盖富含蛋白及纤维蛋白的透明膜，呈现为斑片状密度增高影像改变，甚至在实变病变吸收后可留有程度不一的肺间质纤维化。由于气道防御功能降低，极易合并细菌和真菌感染。

2 流行病学特点

1)传染源：目前所见传染源主要是新型冠状病毒感染的患者。无症状感染者也可能成为传染源。

2)传播途径：经呼吸道飞沫和接触传播是主要的传播途径。气溶胶和消化道等传播途径尚待明确。

3)易感人群：人群普遍易感。

3 临床特征

3.1 临床表现

基于目前流行病学调查，COVID-19潜伏期1~

14 d，多为3~7 d，个别可达24 d[10]。以发热、乏力、干咳为主要表现，少数患者伴有鼻塞、流涕等上呼吸道症状，也可能有一些非特异性的消化道症状[4]。

1)轻型患者仅表现为低热、轻微乏力等，无肺炎表现，多数患者预后良好，多在1周后恢复。

2)重症、危重症患者在病程中可为中低热、甚至无明显发热。重症患者多在发病1周后出现呼吸困难和/或低氧血症，严重者快速进展为急性呼吸窘迫综合征、脓毒症休克、心肌损害、难以纠正的代谢性酸中毒和出凝血功能障碍。

3)多数患者预后良好。儿童病例症状相对较轻。老年人和有慢性基础疾病者预后较差。部分中青年患者由于机体强烈的炎症反应(炎症因子风暴综合征)进而出现暴发性多器官衰竭(呼吸、循环)，预后很差，少数患者病情危重，甚至死亡[6]。

3.2 实验室检查

1)发病早期患者的外周血白细胞总数正常或减低，淋巴细胞计数减少。

2)对鼻咽试子、痰、下呼吸道分泌物、血液、粪便等标本应用实时聚合酶链反应检测出新型冠状病毒核酸，是诊断COVID-19的金标准。

3)多数患者C反应蛋白(C-reactive protein，CRP)和红细胞沉降率升高，降钙素原正常。

4)部分患者可出现氨基转移酶、乳酸脱氢酶、心肌酶和肌红蛋白增高；部分危重症可见肌钙蛋白增高。严重者*D*-二聚体升高、外周血淋巴细胞进行性减少。

5)一些反映细胞免疫功能状态的指标对于炎症因子风暴有一定的预警作用，如淋巴细胞和巨噬细胞的持续激活和扩增以及它们分泌的大量细胞因子。

4 影像学检查方法推荐

4.1 影像学检查流程

影像学检查及诊断是COVID-19诊疗的重要一环，推荐的检查流程如下(图1)。

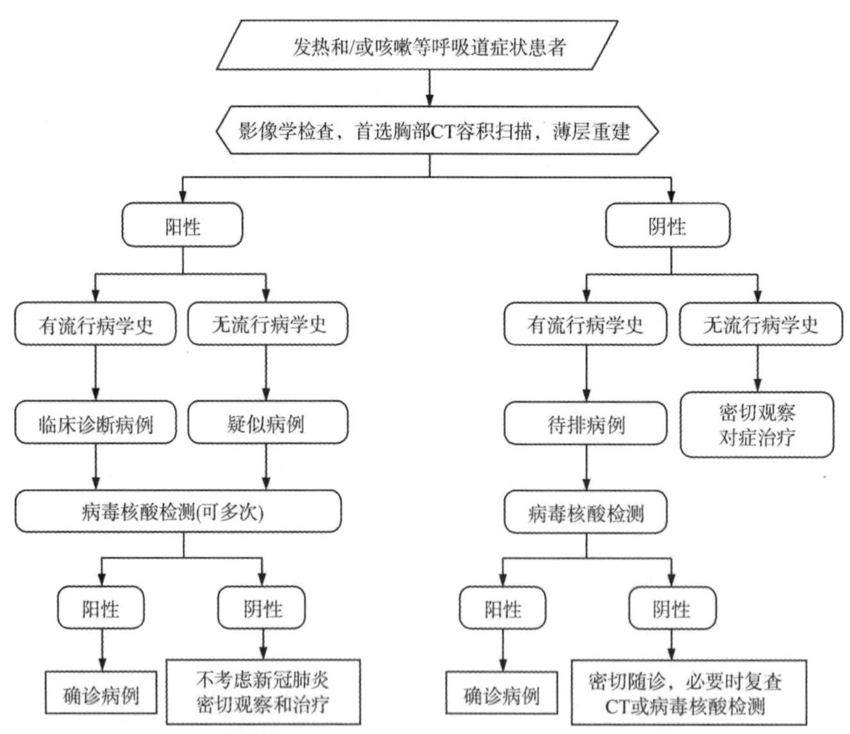

图1 新型冠状病毒感染肺炎的影像诊断流程图

Figure 1 Flow chart of imaging examination and diagnosis for coronavirus disease 2019

4.2 数字X线摄影(digital radiography，DR)检查

胸部X线检查对于肺部早期、轻微的炎性改变(特别是肺间质改变)显示有限，漏诊或假阴性较多，主要用于基本判断肺部病变的严重程度。对于重症、危重症患者(特别是气管插管机械通气者)，床旁DR可作为重症患者的复查手段。不推荐发热门诊筛查使用DR检查。

4.3 计算机体层成像(computed tomography，CT)检查

胸部CT为当前筛查与诊断COVID-19的主要影像学手段，推荐采用容积CT扫描，成人扫描层厚5 mm，儿童扫描层厚10 mm；采用薄层图像重建技术，重建为0.625~1.500 mm薄层，进行轴位+冠状位重建图像[8, 11]。对于肺部早期、轻微的炎性改变，肺间质和肺实质均能有非常清晰的显示。轻中症患者的随访复查推荐CT检查。

5 影像学诊断

5.1 胸部X线摄影表现

COVID-19病变早期胸部X线检查多无异常发现。临床普通型患者可表现为两肺野外带胸膜下局限性小斑片状阴影(图2A)；重症患者双肺多发渗出、实变，病灶融合呈大片状，可伴有少量胸腔积液(图2B)。

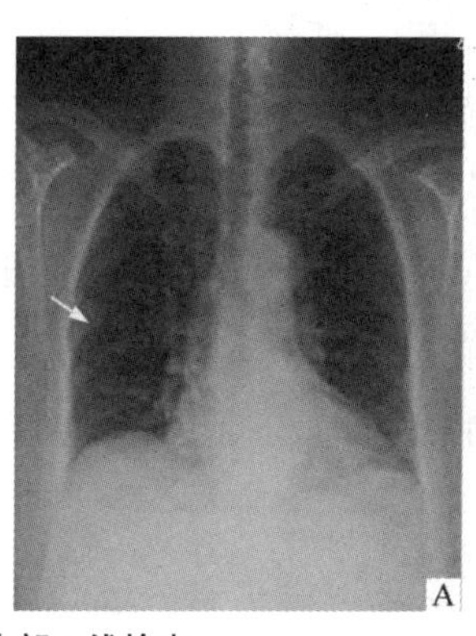

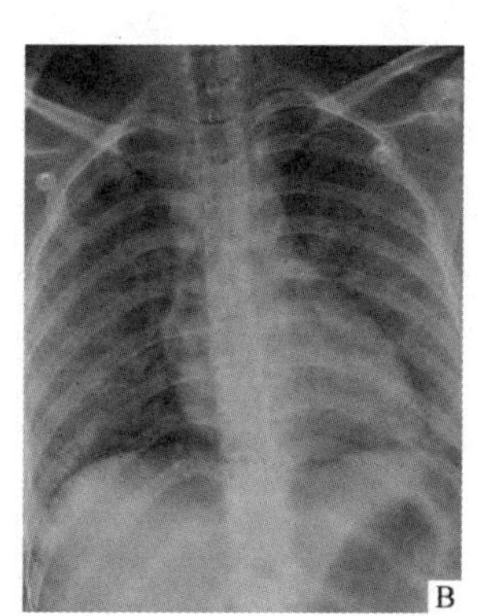

图2 新型冠状病毒肺炎患者胸部X线检查

Figure 2 Chest X-ray of patients with COVID-19

A: X-ray shows a small patchy shadow in the right middle lung field with unclear margin (arrow). B: X-ray shows multiple exudation and consolidation occurred in both lung fields, and the lesions are fused in large patchy

5.2 胸部CT表现

COVID-19的主要CT特征[8, 12]：1)单发或双肺多发，斑片状或节段性GGO为主，其内纹理可呈网格索条状增粗影(呈“铺路石”征)。2)沿支气管束或背侧、肺底胸膜下分布为主，空气支气管征合并或不合并小叶间隔增厚，部分实变，少数叶间胸膜增厚。3)极少数合并少量胸腔积液、心包积液或淋巴结肿大。目前，COVID-19影像学分期国内外尚无统一标准，我们建议分为：早期、进展期、重症期、消散期。

5.2.1 早期CT表现

1)病变局限，呈现单发或多发小斑片影及间质病变，以局限性、斑片状、亚段或节段性分布为主(图3A，3B)。2)病变常分布于外1/3肺野、胸膜下(图3A，3C)。3)磨玻璃样改变伴或不伴小叶间隔增厚，其内可见空气支气管征和血管增粗表现(图3B，3D)。

5.2.2 进展期CT表现

1)病变进展，病灶增多、范围扩大、呈双肺多发GGO病灶。2)部分病灶变密实、GGO与实变影或条索影共存。3)合并少量胸腔积液(图4)。

5.2.3 重症期CT表现

主要表现为急性呼吸窘迫综合征。双肺弥漫性病变呈现实变表现，少数呈“白肺”表现(图5)；实变影为主。

5.2.4 消散期CT表现

1)病灶减少、范围缩小；渗出性病变明显吸收(图6)。2)原肺实变影复张，双肺散在纤维索条影。

5.3 儿童COVID-19 CT表现

儿童COVID-19 CT影像学特征同样表现为多位于双肺外带胸膜下的GGO，少见叶间胸膜增厚、胸腔积液及肺门淋巴结肿大，但与成人COVID-19相比亦存在差异。

儿童COVID-19主要CT表现有3点[11]：1)肺部病变多数相对局限，少见“反蝶翼”征。2)肺部GGO相对较小、淡薄，合并“铺路石”征亦少。3)肺部病变部分呈现类支气管肺炎改变。

总之，儿童COVID-19 CT影像学有其独特表现，如患儿有家庭聚集性发病流行病学史和COVID-19相关临床表现，同时肺部CT发现双肺外带胸膜下淡薄局限性GGO，应考虑为COVID-19疑似病例。

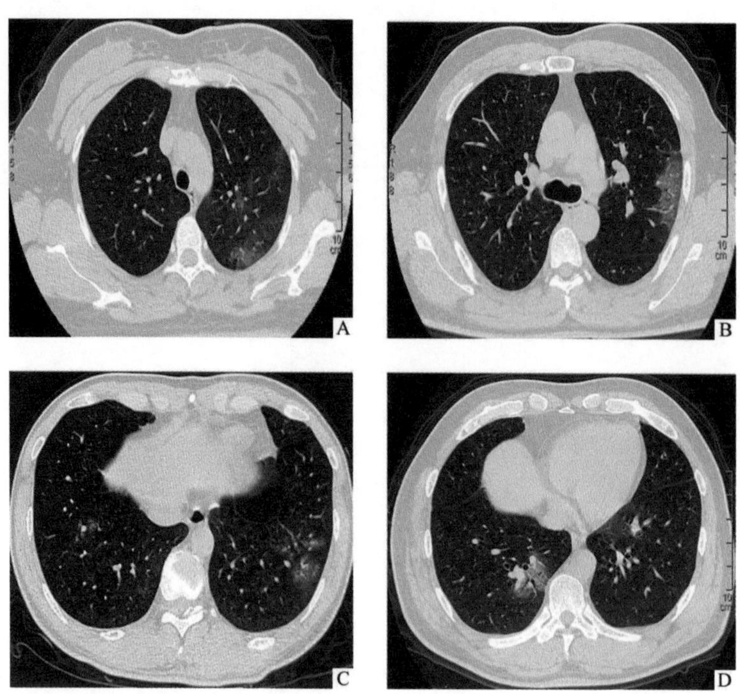

图3 新型冠状病毒感染肺炎胸部CT早期表现

Figure 3 Early performance of patients with coronavirus disease 2019

A: Axial non-contrast CT image shows diffused GGO located in the peripheral region of left upper lobe. B: Axial non-contrast CT image shows GGO in the left upper lobe with a pronounced peripheral distribution and "crazy paving" pattern. C: Axial non-contrast CT image shows "halo sign" around GGO lesions. D: Axial non-contrast CT image shows GGO located in the peripheral region of right lower lobe, interlobular spetal thickening with intralobular line and air bronchogram

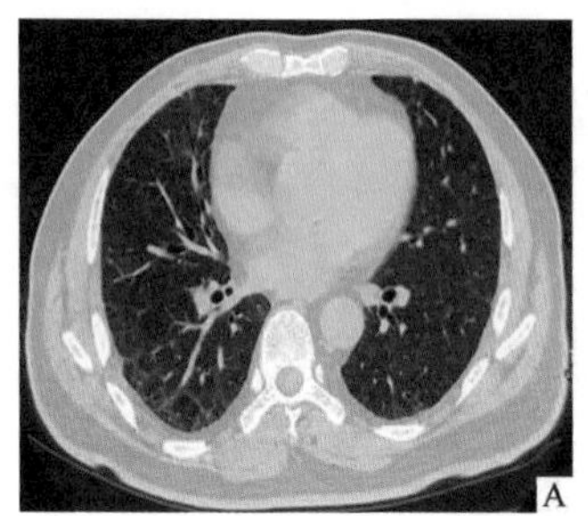

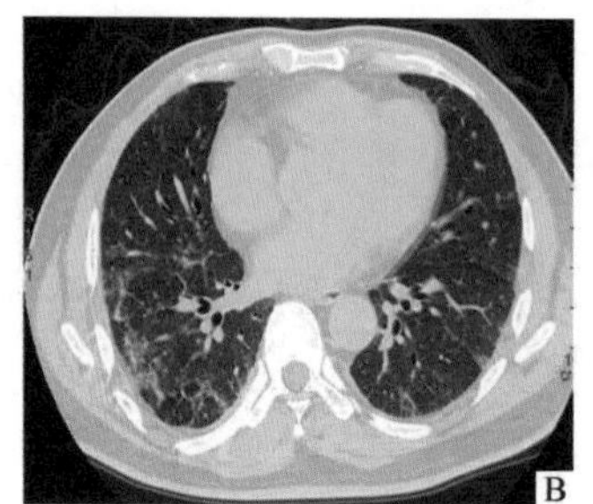

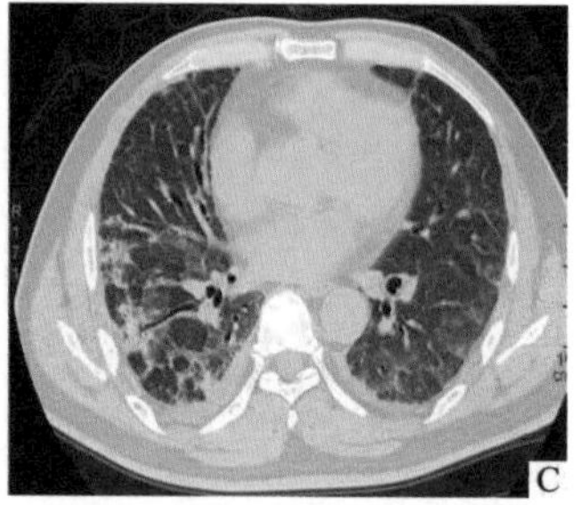

图4 患者，男，56岁，有武汉旅行病史，发热、干咳来院检查。CT平扫肺窗(A)显示右肺下叶外带少许斑片状磨玻璃影，新型冠状病毒核酸检测阴性。3 d后复查肺部CT平扫肺窗(B)显示右肺下叶磨玻璃影范围较前扩大，可见"铺路石"征，左下肺外带亦可见少许新发斑片状磨玻璃影，新型冠状病毒核酸检测阳性。第6天复查肺部CT(C)显示右肺下叶磨玻璃影范围较前扩大，磨玻璃影夹杂实变及条索影，双侧少量胸水

Figure 4 A 56-year old male with a history of travel to Wuhan presenting with fever and dry cough. Axial non-contrast CT image from January 20, 2020 shows a few GGO located in the right lower lobe periphery (A). CT image from January 23, 2020 shows the lesions enlarged with "crazy paving" pattern and new GGO located in the peripheral region of left lower lobe (B). CT image from January 26, 2020 shows the progression of lesions: the presence GGO with consolidation (C)

6 影像学鉴别诊断

1)细菌性肺炎为沿支气管分布的小片状影，可融合成大灶或大片状实变影，实验室检查白细胞增高，可与本病鉴别[13]。

2)其他病毒肺炎表现为两肺弥漫的大片状GGO，伴小叶间隔增厚，从影像及临床上与COVID-19鉴别困难。明确的流行病学史对于本病的诊断有提示作用，确诊必须靠核酸检测或病毒基因测序[14]。

3)非感染病变中主要需与隐源性机化性肺炎(cryptogenic organizing pneumonia，COP)相鉴别，COP病变特征性地呈周围性或支气管周围分布，双肺下叶更易受累，密度可从磨玻璃样到实变改变，有游走性特点。抗生素治疗有效[15-16]。

7 影像学价值

影像学检查尤其是CT扫描作为COVID-19诊断的主要手段之一，其价值在于检出病变、判断病变性质、评估疾病严重程度，既利于临床进行分型，又可以检测COVID-19治疗转归(进展、稳定、吸收)，及早发现肺部合并症，是对接触者隔离和患者康复出院的最佳随访方法。但需要强调的是确诊COVID-19的金标准是病毒核酸检测阳性或病毒基因测序。

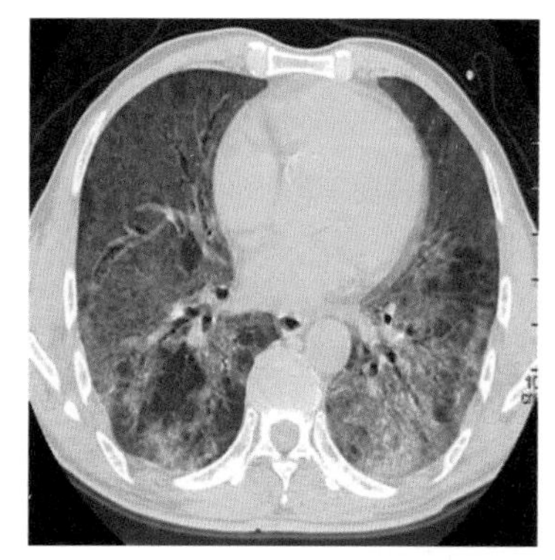

图5 患者，男，34岁，有武汉疫区接触史，发热、咳嗽伴呼吸困难来院检查。CT平扫肺窗显示双肺弥漫性磨玻璃影和实变，融合呈大片状，可见空气支气管征和“铺路石”征

Figure 5 A 34-year old male with Wuhan exposure history, presenting with fever, cough and dyspnea. Axial non-contrast CT image shows diffuse bilateral confluent and patchy GGO and consolidative pulmonary opacities, with air bronchogram and “crazy paving” pattern

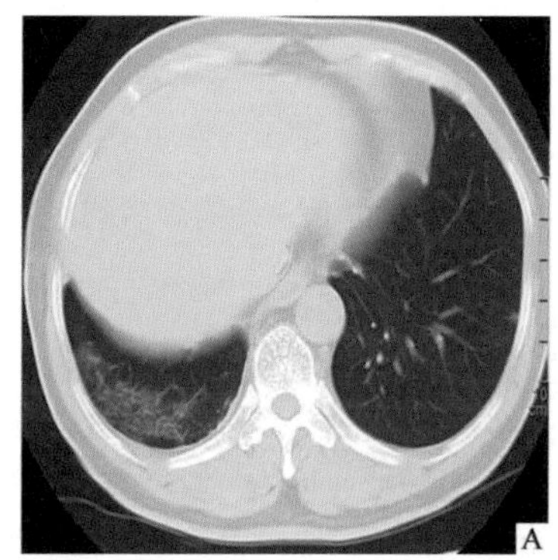

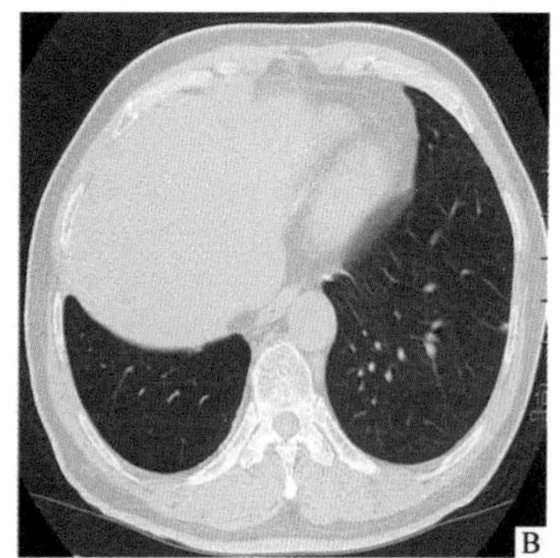

图6 患者，男，39岁，有武汉疫区接触史，临床表现为发热和乏力，新型冠状病毒核酸检测阳性性。CT平扫肺窗(A)显示右下肺胸膜下片状磨玻璃影，其内可见增多细血管影。1周后复查肺部CT平扫(B)显示右下肺病灶完全吸收

Figure 6 A 39-year old male with Wuhan exposure history, presenting with fever and fatigue. Axial non-contrast CT image shows a sheet GGO located in the right lower lobe periphery (A). After one week of systematic treatment the follow-up CT image shows the GGO lesions disappeared (B)

7.1 疑似病例的诊断

疑似病例的诊断需有流行病学史，3条临床表现(发热和/或呼吸道症状；肺炎影像学特点；发病早期白细胞正常或降低，或淋巴细胞计数减少)中满足2条；或无流行病学史，上述3条临床表现均具备。

7.2 临床诊断病例的诊断

鉴于目前病毒核酸检测试剂盒不足、检测实验室要求高、测试报告慢、受取样部位和方法影响较大，也受患者病毒载量、自身免疫状态和病程的影响，核酸检测总体阳性率不高，仅为30%~50%。新型冠状病毒感染和COVID-19两个概念的区别在于：前者不一定有肺部改变，主要累及肺外结构，临床表现以发热、腹泻、肌痛为主，肺部改变轻或无，影像学检查阴性。尽管目前胸部CT检查诊断COVID-19的阳性率为76%[10]，但CT的阳性率仍然明显高于核酸检出率。目前湖南省尚缺乏大样本的临床数据，根据我们对已有病例的观察并参照武汉临床经验[7]，在疑似病例和确诊病例之间增加一条临床诊断病例，其标准为：当病例有流行病学史，具备上述3条临床表现，但暂时缺乏病毒核酸阳性的证据时，可将其纳入临床诊断病例。对这类患者必须隔离治疗，向临床重点提示此类患者很有可能是COVID-19，以利于改善患者预后和降低传播风险。

7.3 临床分型

轻型，影像学检查未见肺炎表现；普通型，影像学检查可见肺炎表现；重型及危重型，诊断无需影像学指标。

7.4 解除隔离和出院标准

肺部影像学检查显示炎症明显吸收是COVID-19疑似病例和患者解除隔离和出院标准的指标之一。出院的放射学推荐意见：1)肺内病变范围明显缩小、吸收、完全消散；2)肺内仅存留少许纤维化；3)没有新发病变。

8 影像学检查医院内感染预防与控制流程

8.1 放射科隔离区分区

将隔离区分为污染区(检查发热患者的机房和候诊区)、潜在污染区(登记室、设备控制室、防护人员休息区)、清洁区(放射科其他区域)。

8.2 医务人员个人防护

1)污染区和潜在污染区实行二级防护。

2)清洁区实行一级防护，检查人员佩戴医用外科口罩、工作帽、戴手套、穿工作服外套加隔离衣。

3)在污染区、潜在污染区、清洁区应固定工作人员，工作人员严禁穿防护衣跨区穿越。

4)严格实施空气消毒、设备隔离、环境物体表面消毒，防止交叉感染。

8.3 防止交叉感染

1)对所有发热患者的检查使用一次性垫单，推荐对发热患者的检查实行专机(CT机)专用。

2)CT检查发现疑似患者应对检查室进行空气消毒后再检查后续患者；使用含氯或含醇消毒剂消毒仪器及环境物体表面；将一次性垫单与其他医疗废物双层密闭打包并清楚标识。按照规范使用空气消毒仪进行空气消毒，并做好CT室内部患者行经路径消毒。

综上所述，COVID-19患者多数具有明确的流行病学史，除少数患者无明显临床症状外，多数患者具有下呼吸道感染的临床表现，血常规提示白细胞计数正常或减少，淋巴细胞减少，病毒核酸检测阳性。胸部X线检查不易发现早期肺部病变；床旁DR可以用于重症患者检查，评价肺内病变对治疗的反应；肺部CT检查具有相对特征性的表现。及时明确此类患者的临床与影像学资料可为临床早诊断、及时隔离疑似和确诊病例、阻断疫情传播、指导治疗提供参考，改善患者预后。

专家共识审定成员：王维(中南大学湘雅三医院放射科)、廖伟华(中南大学湘雅医院放射科)、刘进康(中南大学湘雅医院放射科)、刘晟(中南大学湘雅三医院放射科)、刘军(中南大学湘雅二医院放射科)、肖恩华(中南大学湘雅二医院放射科)、王云华(中南大学湘雅二医院PET-CT中心)、刘建滨(湖南省人民医院放射科)、李平(湖南中医药大学第一附属医院放射科)、金科(湖南省儿童医院放射科)、于小平(湖南省肿瘤医院放射科)、刘进才(南华大学附属第一医院放射科)、胡鹏志(中南大学湘雅三医院放射科)、周高峰(中南大学湘雅医院放射科)、司徒卫军(中南大学湘雅二医院放射科)、沈宏荣(湖南中医药大学第一附属医院放射科)、陈学军(湖南省肿瘤医院放射科)、黄锋(湖南省人民医院放射科)

利益冲突声明：所有作者均声明不存在利益冲突。

参考文献

[1] Lu R, Zhao X, Li J, et al. Genomic characterisation and epidemiology of 2019 novel coronavirus: implications for virus origins and receptor binding[J]. Lancet, 2020, S0140-6736(20): 30251-30258.

[2] World Health Organization. WHO Director-General's remarks at the media briefing on 2019-nCoV on 11 February 2020[EB/OL]. [2020-02-11]. https://www. who. int/dg/speeches/detail/who-director-general-s-remarks-at-the-media-briefing-on-2019-ncov-on-11-february-2020.

[3] Li Q, Guan X, Wu P, et al. Early transmission dynamics in Wuhan, China, of novel coronavirus-infected pneumonia[J]. N Engl J Med, 2020[Epub ahead of print].

[4] Rothe C, Schunk M, Sothmann P, et al. Transmission of 2019-nCoV infection from an asymptomatic contact in Germany[J]. N Engl J Med, 2020[Epub ahead of print].

[5] Huang C, Wang Y, Li X, et al. Clinical features of patients infected with 2019 novel coronavirus in Wuhan, China[J]. Lancet, 2020, S0140-6736(20): 30183-30185.

[6] Chan JFW, Yuan S, Kok KH, et al. A familial cluster of pneumonia associated with the 2019 novel coronavirus indicating person-to-person transmission: a study of a family cluster[J]. Lancet, 2020, S0140-6736(20):30154-30159.

[7] 中华人民共和国国家卫生健康委员会.新型冠状病毒感染的肺炎诊疗方案(试行第五版) [EB/OL].[2020-02-05]. http://www.nhc.gov.cn/xcs/zhengcwj/202002/3b09b894ac9b4204a79db5b8912d4440.shtml.
National Health Commission of the People's Republic of China. Diagnosis and treatment of novel coronavirus-infected pneumonia (trial version 5) [EB/OL]. [2020-02-05]. http://www.nhc.gov.cn/xcs/zhengcwj/202002/3b09b894ac9b4204a79db5b8912d4440.shtml.

[8] 中华医学会放射学分会.新型冠状病毒肺炎的放射学诊断:中华医学会放射学分会专家推荐意见(第一版)[J/OL].中华放射学杂志, 2020. DOI: 10.3760/cma.j.issn.1005-1201.2020.0001.
Chinese Society of Radiology. Radiological diagnosis of novel coronavirus pneumonia: Expert recommendations of Chinese Society of Radiology[J/OL]. Chinese Journal of Radiology, 2020. DOI: 10.3760/cma.j.issn.1005-1201.2020.0001.

[9] Dong N, Yang X, Ye L, et al. Genomic and protein structure modelling analysis depicts the origin and infectivity of 2019-nCoV, a new coronavirus which caused a pneumonia outbreak in Wuhan, China[J/OL]. bioRxiv, [2020-02-22], https://doi.org/10.1101/2020.01.20.913368.

[10] Guan WJ, Ni ZY, Hu Y, et al. Clinical characteristics of 2019 novel coronavirus infection in China[EB/OL]. medRxiv, [2020-02-09]. https://www.medrxiv.org/content/10.1101/2020.02.06.20020974v1.

[11] 马慧静, 邵剑波, 王永姣, 等.新型冠状病毒肺炎儿童高分辨率CT表现 [J].中华放射学杂志, 2020.
MA Huijin, SHAO Jianbo, WANG Yongjiao, et al. HRCT findings of New Coronvirus pneumonia in children[J]. Chinese Journal of Radiology, 2020.

[12] Chung M, Bernheim A, Mei XY, et al. CT imaging features of 2019 novel coronavirus 2019-nCoV) [J/OL]. [2020-02-04]. https://pubs.rsna.org/doi/10.1148/radiol.2020200230.

[13] 瞿介明, 曹彬.中国成人社区获得性肺炎诊断和治疗指南(2016 年版) 修订要点[J].中华结核和呼吸杂志, 2016, 39(4): 241-242.
QU Jieming, CAO Bin. Guidelines for the diagnosis and treatment of community-acquired pneumonia among Chinese adults (2016 edition) [J]. Chinese Journal of Tuberculosis and Respiratory Diseases, 2016, 39(4): 241-242.

[14] Koo HJ, Lim S, Choe J, et al. Radiographic and CT features of viral pneumonia[J]. Radiographics, 2018, 38(3): 719-739.

[15] 陈彬, 赵峰, 何健, 等.隐源性机化性肺炎的 CT 征象分析[J].中华放射学杂志, 2011, 45(6): 589-592.
CHEN Bin, ZHAO Feng, HE Jian, et al. Analysis of CT signs of cryptogenic organizing pneumonia[J]. Chinese Journal of Radiology, 2011, 45(6): 589-592.

[16] 黄雁西, 韩锋锋, 杨天芸, 等.隐源性机化性肺炎的临床病理特征和影像学表现[J].临床肺科杂志, 2012, 17(8): 1376-1378.
HUANG Yanxi, HAN Fengfeng, YANG Tianyun, et al. The clinicopathological features and imaging manifestations of cryptogenic organizing pneumonia[J]. Journal of Clinical Pulmonary Medicine, 2012, 17(8): 1376-1378.

（本文编辑 陈丽文）

本文引用: 新型冠状病毒肺炎影像学检查、诊断及医院内感染预防与控制:湖南省放射学专家共识[J].中南大学学报(医学版)

Cite this article as: Imaging examination, diagnosis, and control and prevention of nosocomial infection for coronavirus disease 2019: Expert consensus of Hunan radiologist[J]. Journal of Central South University. Medical Science

中国成人流行性感冒诊疗规范急诊专家共识

中国医师协会急诊医师分会， 中华医学会急诊医学分会， 中国人民解放军急救医学专业委员会， 急救与创伤研究教育部重点实验室

于学忠，北京协和医院，E－mail：yxz@ medmail. com. cn；陈玉国，山东大学齐鲁医院，E－mail：chen919085@ 126. com；赵晓东，中国人民解放军总医院第四医学中心，E－mail：zxd63715@ 126. com；吕传柱，急救与创伤研究教育部重点实验室，海南医学院，E－mail：lvchuanzhu677@ 126. com；陆一鸣，上海交通大学医学院附属瑞金医院，E－mail：lvyiming@ rjh. com. cn。

doi：10. 3969/j. issn. 1002－1949. 2019. 10. 001

流行性感冒（influenza，简称流感）是由流感病毒引起的一种急性呼吸道传染病，具有流行面广、传染性强及发病率高等特点，其波及范围之广、造成的经济损失位于传染性疾病之首[1]。据估计，全球每年有 291243～645832例病例死于季节性流感相关性呼吸道疾病[2]。2010～2018 年美国季节性流感期间，每年有 430 万～2300 万例流感病例就诊，其中 14 万～96 万例接受住院治疗；每年死于流感相关呼吸和循环系统疾病者为 1.2 万～7.9 万例[3]。2009～2010 年中国新型甲型 H1N1 流感大流行期间，内地累计实验室确诊 1 275 885 例新型甲型 H1N1 流感病例，其中 31 651 例接受住院治疗，805 例死亡[4]。近年来我国发生了多起人感染 H5N1 和 H7N9 禽流感疫情。截至 2018 年 7 月，累计确诊 1625 例 H7N9 禽流感病例，其中 623 例死亡，病死率为 38%[5]。同时还有散发的人感染 H9N2、H5N6 和 H10N8 等禽流感报道，且多为重症病例，病死率极高[6－8]。近年来国内外陆续发布了许多关于流感诊疗的指南与共识[9－16]，但其中涉及流感急诊诊疗规范的内容则极少，特别是国内尚无急诊科流感诊疗的相关指南与共识。为此，中国医师协会急诊医师分会、中华医学会急诊医学分会和中国人民解放军急救医学专业委员会等组织国内急诊领域专家制定此共识，以期制定符合急诊医学特色的流感诊治指导性文件，进而提高急诊医师对流感的早期识别、早期诊断和早期治疗能力，降低流感对社会造成的巨大危害。

1 病原学

1.1 形态与结构 流感病毒是一种在自然界广泛分布的分节段单股负链 RNA 病毒，属正黏病毒科，常见形状为球形/卵形，直径 80～120 nm，平均直径 100 nm，有包膜。新分离或传代不多的病毒常呈丝体或杆状，长短不一，可达 4000 nm。流感病毒的结构从内到外由核心、衣壳和膜组成，包膜分为内、外两层。内层为基质蛋白（M1），外层为脂质双层，镶嵌有两种突出病毒表面呈辐射状的糖蛋白刺突（spike），分别是柱状的血凝素（hemagglutinin，HA）和蘑菇状的神经氨酸酶（neuraminidase，NA），两者数量之比为 4∶1～5∶1。

1.2 分型与变异

流感病毒依据核蛋白和基质蛋白 M1 抗原性的不同，分为甲（A）、乙（B）、丙（C）和丁（D）四型，在基因组结构、多肽组成、感染性和致病性等方面存在诸多差异，其中仅甲、乙流感病毒可引起人类重要的临床疾病和季节性流行。甲型流感病毒又根据 HA 和 NA 蛋白抗原性不同进一步分为不同的亚型，至今已鉴定出 18 个 HA 亚型和 11 个 NA 亚型[13]。

甲型流感病毒是高突变病毒，同一宿主细胞同时感染两种以上不同亚型的流感病毒时，各自基因节段在子代病毒装配过程中可发生重配，产生新型重组病毒。如 2009 年新型甲型 H1N1 流感的基因组包含有猪流感、禽流感和人流感三种流感病毒的基因片段[13]。禽流感病毒属甲型流感病毒属。由于种属屏障的作用，大多数禽流感病毒不会感染人类。如人致病性 H7N9 禽流感病毒由饲养的鸭和鸡传播的甲型 H7N9 流感病毒（NA）、H7N7 流感病毒（HA）和 H9N2 流感病毒（编码内部蛋白的基因片段)多重重配而形成的新的亚型[17]。流感病毒抗原性变异主要针对 HA 和 NA 基因,包括抗原漂移和抗原转变两种形式,与流感流行关系密切。乙型流感病毒抗原性比较稳定,人类是其唯一的宿主,可在局部地区流行。丙型流感病毒抗原性最稳定,对人类危害较小。

1.3 稳定性 流感病毒对外界抵抗力不强,对紫外线和热敏感,100 ℃ 1 分钟或 56 ℃ 30 分钟可被灭活,对目前临床常用消毒剂如乙醇、碘伏、碘酊等均敏感,但耐低温和干燥,真空干燥或 -20 ℃以下仍可存活。在 pH 值 <5 或 >9 时,流感病毒亦很快被破坏。

2 流行病学

2.1 传染源 流感病例和隐性感染者是主要传染源。被感染的禽类动物也可能是一种传染源。从潜伏期末到急性期都有传染性,健康成人感染流感病毒后 3～5 小时即可释放病毒,病初 2～3 天传染性最强,所呼出的每一个气溶胶微粒中均含有 10 万～100 万个流感病毒。免疫功能受损病例排毒时间可超过 1 周,人感染 H5N1、H7N9 禽流感病例可达 1～3 周。

2.2 传播途径 主要通过咳嗽、咳痰和打喷嚏等飞沫传播,也可经口腔、鼻腔、眼睛等黏膜直接或间接接触传播。通过接触共用物品也可能引起感染。人感染禽流感主要通过直接接触受感染的动物或受污染的环境而获得。

2.3 易感人群 人群普遍易感,病后短期内有一定免疫力。由于流感病毒常常发生变异,故可反复感染。

2.4 重症病例高危人群 ①妊娠或产后 2 周健康女性[18-20];②65 岁及以上人群[18,21];③肥胖者(体质指数 >30)[22-23];④伴有以下基础疾病者[13]:慢性阻塞性肺病、心血管系统疾病(高血压除外)、肾病、肝病、血液系统疾病、神经系统及神经肌肉疾病、代谢性疾病(如糖尿病)及免疫抑制者[如肿瘤和长期使用激素、免疫抑制剂或人类免疫缺陷病毒(HIV)病例];⑤长期居住于护理院或养老院者。

3 病理生理

主要表现为呼吸道纤毛上皮细胞呈簇状变性、坏死、溶解和脱落,上皮细胞化生,固有层黏膜细胞充血、水肿及单核细胞浸润等。新型甲型 HIN1、H5N1 和 H7N9 流感重症病例肺部病理改变基本相似[9-11,24],表现为急性弥漫性肺泡损伤伴急性间质性肺炎,气管、支气管和肺泡上皮不同程度的坏死脱落,肺组织内中性粒细胞、淋巴细胞和单核细胞浸润,广泛微血栓和血栓形成,透明膜形成。随着病程发展,肺组织纤维化形成,细支气管及肺泡上皮增生,鳞状上皮化生,并且鳞状上皮化生的肺泡位于细支气管周围,呈灶状分布[25]。并发脑病时表现为脑内血管阻塞、微血栓形成、血管周围出血和水肿,尤其以脑中线区深部核团、脑干部位显著,但无单核细胞浸润的炎症表现。并发心脏损害时可出现心肌细胞肿胀、间质出血,淋巴细胞浸润、坏死等炎症反应。

4 临床特征

4.1 季节性流感

季节性流感主要由新型甲型 H1N1、H3N2 和乙型流感病毒感染引起。潜伏期一般为 1 周以内,多为 1～3 天。典型的临床特征为急起高热、头痛、全身肌肉酸痛、乏力和轻度呼吸道症状。起病急骤,前驱症状以发热、畏寒、咽痛为主,体温常在数小时至 24 小时达高峰,可达 39～40 ℃,甚至更高或伴有寒颤,多伴有头痛、肌肉酸痛、乏力和食欲减退等全身症状,常有干咳、鼻塞、流鼻涕等呼吸道症状。部分病例可伴有眼结膜充血、胸骨后不适以及呕吐、腹痛、腹泻或便秘等胃肠道症状。部分病例还可诱发哮喘发作。少见症状有咯血、复发性眼眶疼痛等。少数病例可不伴有发热症状。无并发症者病程多呈自限性,病程第 3～4 天后体温逐渐消退,全身症状好转,但咳嗽和疲倦感可迁延日久,恢复常需 1～2 周。

重症流感病例病情进展迅速,主要表现为肺炎、急性呼吸窘迫综合征(ARDS)、急性肾损伤和淋巴细胞减少,可伴有脓毒性休克和多脏器功能不全。肺炎是流感最常见的并发症,分为原发性流感病毒性肺炎、继发性细菌性肺炎或混合性肺炎。肺炎一般在病程第 2～4 天后出现,或治疗后病情短暂好转,但又重新出现发热、咳嗽、咳脓性痰、呼吸困难等症状,肺部有湿性啰音及肺实变体征。继发院内感染时病死率显著增加,主要死亡原因为严重低氧血症。罕见有中毒型流感,主要表现为高热、休克、呼吸衰竭、中枢神经系统损害及弥散性血管内凝血(DIC)等症状,病死率极高。

实验室检查:外周血白细胞计数一般正常或降低。重症流感病例淋巴细胞计数可显著降低($<800\times10^3/L$),且随着淋巴细胞减少而院内感染发生率相应增加,是继发院内感染的独立危险因素[26]。部分病例可见血钾降低,肌酸激酶、天门冬氨酸氨基转移酶、丙氨酸氨基转移酶、乳酸脱氢酶及

附录

肌酐等升高。合并细菌感染时外周血白细胞计数和中性粒细胞显著增多,病原菌以肺炎链球菌、金黄色葡萄球菌(尤其耐甲氧西林金黄色葡萄球菌)及流感嗜血杆菌等为主。合并非典型病原体感染时,常包括衣原体、支原体、嗜肺军团菌、真菌(曲霉菌)及其他病毒(鼻病毒、冠状病毒、呼吸道合胞病毒、副流感病毒)。重症病例肺组织或分泌物标本培养病毒滴度高。

肺部影像学:病变广泛、多发,初期支气管血管周围、胸膜下实变影及磨玻璃影。动态变化快,可迅速进展为弥漫性病变[27-28]。

4.2 人感染禽流感　人禽流感(human avian influenza, HAI)是指人接触禽流感病毒污染的排泄物或分泌物而感染并出现以呼吸道感染、黏膜充血等症状为主要表现的人禽共患疾病。甲型 H5N1、H7N9 和 H10N8 禽流感病毒感染人体后多引起重症肺炎,称为高致病性禽流感(HPAI)[12]。

4.2.1　甲型 H5N1 禽流感

潜伏期 1 周以内。发病初期表现为流感样症状,如头痛、咽痛、流鼻涕、肌痛和腹泻。常有发热(>38.0 ℃),伴有咳嗽、咳痰,痰量多变、可为血腥痰。重症病例表现为呼吸急促、呼吸困难,短时间内可迅速进展成 ARDS,甚至急性呼吸衰竭,病死率高。少数病例有单侧或双侧胸腔积液,或伴有烦躁、谵妄等精神神经症状。并发心力衰竭时,部分病例心尖部可闻舒张期奔马律。

实验室检查:大部分病例有淋巴细胞减少、血小板减少和转氨酶升高,重症病例可见白细胞明显降低。

肺部影像学:主要表现为双肺弥漫性浸润影。疾病早期(发病 3 天左右)可见单个肺段或肺叶内局限性片状高密度影,呈肺实变或磨玻璃状改变。短期内可进展为大片状或融合斑片状影,其间见“支气管充气征”,累及多个肺叶或肺段,严重时呈“白肺”样改变。病情好转后,肺内病灶 2 周左右开始逐渐吸收,大部分炎症影吸收较快。部分病例在疾病后期出现肺间质改变或纤维化,表现为网格状、小叶间隔增厚及纤维索条影[9,29]。

4.2.2　甲型 H7N9 禽流感

主要发生于我国冬春两季,截止至本共识定稿时,共发生了 5 次疫情。各年龄段人群均可发病,70% 为男性,且多伴有基础疾病。绝大部分病例有明确的活禽接触史。潜伏期 1 ~10 天,平均 5 天。第 1 ~4 次疫情临床特征为发热、咳嗽、虚弱、肌肉酸痛、气短、胸闷、恶心等。第 5 次疫情临床特征为发热、畏寒、咳嗽、肺炎。重症病例病情发展迅速,多在病程第 3 ~7 天时发展成重症肺炎,伴有持续高热、咯血痰和呼吸困难,常快速进展为 ARDS、脓毒性休克和多脏器功能不全。少数病例可为轻症,仅表现为发热伴上呼吸道感染症状。

实验室检查:早期外周血白细胞总数一般不高或降低,多有 C 反应蛋白增高。重症病例可见淋巴细胞和血小板减少。血生化检查可见乳酸脱氢酶、肌酸激酶、天门冬氨酸氨基转移酶、丙氨酸氨基转移酶升高,肌红蛋白可升高。继发细菌感染时以革兰阴性杆菌(鲍曼不动杆菌和肺炎克雷伯杆菌)为主,且存在侵袭性曲霉菌感染。

肺部影像学:重症病例病变进展迅速,常呈双肺多发磨玻璃影及肺实变影像,可合并少量胸腔积液。发生 ARDS 时,病变分布广泛[30-31]。

4.3 重症流感肺外并发症　重症流感病例起病初期可能仅表现为轻症流感,但一旦转为重症则病情迅速进展,肺外并发症发生率虽相对较低,但病死率极高,故急诊医师需要提高警惕,及时完善相关检查,早诊断,早治疗。

4.3.1　噬血细胞性淋巴组织细胞增多症(haemophagocytic lymphohistiocytosis, HLH)　HLH 又称为噬血细胞综合征,是一种危及生命的临床综合征,是淋巴细胞和巨噬细胞过度活化导致炎症反应失调而引起的高细胞因子血症。临床症状和体征具有非特异性,主要表现为长期高热、肝脾肿大和全血细胞减少,其他还可见肝功能异常、神经系统症状(如癫痫发作、脑膜炎、意识障碍)、皮疹、肺功能下降和淋巴结肿大等[32]。有研究认为[33-35],重症流感继发 HLH 是发生多脏器功能衰竭和死亡的主要机制,且大都需要呼吸和循环支持,可在骨髓、脾脏和(或)淋巴结中找到噬血细胞增多的证据[36]。HLH 的临床诊断依据 ASH -2009 诊断标准[37]:①HLH 的分子诊断或 X 连锁淋巴组织增生综合征(XLP);②或满足以下 4 项中 3 项以上:发热、脾肿大、血细胞减少(最少 2 个细胞系减少)或肝炎;③同时满足以下 4 项中 1 项以上:噬血、铁蛋白升高、sIL2Rα 升高或 NK 功能缺失或非常减少;④支持 HLH 诊断的其他结果:高甘油三酯血症、低纤维蛋白原血症及低钠血症。HLH 发作的中位数时间是 23 天,病死率高达 89%[35],死亡原因为难治性休克和多脏器功能衰竭。

4.3.2 神经系统并发症 流感神经系统并发症主要有流感相关性脑病(influenza associated encephalopathy, IAE)、脑炎、脑膜炎、脊髓炎、吉兰－巴雷综合征、瑞氏综合征和帕金森病症状,其中最常见的是IAE,发病机制不明确。IAE是指急性流感过程中伴随中枢神经系统功能障碍的一种临床综合征,包括急性坏死性脑病(acute necrotizing encephalopathy, ANE)、急性脑病伴双相性癫痫发作和晚期扩散及轻度脑炎/脑病伴可逆性脾脏病变。依据神经系统症状出现时间可分为急性、亚急性或晚期。68%为男性,中位数年龄46岁(20~86岁),临床表现多样,最常见的是发热、惊厥、癫痫发作及意识模糊,还可有昏迷、嗜睡、头痛、定向障碍、行为迟缓、震颤、语无伦次、言语表达不清、失语症、谵妄、视力障碍等[38]。实验室检查:可见血小板减少和凝血功能异常。60%脑电图显示为全面性或弥散性慢活动。90%脑脊液检查细胞数和蛋白含量正常,9%~16%脑脊液PCR或培养可见流感病毒。影像学特征主要有以下两类:①对称性、多灶性脑损害,以双侧丘脑受累为特征,基底核、脑干均可受累。病变区CT呈低密度,磁共振成像(MRI)呈长T1、T2信号,弥散加权成像(DWI)显示中央弥散受限的多发坏死灶,此类型即为ANE。②弥散性脑皮质受累和弥散性脑水肿[39]。脑脊液或脑MRI检查未见明显异常的病例预后良好。

4.3.3 心血管并发症 流感心血管并发症主要有心力衰竭急性加重和急性缺血性心脏病,急性心肌炎相对较少。急性心肌炎发病机制与病毒直接侵犯心肌有关,临床特征无特异性,易多变,多在感染后4~7天出现,主要表现为与心功能不全相关的急性症状,包括气短、呼吸困难、胸痛、晕厥、低血压、心律失常、心包积液和心脏压塞等,严重者出现急性暴发性心肌炎[40-42]。查体可见与发热不相称的窦性心动过速及心脏扩大、肝肿大等充血性心力衰竭体征。部分病例临床隐匿,直至发展为扩张型心肌病。部分病例发病第6~14天时可出现心包积液[43]。肌钙蛋白异常升高者相对少见,多可恢复。大多数病例病情较轻,为自限性。部分病例病情可危重,病死率显著增加[44-46]。

4.3.4 肾脏并发症 流感肾脏并发症主要有急性肾损伤、急性肾小球肾炎、微小病变和急性肾小管间质性肾炎。急性肾损伤临床特征为肾功能在短时间(48小时)内急剧进行性下降,血肌酐绝对值增加≥26.5 μmol/L,7天内升高至基线1.5倍以上,或者尿量减少[<0.5 mL/(kg·h),持续至少6小时]。发生机制可能与横纹肌溶解介导的肾损伤、血容量不足致肾灌注减少、严重感染相关脓毒症的血管舒张状态致急性肾小管坏死(ATN)等多种因素有关[47]。存活者肾功能多数能完全恢复。

4.3.5 肌炎及横纹肌溶解综合征 文献报道[48-49],重症流感横纹肌溶解综合征的发生率为9.5%。临床特征有肌肉压痛、肌无力、不能站立、肌酸激酶升高、肌红蛋白尿及急性肾损伤,严重者可出现多脏器功能衰竭和DIC,甚至死亡。

4.3.6 DIC 主要表现为出血、栓塞及微血栓衰竭,血小板及各种凝血因子水平低下,纤溶酶原含量显著减少,血小板及凝血因子激活的分子标志物显著增加。

4.3.7 脓毒性休克 主要表现为高热、休克及多脏器功能不全等。

4.4 特殊人群流感

4.4.1 65岁及以上人群 老年人由于免疫系统功能退化,以及常存在心肺及糖尿病等基础疾病,感染流感病毒后临床症状多较严重,病情进展迅速,肺炎发生率高,可见气胸、脓胸,使用机械通气治疗和入住ICU的几率及死亡风险较普通人群显著增高。易出现肺外受累,如皮疹、凝血异常、脑炎、心脏损伤、横纹肌溶解、急性肾损伤及血糖控制不佳等,或仅表现为脏器功能减退。心脏损伤主要有肌酸激酶升高、心电图异常、病毒性心肌炎、心包炎、心力衰竭及急性心肌梗死等[11]。存在慢性心功能不全时易出现急性肺水肿。部分病例临床表现可不典型,无发热症状。多因素相关分析显示,年龄≥65岁[OR=2.74,95%CI(1.07~7.01)]、糖尿病[OR=2.74,95%CI(1.01~7.46)]和急性肾损伤并发症[OR=14.69,95%CI(1.34~161.38)]是与流感病例病情严重程度相关的独立因素[50]。

4.4.2 妊娠女性 由于机体免疫功能和生理变化,妊娠或产后2周女性感染流感病毒后多为重症,容易出现心肺和其他器官的并发症,发生机制主要与Th2细胞参与的严重全身炎症反应有关[51]。临床表现有发热、体温常超过39 ℃、鼻塞流涕、咳嗽咳痰、咳血性痰、气促及胸闷等症状,可有腹痛、阴道出血等。孕中晚期易发生肺炎,可迅速进展出现呼吸困难、ARDS、呼吸衰竭,甚至多脏器功能衰竭,病死率较高。研究表明[52],妊娠女性流感病例并发心肺

附录

损害需要住院治疗的比例随孕周增加显著升高，且合并心肺慢性疾患时，早中晚孕期的入院率分别为无合并症妊娠女性的2.9倍、3.4倍及7.9倍。不良结局有流产、早产、胎儿窘迫及胎死宫内等不良妊娠结局[10]。病理研究结果表明，H5N1病毒可通过胎盘屏障感染胎儿，并可在胎儿肺内大量复制。

4.4.3 慢性基础疾病人群 慢性基础疾病减弱人体免疫机能，导致感染流感风险显著上升，肺炎发病率显著增加。与健康同龄人群相比，其感染流感后病情更严重，可诱发加重原有疾病，死亡风险是健康人群的11.3倍。

4.5 不同类型流感病毒共感染 目前临床已发现并经实验室证实部分禽流感病例与季节性流感病毒存在共感染的情况[53-54]，如甲型H7N9禽流感共感染季节性甲型H1N1流感、甲型H3N2流感或乙型流感[53]。

5 病原学检测

5.1 急诊病原学标本采集技术 快速鉴定流感病毒亚型对及时救治感染病例以及制定有效的流感疫情防控措施有着至关重要的作用。发病3天内呼吸道标本检测阳性率较高。有创机械通气病例应尽快采集气管内吸引物或支气管肺泡灌洗液，而不应常规采集非呼吸道标本(如血、血浆、血清、脑脊液、尿和大便等)行流感检测[55]。急诊采集病原学标本时除无菌操作外，应严格执行个人防护措施，以防交叉感染。详细急诊病原学标本采集技术见图1。

5.2 病原学检测方法 主要有病毒抗原检测、病毒核酸检测、病毒分离和血清学检测。

5.2.1 病毒抗原检测 主要用于急诊早期筛查诊断，采用快速诊断试剂检测所采集的标本，数小时内可获得检测结果，缺点是不能区分甲型流感病毒亚型。该方法敏感性主要取决于标本质量、流感病毒亚型、病毒滴度及采集技术[56-57]。大量临床研究表明[58-62]，快速诊断试剂筛查季节性流感和新型甲型H1N1流感病毒敏感性分别为40%～80%和10%～70%。H7N9禽流感病例上呼吸道标本中病毒含量较低，不同类型快速诊断试剂筛查敏感性35%～51%[63]。病毒抗原检测的假阴性结果较假阳性结果更为常见，尤其是在流感季节，因而对于阴性结果不能排除疑似患者的流感诊断。检测结果需结合流行病学史和临床症状进行综合判断。

5.2.2 病毒核酸检测 用于早期诊断，采用逆转录PCR(RT-PCR)或实时荧光定量PCR(Quantitative

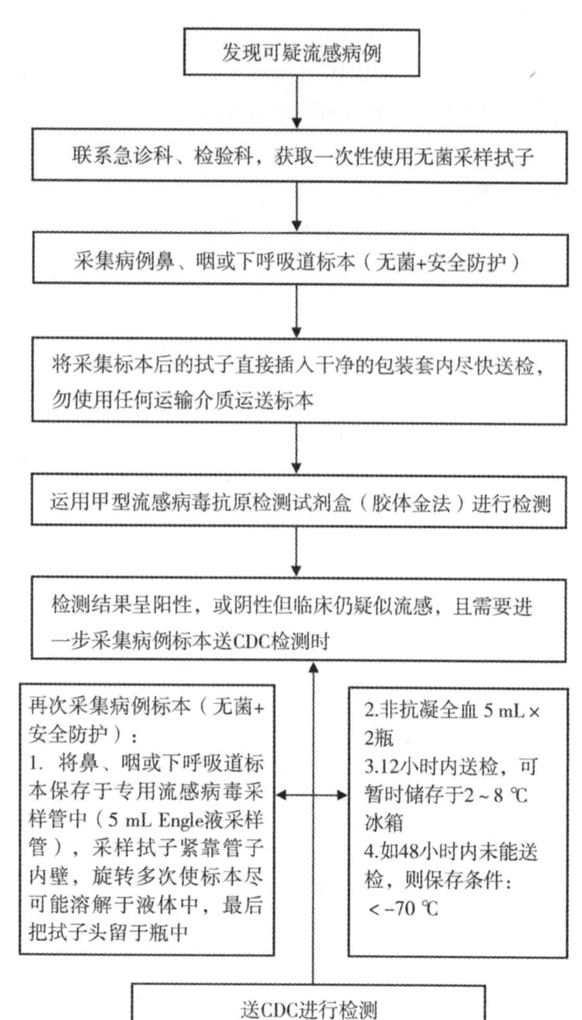

图1 急诊病原学标本采集技术

Real-time PCR)检测标本中的流感病毒核酸，特异性和敏感性极高，并能快速区分病毒类型和亚型，一般在4～6小时获得结果。有研究[64-65]认为，病毒核酸检测是甲型H7N9禽流感和新型甲型H1N1流感病例首选的诊断方法。一项调查研究发现[64]，2009年新型甲型H1N1流感大流行期间，526例流感样症状病例中有48例呼吸道标本实时逆转录PCR检测呈阳性，检测结果呈阴性病例中约有1/3实施了Real Accurate Respiratory RT-PCR检测，结果发现有2例流感病毒检测呈阳性，提示病毒核酸检测阴性时仍不能完全除外甲型流感病毒感染。

5.2.3 病毒分离 毒株分离培养是流感病毒确诊的"金标准"。采用鸡胚或猴胚肾细胞(MDCK细胞)接种病例呼吸道标本。3～4天后取鸡胚囊液或细胞上清液做血凝实验或实时荧光定量PCR检测确定阳性结果。该方法操作技术要求高且耗时久，不适用于流感病毒的早期快速诊断。在流感流行季节，具有典型流感样症状病例快速抗原诊断和免疫荧光法检测均呈阴性时，也可行病毒分离检测[10]。

5.2.4　血清学检测　动态检测急性期和恢复期双份血清流感病毒特异性 IgM 和 IgG 抗体滴度，恢复期血清 IgG 抗体滴度较急性期有 4 倍或以上升高时有回顾性诊断意义，对病例的早期诊断意义不大[10]。

6　急诊早期诊断策略

6.1　诊断标准

6.1.1　诊断依据　主要依据流行病学、临床表现和病原学检查结果。流行病学[13,66]是指发病前 7 天内病例曾到过流感爆发疫区；或与确诊（或疑似）流感病例共同生活或有密切接触史；或有与禽类动物接触史；或曾到过活禽市场。

6.1.2　流感样症状　流感流行季节，有典型流感样临床症状，但无流行病学证据和病原学检测结果。

6.1.3　临床诊断　有流感样临床症状，有流行病学证据或流感快速抗原检测阳性，且排除其他致流感样疾病。

6.1.4　确诊诊断　有流感样临床症状，病原学（病毒核酸、病毒分离或血清学）检测呈阳性。

6.2　诊断程序

6.2.1　识别潜在的可疑急诊流感病例　临床经验表明，重症流感患者在发现时多已延误数日。因此，早发现、早诊断是提高流感治愈率、降低病死率的关键[13]。急诊医师应及时依据病例流行病学史和临床表现，判断是否为潜在的可疑流感病例，并识别出重症流感高危人群。在流感季节，急诊发热病例伴有以下情况之一时，应考虑可疑流感：①伴有咳嗽、咽痛等急性呼吸系统症状；②近期有明确的活禽接触史或活动场所已有人患病或活动场所有多人出现相似流感样症状，外周血中性粒细胞计数正常或轻度增高，可伴有乳酸脱氢酸（LDH）增高；③原有肺部疾病急性加重；④肺影像学表现（肺 CT）符合病毒性肺炎。老年人新出现呼吸系统症状或原有呼吸系统症状加重，以及重症病例出现发热或低体温也应考虑流感的可能[67]。

6.2.2　急诊早期筛查流程　所有可疑急诊流感病例，均应尽早启动流感急诊早期筛查流程。建议采用急诊流感纸片法快速筛查可疑病例，筛查流程包括流感流行季节和非流感流行季节两个途径，详细流程见图 2。对于有条件的急诊科，应积极开展敏感性更高的病毒核酸检测。

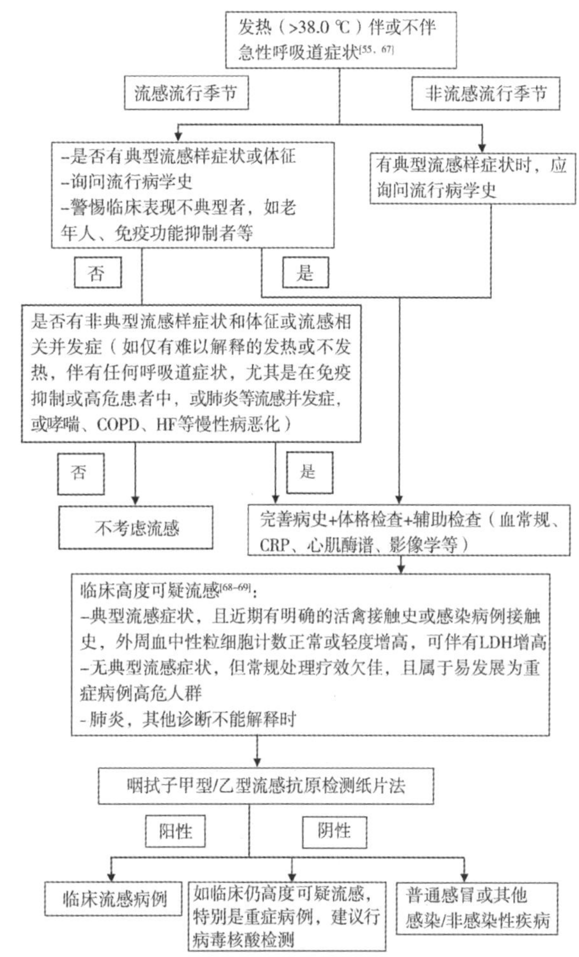

图 2　急诊流感纸片法（咽拭子甲型/乙型流感抗原检测）筛查流程

6.2.3　启动疾病控制中心（CDC）病原学检查流程　不明原因重症社区获得性肺炎病例满足以下条件时需及时启动 CDC 病毒核酸检测：①抗感染治疗无效，不能用常见细菌或真菌性感染解释时；②连续 2 次及 2 次以上甲型/乙型流感抗原检测纸片法呈阳性，需要 CDC 进一步确诊流感；③抗原检测纸片法连续阴性，但临床高度怀疑，需要 CDC 行病毒核酸检测。详细流程见图 3。

6.2.4　重症流感病例的诊断

重症流感高危人群如出现以下情况时，应警惕重症流感可能：①体温 ≥38.5 ℃ 持续超过 3 天；②明显头痛、头晕、肌肉酸痛、疲乏；③食欲极差、进食明显减少、呕吐、腹泻；④明显咳嗽、咳痰、咽痛；⑤流感症状持续 3 天未见缓解，加重或缓解后再度出现。

急诊流感病例符合以下情况之一时，诊断为重症流感[13]：①持续高热 >3 天，伴有剧烈咳嗽，咳脓

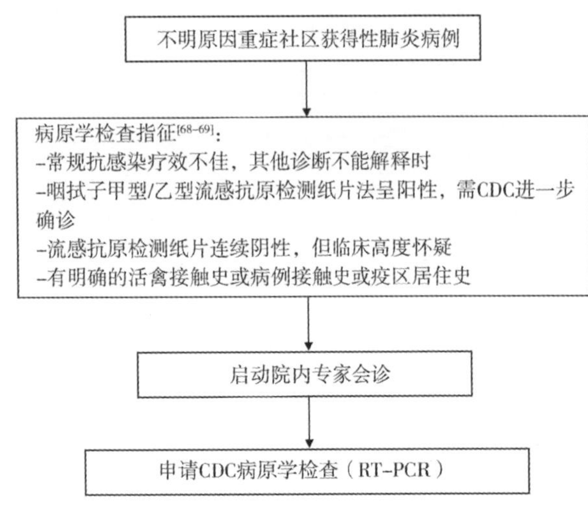

图3　启动 CDC 病原学检查流程

痰、血痰，或胸痛；②呼吸频率快，呼吸困难，口唇发绀；③意识改变：反应迟钝、嗜睡、躁动、惊厥等；④严重呕吐、腹泻，出现脱水表现；⑤合并肺炎；⑥原有基础疾病明显加重。

6.2.5　危重症流感病例的诊断　急诊流感病例满足以下条件之一时，诊断为危重症流感[11,13,70-71]：①进展性呼吸衰竭，需要行机械通气治疗；②积极液体复苏后仍持续低血压，需要使用血管活性药物维持平均动脉压 ≥65mmHg；③急性坏死性脑病；④多脏器功能不全；⑤死亡。

6.3　鉴别诊断　流感的临床症状无特异性，上呼吸道感染最常见。应注意与普通感冒、细菌性肺炎、严重呼吸综合征（SARS）、传染性单核细胞增多症、巨细胞病毒感染、军团菌肺炎、衣原体肺炎和支原体肺炎等鉴别。流感与普通感冒部分症状相似，但有些症状有所区别。通常流感病例全身症状重，而普通感冒一般由鼻病毒、冠状病毒或副流感病毒等引起，全身症状较轻，呼吸道局部症状较重，主要表现为咽痛、鼻塞、打喷嚏、流鼻涕及咳嗽，不伴发热或有轻、中度发热，无寒颤，为自限性疾病，并发症少。鉴别主要依据流行病学史和病原学检查结果。

7　病情严重程度评估

7.1　首次就诊时病情评估　所有可疑、临床诊断或确诊流感病例急诊首次就诊时，均应详细评估病情，评估内容包括性别、年龄、体质指数、生命体征、症状和体征、原有基础疾病以及实验室和影像学检查结果，判断病例有无重症流感高危因素及下呼吸道感染等。然后根据评估结果将病例分为单纯流感（无重症流感高危因素、无并发症）、伴有重症流感高危因素的流感（无并发症）、合并哮喘及合并下呼吸道感染等。对孕妇病例还应及时评估胎儿生命体征状况。流感病例首次就诊病情评估流程详见图4。

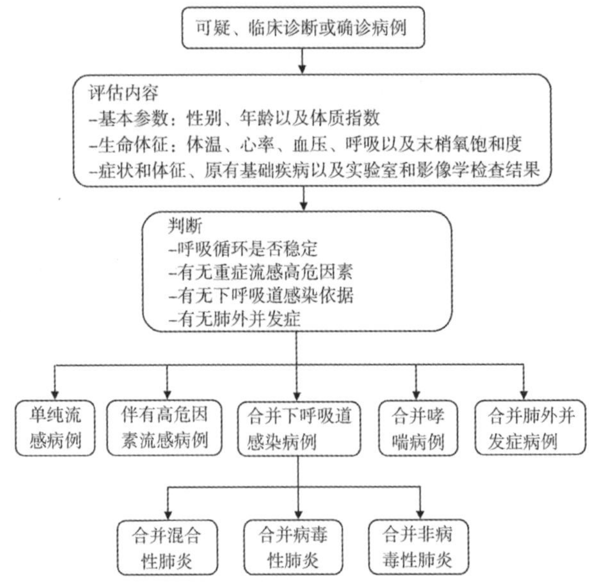

图4　流感病例首次就诊病情评估流程

7.2　重症及危重症病情评估　重症及危重症流感病例可运用以下方法评估病情严重程度：①运用肺炎严重批数（PSI）、CURB-65 评估下呼吸道感染严重程度，氧合指数评估肺损伤程度。调查研究发现[72]，甲型 H1N1 流感病例入院第 1 天氧合指数为 150～235 时病死率为 53.5%，随着氧合指数的降低，病死率逐渐增加，氧合指数 <150 时病死率高达 71.42%。②运用脓毒症相关序贯器官衰竭（SOFA）或 APACHE Ⅱ评分系统评估整体病情严重程度，并预测结局。③及时完善相关检查，参照肺外并发症诊断标准，评估是否合并肺外并发症。部分重症流感病例可能没有严重呼吸道症状，但合并急性心肌损伤、肾损伤、横纹肌溶解或脑病。

7.3　病情再评估　合并下呼吸道感染病例，未行流感筛查或筛查结果呈阴性，出现抗感染疗效不佳且病情进展迅速时，应及时重新评估病情，明确是否为重症流感病例。疑似或确诊流感病例出现下列情况时应重新评估病情，明确是否合并细菌感染或其他可能：①发病开始即表现为严重病症（如重症肺炎、呼吸衰竭、高血压和发热）；②抗病毒治疗后病情好转但又出现恶化；③连续抗病毒治疗 3～5 天后病情仍未见好转。

8　治疗

8.1　基本原则　早发现、早报告、早诊断、早治疗，重视对危重症流感病例的积极救治，中西医并重[13]，充分发挥中西医各自的优势。重症病例应尽早启动经验性抗病毒治疗，无需等待检验结果；同时避免盲目或不恰当使用抗菌药物。

8.2 隔离与报告　对临床诊断和确诊病例应及时予以隔离，并按照各级各类医疗机构传染病防治管理要求及时报告。对重症病例，最好转移至有隔离、监护和救治条件的医疗单位接受综合治疗。非住院病例应居家隔离，保持房间通风，避免家庭成员之间交叉感染。老年病例需要密切观察病情变化。

8.3 抗流感病毒药物应用

8.3.1 抗流感病毒药物

8.3.1.1 神经氨酸酶抑制剂(NAI)

神经氨酸酶抑制剂主要通过与神经氨酸酶的天然底物唾液酸竞争，选择性抑制病毒包膜上神经氨酸酶的活性，阻断酶活性位点，进而阻断病毒颗粒从被感染宿主细胞脱落，阻止病毒在宿主细胞间扩散，从而减少病毒在体内的复制。WHO 和美国 CDC 推荐其为抗流感病毒一线治疗药物[12]，对新型甲型 H1N1、甲型 H3N2 和乙型流感有着很高的敏感性，对 H5N1 和 H7N9 禽流感也有抑制作用。联合使用抗病毒药物不能使病例临床获益[73-74]。规范、足量、及早、足疗程使用有助于避免流感病毒耐药病毒株的出现。

目前临床上常见神经氨酸酶抑制剂主要有奥司他韦、扎那米韦和帕拉米韦氯化钠注射液，其中使用最为广泛的为奥司他韦，其临床应用方法以及肾功能不全时的剂量选择见表 1、2。

表 2　肾功能不全时推荐奥司他韦治疗剂量（成人和 13 岁及以上）[86]

肾功能不全	口服奥司他韦连续 5 天
肌酐清除率(mL/min)	
>60*	75 mg bid
31~60*	30 mg bid
11~30*	30 mg qd
≤10*	30 mg 1 次
血液透析(HD)*	30 mg 1 次，然后每次血液透析后予以 30 mg
腹膜透析*	30 mg 1 次
血液透析滤过+ 1~1.8 L/h exchange rate	30 mg qd
血液透析滤过+ 1.9~3.6 L/h exchange rate	30 mg qd
血液透析滤过+ >3.6 L/h exchange rate	75 mg bid

注：*2017 年 1 月产品特性更新摘要；+有关血液透析滤过和肾功能衰竭的建议基于专家意见；表中所列肾功能损害时给药剂量可能与肾脏药物手册不同，但在撰写本文时，上述剂量信息与制造商提供的产品特性摘要一致

奥司他韦：是唯一口服的神经氨酸酶抑制剂，作为一种前体药，主要在胃和小肠吸收，通过肝酯酶快速转化为活性形式奥司他韦羧酸酯(GS4071)。口服后 3~4 小时达最高血药浓度，在体内可以定向分布至肺部、支气管、鼻窦、中耳等部位。经肾以羧酸原药的形式排泄，半衰期为 6~10 小时。适用于所有甲型流感病例，但抗病毒的时间窗非常有限，对已经合成的病毒无效，最佳时间窗是发病 48 小时内。临床研究表明[87-91]，奥司他韦可使流感病例症状缓解时间缩短21%，病情严重程度减轻38%，并发症

表 1　神经氨酸酶抑制剂临床应用策略与方案

	奥司他韦	扎那米韦	帕拉米韦氯化钠注射液
适应证	所有甲型流感病例	无奥司他韦或肾功能不全、孕妇等特殊人群以及重症或疾病进展病例[12]	重症病例、无法接受吸入或口服神经氨酸酶抑制剂的病例和对其他神经氨酸酶抑制剂疗效不佳或产生耐药的病例[76]
剂型	口服制剂	吸入剂	静脉制剂
治疗推荐剂量	WHO 推荐：75 mg/次，每日 2 次，疗程 5 天，重症病例治疗剂量和疗程需加倍 国内学者推荐[75]：体质量 40~78 kg 时，予以标准剂量 75 mg，每日 2 次；体质量≥79 kg 时，予以较高剂量 150 mg，每日 2 次	每次 10 mg，每日 2 次，疗程 5 天，重症病例疗程可延长至 10 天以上	300~600 mg，静脉滴注，每日 1 次，疗程 5 天以上
剂量调整	肝功能不全病例及妊娠女性无需调整剂量；肾功能不全病例需根据肌酐清除率相应调整剂量	肝肾功能不全病例及妊娠女性无需调整使用剂量	肌酐清除率为 10~30 mL/min 时需相应调整剂量
不良反应	恶心、呕吐、头痛，部分病例应警惕可能会出现精神障碍并发症	可能会诱发支气管痉挛	支气管炎、咳嗽、眩晕、头痛、失眠、疲劳等
禁忌证	对奥司他韦过敏或药物的任何成分过敏	对扎那米韦或乳糖过敏者	对帕拉米韦及其同类药物过敏者
注意事项	可能会有突发呼吸困难加重	老年病例可能无法平稳吸入	特殊个体应用时应注意监测心电指标

下降44%,住院率下降63%;发病48小时内应用时可使甲型H1N1和H5N1重症流感病例病死率下降50%。目前,国产磷酸奥司他韦胶囊于2019年初通过了国家药监局组织的仿制药质量和疗效一致性评价。耐药性方面,流感病毒对奥司他韦的耐药率总体保持在极低水平[75-78]。监控数据显示[79],2013~2017年我国大陆流行的A(H3N2)亚型流感毒株对奥司他韦依然敏感,分离的毒株中未发现对神经氨酸酶的抑制作用减弱。安全性方面,2011年荷兰《国际医药风险与安全杂志》曾组织“奥司他韦安全性高端论坛”,并刊登了对奥司他韦安全性再聚焦的相关文章,相关专家一致认为目前尚没有明确证据可否定奥司他韦的安全性。

帕拉米韦氯化钠注射液:是一种新型环戊烷类抗流感病毒药物,以原型从肾脏清除,半衰期7.7~20.8小时,感染24小时或48小时后注射单剂量药物能保护小鼠免受致死性H1N1和H3N2病毒的打击,同时肌肉注射能有效预防H5N1。研究表明[80,83],静滴300 mg或600 mg帕拉米韦治疗季节性流感的疗效和安全性良好。鉴于帕拉米韦氯化钠注射液有限的临床应用数据,其仅适宜作为无法接受口服给药治疗的流感病例的替代治疗方案,并应在临床应用时密切观察其不良反应。

扎那米韦:是N-乙酰神经氨酸的4-脱氧-4-胍基类似物,被美国食品药品监督管理局批准用于7岁以上人群,无口服制剂,仅能用于经鼻吸入给药,平均10%~20%被吸收,1~2小时达最高血药浓度,生物利用度仅2%,约90%以原型经尿液排泄,半衰期约为3小时。临床研究表明[84-85],应用扎那米韦可显著缩短流感症状持续时间和住院治疗时间,但并发症显著增加。扎那米韦不能减少流感并发症或降低住院率和病死率[15]。

8.3.1.2 M_2离子通道阻滞剂　作用机制是通过阻断流感病毒M_2离子通道抑制病毒复制,仅对甲型流感病毒有抑制作用,包括金刚烷胺和金刚乙胺(Rimantadine)两种。由于流感病毒已对其产生耐药突变,不建议临床使用。

8.3.2 应用指征[55]　所有急诊临床诊断或确诊的流感病例,不论是否有流感疫苗接种史,出现下列情况之一时,应予以抗病毒治疗:①就诊前2天内新发的流感病例;②易发展为重症流感病例的高危人群;③与流感高危人群(尤其是严重免疫抑制者)有日常接触者;④重症或危重症流感病例;⑤伴有其他重症或进展性疾病的病例;⑥健康服务提供者。

8.3.3 应用时机

所有具有应用指征的急诊非重症流感病例,病原学确诊后应及时给予抗病毒治疗。急诊重症流感病例应在发病48小时内启动抗病毒治疗,无需等待病原学确诊结果[11-12,75,87]。发病超过48小时的急诊重症病例,仍需予以抗病毒治疗[12,75],延迟启动抗病毒治疗与病毒排毒时间延长以及不良预后有关。对于不明原因急诊肺部感染重症病例,即使病毒核酸检测为阴性,亦应该经验性给予抗病毒治疗,直至病情稳定。

抗病毒治疗疗程一般为5~7天,疗程结束后如病情仍很严重、有病毒复制依据或有免疫抑制状态时,可考虑延长抗病毒疗程[11-12]。如病例忘记使用抗病毒药物时,应尽快补用单次剂量,但如果离下次使用时间不超过2小时,可不补用,遵医嘱使用下个剂量即可。

8.4 中医药

中医药是我国宝贵的传统医药,防治流感时具有一定的特色和优势。从中医理论上讲,流感属于中医学的疫病、温病、时行感冒范畴。中医药抗流感的基本原理是“祛邪”与“扶正”,从整体上改善机体状态,减轻病理损害,具有多靶点抗病毒、耐药性低和退热效果佳等特点,在近年来多次流感流行中发挥了重要作用,积累了丰富的临床实践经验。临床研究表明[92-96],中药治疗在缓解流感症状、缩短住院时间以及减轻不良反应等方面有一定作用。2011年8月《Ann Intern Med》发表了由中国学者进行的传统中药汤剂(麻杏石甘汤和银翘散加减方)治疗新型甲型H1N1流感的临床研究[97],该研究在国际上首次采用规范、严格的现代循证医学研究方法,结果显示,中药汤剂可以显著缩短新型甲型H1N1流感发热持续时间。2017年连续二项多中心、双盲、双模拟、随机对照临床研究[98]显示,明确有效单体成分群组成和分子作用机制的注射液(热毒宁)针对甲型和乙型流感能快速退热,缓解恶寒、咽痛、乏力等症状,且耐受性良好,未见严重不良反应。

8.5 临床各型流感的治疗

8.5.1 流感样症状　原则上仅予以支持对症处理,消除病例恐慌心理。以对症治疗为主,原则上使用一种药物即可。西药如酚麻美敏制剂、氨酚伪麻美芬制剂、氨咖黄敏制剂等,或中成药如银翘解毒类、双黄连类口服制剂等。

8.5.2　季节性流感

治疗原则：予以抗流感病毒治疗，改善流感症状。严重咳嗽时可予以止咳祛痰药物。

单纯流感病例：仅予以支持对症处理，但如果急诊医师判断病例有发展并发症风险时，应尽早予以奥司他韦、热毒宁注射液等抗病毒治疗。

伴有重症流感高危因素病例：应尽早予以抗流感病毒治疗，密切观察病情变化，警惕发展并发症风险。

高热持续不退病例：不能捂汗，可予以物理降温，多饮温开水。在予以抗流感病毒治疗基础上，可酌情加用改善流感高热症状的退热药物。

合并哮喘病例：在常规平喘治疗方案的基础上，加用抗流感病毒药物[95-96]。

合并非病毒性肺炎病例：予以抗感染治疗，尽早给予抗流感病毒药物，以减少 MODS 等的发生。如病情迅速进展为 ARDS 时，按照重症流感病例处理。

合并病毒性肺炎病例：按照重症流感病例处理。

8.5.3　重症流感　在流感流行季节，所有进展迅速的不明原因急诊重症肺炎病例和确诊禽流感病例均要按照重症流感进行诊治。

治疗原则：应尽早施以抗病毒、抗休克、器官功能支持、纠正低氧血症、维持水电解质酸碱平衡、防治 MODS 以及加强营养支持等综合措施。合并细菌感染时及时予以抗感染治疗。器官功能支持治疗包括呼吸支持治疗、连续肾脏替代治疗、体外膜氧合和早期胃肠道营养支持等[97]。

抗流感病毒治疗：发病 48 小时内尽早给予抗流感病毒治疗。

呼吸支持治疗：予以及时、进阶的呼吸支持策略。

肺外并发症治疗：①噬血细胞综合征目前无统一共识和标准。少量成功案例报道，奥司他韦联合类固醇、免疫球蛋白以及血浆置换[97]或地塞米松联合依托泊苷[98]或治疗流感相关噬血细胞综合征时可能有效。有研究报道[34]，早期足量应用依托泊苷可显著提高 H5N1 禽流感病例的生存率。②流感相关性脑病（IAE）目前无特异性治疗措施，关键是早期发现、早期治疗。临床研究表明[99-102]，大剂量激素冲击联合乌司他丁和低温麻醉（34 ~ 36 ℃）或联合免疫球蛋白或联合大剂量抗病毒药物对 IAE 治疗可能有效，如并发 DIC 或 MODS 时，推荐血浆置换疗法消除各种炎性细胞因子。金刚烷胺可加速脑损伤的恢复。对症支持治疗措施包括监测颅压、呼吸支持、抗惊厥发作、防治脑水肿及颅高压等。抗惊厥治疗药物有咪唑安定、安定、水合氯醛、鲁米那、丙泊芬、丙戊酸钠及肌松剂。呼吸支持时避免过度通气，不可使用允许性高碳酸血症。

糖皮质激素（Glucocorticoid，GC）：目前 GC 治疗重症肺炎完全有益的结论仅来源于小样本随机对照研究[103-104]。GC 抗炎作用机制是有效抑制肺组织局部炎性介质的产生和炎性细胞活化，进而减轻肺损伤，改善氧合，阻止肺纤维化，并减轻机体全身炎症反应状态，但可继发耐药的细菌或侵袭性曲霉菌感染，导致死亡风险显著增加。国内一项病例对照研究显示[105]，288 例住院 H7N9 病毒性肺炎病例［中位数年龄 58（45 ~ 68）岁，男性占 69.8%］，其中 204 例（70.8%）接受大剂量激素辅助治疗，COX 回归分析显示，大剂量激素延长甲型 H7N9 病毒性肺炎病例病毒排毒时间，增加 30/60 天病死率。2018 年 IDSA 流感指南推荐[55]，除非有相关临床指征，不应使用激素治疗流感病例。基于 SARS 成功经验国内学者推荐[106-107]，成人重症流感病例病程早期满足以下情况时可考虑使用 GC：①短期内肺部病变进展迅速，氧合指数 < 300 mm Hg，且有进一步下降趋势；②脓毒症合并肾上腺皮质功能不全。推荐方案：氢化可的松 200 mg/次，每日 1 次；甲强龙 80 mg/次，每日 2 ~ 3 次。疗程 3 ~ 5 天，一般不超过 1 周。使用时要注重疗程短、小剂量和个体化。

注射用人免疫球蛋白：目前尚缺乏有效的循证医学证据，不应该常规使用。

病原学监测：应定期进行呼吸道分泌物核酸检测，直至阴转。

对症支持治疗：如重视营养支持，注意预防和治疗胃肠功能衰竭。纠正内环境紊乱，尤其是血电解质紊乱及代谢性酸中毒。

8.6　妊娠女性治疗　在流感流行季节，在排除其他病因后，妊娠女性感染流感后应尽早给予奥司他韦或扎那米韦抗病毒治疗，不必等待病原学检测结果。发病 2 天内未行抗病毒治疗的妊娠女性病死率显著增加[11]。同时应尽早予以氧疗，必要时予以呼吸机支持，同时维持机体内环境稳定、保胎、防治并发症及加强营养支持等支持对症处理。密切观察病情变化，定期对病例的全身状况及胎儿宫内状况进行综合评估，及时住院诊治。孕妇行胸部影像学检查时注意做好对胎儿的防护。一项前瞻性观察性研究表明[108]，妊娠期间使用扎那米韦和磷酸奥司他韦对胎儿和妊娠是安全的，未发现明显不良妊娠结局。对磷酸奥司他韦上市后的资料分析显示[109]，2128例妊娠流感病例使用磷酸奥司他韦抗病毒治疗，流产和早产发生率均低于同期孕妇（包括感染和未感染流感病毒的孕妇），胎儿的出生缺陷也与药物无关。

9　院内防护

9.1　规章制度　严格执行国家卫生健康委员会《流感预防与控制技术指南》中各项规定，制定急诊流感预防管理制度与流程，并认真落实。

9.2　病例防护　在就诊区域以醒目方式宣传流感的预防知识、就诊流程、注意事项及预防措施等，提高流感病例及其陪同人员的防护意识，正确防护，减少疾病传播风险。流感流行季节急诊候诊室内应常规放置一次性医用防护口罩，发热、咳嗽病例来诊后予以佩戴手术口罩。嘱咐流感病例打喷嚏或咳嗽时，如未佩戴医用防护口罩，需要使用纸巾、毛巾等遮住口鼻，咳嗽或打喷嚏后洗手，尽量避免触摸眼睛和口鼻。医用防护口罩能有效阻止经空气传播、直径≤5 μm的感染因子，可持续应用6～8小时，遇污染或潮湿，受到患者血液、体液污染后，应及时更换。

9.3　医护人员防护　加强对医务人员的宣传、培训，提高其自我防护意识和防护能力。在自愿基础上为医务人员接种流感疫苗。合理安排工作时间，做到劳逸结合。在岗时均要严密做好个人防护，重视手卫生的作用。每次接触病例后立即进行手清洗和消毒。手消毒用0.3%～0.5%碘伏消毒液或快速手消毒剂（洗必泰醇、新洁尔灭醇、75%酒精等）揉搓1～3分钟。接触感染病例血液、体液、分泌物或排泄物污染的物品时应戴手套，脱去手套后也应立即洗手。接触重症流感病例时个人防护装备包括手套、鞋套、防护服、护目镜和呼吸保护装备N95口罩。佩戴个人防护装备顺序：隔离服、N95口罩、护目镜和手套。去除个人防护装备顺序：手套、护目镜、隔离服和N95面罩。在佩戴或去除个人防护装备之前和之后均要立即执行手卫生制度。进入隔离病房时穿干净的隔离服，离开时应立即取下并丢弃。在门口或接待室去除个人防护装备，离开病房并关上门后取下N95口罩。实施气管插管、吸痰、雾化治疗和纤维支气管镜检查等高风险程序时，最好佩戴全面型呼吸防护器[110]。

9.4　预防性使用抗流感病毒药物指征　抗病毒药物不应用于常规或广泛使用于暴露前的预防。流感流行季节，暴露前需要抗流感病毒化学预防的人群包括流感并发症高危人群（流感疫苗效果不佳或无疫苗）、流感并发症极高危人群（造血干细胞或肺移植手术后6～12个月）、短期内疫苗未起效的人群、暂时无法接种疫苗的人群，以及流感风险岗位的工作人群如急诊医护人员等，应在暴露后48小时内预防性使用抗病毒药物。如果暴露时间超过48小时，预防用药改为全剂量经验性抗病毒治疗，持续用药直到整个流感活动消失。当出现症状时，应开展流感检测，并调整抗病毒药物为治疗剂量。用于预防的NAI包括口服的奥司他韦和吸入扎那米韦等[55]。

10　流感疫苗

接种流感疫苗是目前公认的对高危人群唯一效果明显的预防措施。适用人群[111－112]：大于6个月的儿童和成人。易发展为重症病例的高危人群、准备在流感季节怀孕的女性以及医务人员为优先接种对象。通常推荐9～10月份进行接种。妊娠女性孕期前12周内避免接种流感疫苗[112]。健康成人接种流感疫苗后有效预防流感感染可能性为59%～83%[113]。短期不良反应主要表现为局部反应，如接种部位红晕、肿胀、硬结、疼痛及烧灼感等，全身反应主要有发热、头痛、嗜睡、乏力、肌痛、周身不适、恶心、呕吐、腹痛及腹泻等。大多数病例症状较轻微，几天内自行消失，极少出现重度反应。长期接种流感疫苗是安全的，仅部分流感疫苗由于含有硫柳汞导致其安全性存在一定争议。目前仍无证据表明硫柳汞对受其暴露的婴儿、儿童及成人有明显的毒性作用[114－115]。

加强医务人员和公众对流感和疫苗预防的认识，改进临床预防实践，推动临床医师对流感疫苗预防接种的认识并推荐给高危人群。

11　小结

本共识是根据现有文献、指南以及专家的临床经验制定，阐述了流感病毒病原学、流行病学、流感的危害及流感的诊断、治疗和预防等方面的内容。对临床医师，尤其是急诊医师在流感诊断、重症高危人群的识别及抗病毒药物应用给予指导和推荐。我们期待未来有新的循证医学证据来更新此共识。治疗流感不仅需要临床一线急诊医师的早诊断与早治疗，避免重症流感及并发症的发生，更是需要多学科相互协作共同努力，以降低流感对社会造成的巨大危害。

制定共识专家组成员（以姓氏笔画排序）：

于学忠（北京协和医院），马岳峰（浙江大学医学院附属第二医院），马渝（重庆院前急救（120）医疗中心），方邦江

(上海中医药大学附属龙华医院),卢中秋(温州医学院附属第一医院),田英平(河北医科大学附属二院),吕传柱(急救与创伤教育部重点实验室,海南医学院),吕瑞娟(山东大学齐鲁医院),朱华栋(北京协和医院),朱继红(北京大学人民医院),刘志(中国医科大学附属一院),叶静(上海交通大学医学院附属瑞金医院),李小刚(中南大学湘雅医院),张劲松(江苏省人民医院),张茂(浙江大学医学院附属第二医院),张国强(北京中日友好医院),陆一鸣(上海交通大学医学院附属瑞金医院),陈玉国(山东大学齐鲁医院),陈怡(上海交通大学医学院附属仁济医院南院),陈晓辉(广州医科大学附属第二医院),范西真(安徽省立医院),林兆奋(上海长征医院),周荣斌(中国人民解放军陆军总医院),赵晓东(中国人民解放军总医院第四医学中心),赵剡(武汉大学中南医院),赵敏(中国医科大学盛京医院),冒山林(复旦大学附属华山医院北院),秦历杰(河南省人民医院),聂时南(解放军东部战区总医院),柴艳芬(天津医科大学总医院),徐峰(山东大学齐鲁医院),郭树彬(首都医科大学朝阳医院),曹钰(四川大学附属华西医院),彭鹏(新疆医科大学附属一院),蒋龙元(中山大学孙逸仙纪念医院),童朝阳(复旦大学附属中山医院),曾红科(广东省人民医院),熊旭东(上海中医药大学附属曙光医院),潘曙明(上海交通大学医学院附属新华医院),魏捷(武汉大学人民医院)

参考文献

[1] Loregian A, Mercorelli B, Nannetti G, et al. Antiviral strategies against influenza virus: towards new therapeutic apptoaches[J]. Cell Mol Life Sci, 2014, 71(19): 3659-3683.

[2] Iuliano AD, Roguski KM, Chang HH, et al. Estimates of global seasonal influenza-associated respiratory mortality: a modelling study[J]. Lancet, 2018, 391(10127): 1285-3000.

[3] Centers for Disease Control and Prevention. Disease Burden of Influenza. Available at: https://www.cdc.gov/flu/about/burden/index.html Accessed on November 8, 2018.

[4] 徐翠玲,孙闪华,张彦平,等. 2009-2010年中国内地甲型H1N1流感确诊病例流行特征分析[J]. 疾病监测, 2011, 26(10): 780-784.

[5] Mostafa A, Abdelwhab EM, Mettenleiter TC, et al. Zoonotic Potential of Influenza A Viruses: A Comprehensive Overview[J]. Viruses, 2018, 10(9). pii: E497.

[6] Zhang R, Chen T, Ou X, et al. Clinical, epidemiological and virological characteristics of the first detected human case of avian influenza A(H5N6) virus[J]. Infect Genet Evol, 2016, 40: 236-242.

[7] Chen HY, Yuan H, Gao R, et al. Clinical and epidemiological characteristics of a fatal case of avian influenza A H10N8 virus infection: a descriptive study[J]. Lancet, 2014, 383(9918): 714-721.

[8] Jin Y, Yu D, Ren H, et al. Phylogeography of Avian influenza A H9N2 in China[J]. BMC Genomics, 2014, 15: 1110.

[9] 人禽流感专家组. 中国高致病性禽流感A/H5N1病毒感染病例临床管理专家共识(草案)[J]. 中华结核和呼吸病学杂志, 2009, 32(5): 329-334.

[10] 国家卫生和计划生育委员会,国家中医药管理局. 流行性感冒诊疗方案(2018年版)[J]. 中国感染控制杂志, 2018, 17(2): 181-184.

[11] 卫生部流行性感冒诊断与治疗指南编撰专家组. 流行性感冒诊断与治疗指南(2011年版)[J]. 中华结核和呼吸杂志, 2011, 34(10): 725-734.

[12] Fiore AE, Fry A, Shay D, et al. Antiviral agents for the treatment and chemoprophylaxis of influenza-recommendations of the Advisory Committee on Immunization Practices(ACIP)[J]. MMWR Recomm Rep, 2011, 60(1): 1-24.

[13] 国家卫生和计划生育委员会. 人感染H7N9禽流感诊疗方案(2017年第1版)[J]. 中国病毒病杂志, 2017, 7(1): 1-4.

[14] 中华医学会呼吸病学分会,中华医学会儿科学分会. 流行性感冒抗病毒药物治疗与预防应用中国专家共识[J]. 中华医学杂志, 2016, 96(2): 85-90.

[15] 中国医师协会呼吸医师分会. 合理应用抗流行性感冒病毒药物治疗流行性感冒专家共识(2016年)[J]. 中华内科杂志, 2016, 55(3): 244-248.

[16] 中国中西医结合学会传染病专业委员会. 人禽流感中西医结合诊疗专家共识[J]. 中华传染病杂志, 2016, 34(11): 641-647.

[17] Lam TT, Wang J, Shen Y, et al. The genesis and source of the H7N9 influenza viruses causing human infections in China[J]. Nature, 2013, 502(7470): 241-244.

[18] 姜慧,于德山,阮峰,等. 中国10省(市)流感成年人住院病例的临床特征及重症危险因素分析[J]. 中华流行病学杂志, 2015, 36(3): 216-221.

[19] Pfitscher LC, Cecatti JG, Pacagnella RC, et al. Severe maternal morbidity due to respiratory disease and impact of 2009 H1N1 influenza A pandemic in Brazil: results from a national multicenter cross-sectional study[J]. BMC Infect Dis, 2016, 16: 220.

[20] Katz MA, Gessner BD, Johnson J, et al. Incidence of influenza virus infection among pregnant women: a systematic review[J]. BMC Pregnancy Childbirth, 2017, 17(1): 192.

[21] Feng L, Shay DK, Jiang Y, et al. Influenza-associated mortality in temperate and subtropical Chinese cities, 2003-2008[J]. Bull Word Health Organ, 2012, 90(4): 279-288B.

[22] Fezeu L, Julia C, Henegar A, et al. Obesity is associated with higher risk of intensive care unit admission and death in influenza A (H1N1) patients: a systematic review and meta-analysis[J]. Obes Rev, 2011, 12(8): 653-659.

[23] Segaloff HE. The impact of obesity and timely antiviral administration on severe influenza outcomes among hospitalized adults[J]. J Med Virol, 2018, 90(2): 212-218.

[24] 中国国家流感中心. 流感监测周报[R/OL] http://www.chinaivdc.cn/cnic/zyzx/lgzb/201706/t20170612_144031.htm.[2017-06-12].

[25] Gu J, Xie Z, Gao Z, et al. H5N1 infection of the respiratory tract and beyond: a molecular pathology study[J]. Lancet, 2007, 370(9593): 1137-1145.

[26] Zhou F, Li H, Gu L, et al. Risk factors for nosocomial infection among hospitalized severe influenza A(H1N1) pdm09 patients[J]. Respir Med, 2018, 134: 86-91.

[27] Chinese center for Disease Control and Prevention. Technical guidelines for the application of seasonal influenza vaccine in China(2014-2015)[R]. Beijing, 2014.

[28] Uyeki TM. Preventing and Controlling Influenza with Available Interventions[J]. N Engl J Med, 2014, 370(9): 789-791.

[29] Lai S, Qin Y, Cowling BJ, et al. Global epidemiology of avian influenza A (H5N1) virus infection in humans, 1997-2015: a systematic review[J]. Lancet Infect Dis, 2016, 16(7): e108-e118.

[30] Su S, Gu M, Liu D, et al. Epidemiology, Evolution, and Pathogenesis of H7N9 Influenza Viruses in Five Epidemic Waves since 2013 in China[J]. Trends Microbiol, 2017, 25(9): 713-728.

[31] Sha J, Chen X, Ren Y, et al. Differences in the epidemiologyand virology of mild, severe and fatal human infections with avian influenza A (H7N9) virus[J]. Arch Virol, 2016, 161(5): 1239-1259.

[32] Esteban YM, de Jong JLO, Tesher MS. An Overview of Hemophagocytic Lymphohistiocytosis[J]. Pediatr Ann, 2017, 46(8): e309-e313.

[33] Suzuki S, Tanaka A, Fukuda Y, et al. Successful Treatment of Seasonal Influenza A (H3N2) infection-related Hemophagocytic Lymphocytosis in an Elderly Man[J]. Kansenshogaku Zasshi, 2016, 90(1): 77-82.

[34] Henter JI, Chow CB, Leung CW, et al. Cytotoxic therapy for severe avian influenza A(H5N1) infection[J]. Lancet, 2006, 367(9513): 870-873.

[35] Beutel G, Wiesner O, Eder M, et al. Vires-associated hemophagocytic syndrome as a major contributor to death in patients with 2009 influenza A (H1N1) infection[J]. Crit Care, 2011, 15(2): R80.

[36] Schulert GS, Zhang M, Fall N, et al. Whole-Exome Sequencing Reveals

Mutations in Genes Linked to Hemophagocytic Lymphohistiocytosis and Macrophage Activation Syndrome in Fatal Cases of H1N1 Influenza[J]. J Infect Dis, 2016, 213(7): 1180 - 1188.

[37] Filipovich AH. Hemophagocytic lymphohistiocytosis (HLH) and related disorders[J]. Hematology Am Soc Hematol Educ Program, 2009: 127 - 131.

[38] Meijer WJ, Linn FH, Wensing AM, et al. Acute influenza virus - associated encephalitis and encephalopathy in adults: a challenging diagnosis[J]. JMM Case Rep, 2016, 3(6): e005076.

[39] Mcswiney P, Pumama J, Komberg A, et al. A severe neurological complication of influenza in a previously well child[J]. BMJ Case Rep, 2014, pii: bcr2014206930.

[40] Onitsuka H, Imamura T, Miyamoto N, et al. Clinical manifestations of influenza a myocarditis during the influenza epidemic of winter 1998 - 1999 [J]. J Cardiol, 2001, 37(6): 315 - 323.

[41] Ito N, Sato M, Momoi N, et al. Influenza a H1N1 pdm09 - associated myocarditis during zanamivir therapy[J]. Pediatr Int, 2015, 57 (6): 1172 - 1174.

[42] Ukimura A, Satomi H, Ooi Y, et al. Myocarditis associated with influenza A H1N1 pdm2009[J]. Influenza Res Treat, 2012, 2012: 351979.

[43] Wang J, Xu H, Yang X, et al. Cardiac complications associated with the influenza viruses A subtype H7N9 or pandemic H1N1 in critically ill patients under intensive care[J]. Braz J Infect Dis, 2017, 21(1): 12 - 18.

[44] Warren - Gash C, Bhaskaran K, Hayward A, et al. Circulating influenza virus, climatic factors, and acute myocardial infarction: a time series study in England and Wales and Hong Kong[J]. J Infect Dis, 2011, 203(12): 1710 - 1718.

[45] Warren - Gash C, Hayward AC, Hemingway H, et al. Influenza infection and risk of acute myocardial infarction in England and Wales: a CALIBER self - controlled case series study[J]. J Infect Dis, 2012, 206(11): 1652 - 1659.

[46] Warren - Gash C, Smeeth L, Hayward AC. Influenza as a trigger for acute myocardial infarction or death from cardiovascular disease: a systematic review[J]. Lancet Infect Dis, 2009, 9 (10): 601 - 610.

[47] Sellers SA, Hagan RS, Hayden FG, et al. The hidden burden of influenza: A review of the extra - pulmonary complications of influenza infection [J]. Influenza Other Respir Viruses, 2017, 11(5): 372 - 393.

[48] Takayanagi N, Tokunaga D, Kubota M, et al. Community - acquired pneumonia with rhabdomyolysis[J]. Nihon Kokyuki Gakkai Zasshi, 2005, 43(12): 731 - 735.

[49] Fadila MF, Wool KJ. Rhabdomyolysis secondary to influenza infection: a case report and review of the literature[J]. N Am J Med Sci, 2015, 7 (3): 122 - 124.

[50] Ishiguro T, Kagiyama N, Uozumi R, et al. Clinical Characteristics of Influenza - Associated Pneumonia of Adults: Clinical Features and Factors Contributing to Severity and Mortality[J]. Yale J Biol Med, 2017, 90 (2): 165 - 181.

[51] McAlister VC. H1N1 - related SIRS[J]. CMAJ, 2009, 181(9): 616 - 617.

[52] Jamieson DJ, Honein MA, Rasmussen SA, et al. H1N1 2009 influenza virus infection during pregnancy in the USA[J]. Lancet, 2009, 374 (9688): 451 - 458.

[53] Li J, Kou Y, Yu X, et al. Human Co - Infection with Avian and Seasonal Influenza Viruses, China[J]. Emerg Infect Dis, 2014, 20(11): 1953 - 1955.

[54] Zhu Y, Qi X, Cui L, et al. Human co - infection with novel avian influenza A H7N9 and influenza A H3N2 viruses in Jiangsu province, China[J]. Lancet, 2013, 381(9883): 2134.

[55] Uyeki TM, Bernstein HH, Bradley JS, et al. Clinical Practice Guidelines by the Infectious Diseases Society of America: 2018 Update on Diagnosis, Treatment, Chemoprophylaxis, and Institutional Outbreak Management of Seasonal Influenza[J]. Clin Infect Dis, 2019, 68(6): 895 - 902.

[56] Cruz AT, Demmler - Harrison GJ, Caviness AC, et al. Performance of a rapid influenza test in children during the H1N1 2009 influenza a outbreak [J]. Pediatrics, 2010, 125: e645 - e650.

[57] Harper SA, Bradley JS, Englund JA, et al. Seasonal influenza in adults and children - diagnosis, treatment, chemoprophylaxis, and institutional outbreak management: Clinical practice guidelines of the Infectious Diseases Society of America[J]. Clin Infect Dis, 2009, 48(8): 1003 - 1032.

[58] Drexler JF, Helmer A, Kirberg H, et al. Poor clinical sensitivity of rapid antigen test for influenza a pandemic (H1N1) 2009 virus[J]. Emerg Infect Dis, 2009, 15(10): 1662 - 1664.

[59] Gordon A, Videa E, Saborío S, et al. Diagnostic accuracy of a rapid influenza test for pandemic influenza A H1N1[J]. PLoS One, 2010, 5 (4): e10364.

[60] Diederen BM, Veenendaal D, Jansen R, et al. Rapid antigen test for pandemic (H1N1) 2009 virus[J]. Emerg Infect Dis, 2010, 16(5): 897 - 898.

[61] Centers for Disease Control and Prevention (CDC). Evaluation of rapid influenza diagnostic tests for detection of novel influenza A (H1N1) Virus - United States, 2009[J]. MMWR Morb Mortal Wkly Rep, 2009, 58(30): 826 - 829.

[62] Chartrand C, Leeflang MM, Minion J, et al. Accuracy of rapid influenza diagnostic tests: A meta - analysis[J]. Ann Intern Med, 2012, 156(7): 500 - 511.

[63] Chen Y, Wang D, Zheng S, et al. Rapid diagnostic tests for identifying avian influenza A(H7N9) virus in clinical samples[J]. Emerg Infect Dis, 2015, 21(1): 87 - 90.

[64] Ganzenmueller T, Kluba J, Hilfrich B, et al. Comparison of the performance of direct fluorescent antibody staining, a point - of - care rapid antigen test and virus isolation with that of RT - PCR for the detection of novel 2009 influenza A (H1N1) virus in respiratory specimens[J]. J Med Microbiol, 2010, 59(Pt 6): 713 - 717.

[65] Wang XR, Gu LL, Shi JZ, et al. Development of a real - time RT - PCR method for the detection of newly emerged highly pathogenic H7N9 influenza viruses [J]. Journal of Integrative Agriculture, 2017, 16 (9): 2055 - 2061.

[66] Wu ZQ, Zhang Y, Zhao N, et al. Comparative Epidemiology of Human Fatal Infections with Novel, High (H5N6 and H5N1) and Low (H7N9 and H9N2) Pathogenicity Avian Influenza A Viruses[J]. Int J Environ Res Public Health, 2017, 14(3). pii: E263.

[67] Trampuz A, Prabhu RM, Smith TF, et al. Avian influenza: a new pandemic threat[J]. Mayo Clin Proc, 2004, 79(4): 523 - 530; quiz 530.

[68] Centers for Disease Control and prevention. Influenza (Seasonal). Guide for considering influenza testing when influenza viruses are circulating in the community[EB/OL]. [2017 - 12 - 28]. https://www.cdc.gov/flu/professionals/diagnosis/consider - influenza - testing.htm

[69] Centers for Disease Control and prevention. Influenza avian Interim Guidance on Case Definitions for Investigations of Human Infection with Avian Influenza A (H7N9) Virus in the United States[EB/OL]. [2017 - 12 - 28]. https://www.cdc.gov/flu/avianflu/h7n9/case - definitions.htm

[70] Leung YH, To MK, Lam TS, et al. Epidemiology of human influenza A (H7N9) infection in Hong Kong[J]. J Microbiol Immunol Infect, 2017, 50(2): 183 - 188.

[71] Seymour CW. Assessment of Clinical Criteria for Sepsis: For the Third International Consensus Definitions for Sepsis and Septic Shock (Sepsis - 3) [J]. JAMA, 2016, 315(8): 762 - 774.

[72] Sahasrabhojney V, Game PD, Chand D, et al. SpO_2/FiO_2 ratio: a prognostic marker for influenza patients[J]. Int J Res Med Sci, 2015, 3(12): 3830 - 3832.

[73] Wang Y, Quo Q, Yan Z, et al. Factors Associated With Prolonged Viral Shedding in Patients With Avian Influenza A (H7N9) Virus Infection[J]. J Infect Dis, 2018, 217(11): 1708 - 1717.

[74] Beigel JH, Bao Y, Beeler J, et al. Oseltamivir, amantadine, and ribavirin combination antiviral therapy versus oseltamivir monotherapy for the treatment of influenza: a multicenter double - blind, randomized phase 2 trial [J]. Lancet Infect Dis, 2017, 17(12): 1255 - 1265.

[75] Muthuri SG, Venkatesan S, Myles PR, et al. Effectiveness of neuraminidase inhibitors in reducing mortality in patients admitted to hospital with influenza A H1N1pdm09 virus infection: a meta - analysis of individual participant data[J]. Lancet Respir Med, 2014, 2(5): 395 - 404.

[76] Dobson J, Whitley RJ, Pocock S, et al. Oseltamivir treatment for influenza

in adults: a meta - analysis of randomized controlled trials[J]. Lancet, 2015, 385(9979): 1729 - 1737.

[77] Adisasmito W, Chan PK, Lee N, et al. Effectiveness of antiviral treatment in human influenza A (H5N1) infections: analysis of a Global Patient Registry[J]. J Infect Dis, 2010, 202(8): 1154 - 1160.

[78] CDC. 2008 - 2009 Influenza Season Week 38 ending September 26, 2009. Centers for Disease Control and Prevention, 2009a.

[79] Matsuzaki Y, Mizuta K, Aoki Y, et al. A two - year survey of the oseltamivir - resistant influenza A (H1N1) virus in Yamagata, Japan and the clinical effectiveness of oseltamivir and zanamivir[J]. Virol J, 2010, 7: 53.

[80] Pizzorno A, Abed Y, Boivin G. Influenza drug resistance[J]. Semin Respir Crit Care Med, 2011, 32(4): 409 - 422.

[81] Pizzorno A, Bouhy X, Abed Y, et al. Generation and characteri-zation of recombinant pandemic influenza A (H1N1) viruses resistant to neuraminidase inhibitors[J]. J Infect Dis, 2011, 203(1): 25 - 31.

[82] 黄维娟,谭敏菊,李希妍,等. 2013 ~ 2017 年中国大陆流行的 A (H3N2) 亚型流感病毒对神经氨酸酶抑制剂的敏感性分析[J]. 病毒学报,2018,6: 793 - 799.

[83] Kohno S, Yen MY, Cheong HJ, et al. Phase III randomized, double - blind study comparing single - dose intravenous peramivir with oral oseltamivir in patients with seasonal influenza virus infection[J]. Antimicrob Agents Chemother, 2011, 55(11): 5267 - 5276.

[84] Hsu J, Santesso N, Mustafa R, et al. Antivirals for treatment of influenza: a systematic review and meta - analysis of observational studies[J]. Ann Intern Med, 2012, 156(7): 512 - 524.

[85] Cole JA, Loughlin JE, Ajene AN, et al. The effect of zanamivir treatment on influenza complications: A retrospective cohort study[J]. Clin Ther, 2002, 24(11): 1824 - 1839.

[86] Public Health England (2019) PHE guidance on use of antiviral agents for the treatment and prophylaxis of seasonal influenza. Version 9. 1, January 2019.

[87] Chartrand C, Leeflang MM, Minion J, et al. Accuracy of rapid influenza diagnostic tests: a - meta analysis[J]. Ann Intern Med, 2012, 156(7): 500 - 511.

[88] 陈晓蓉,杨宗国,陆云飞,等. 人感染 H7N9 禽流行性感冒的中西医结合治疗及预后分析[J]. 中华传染病杂志, 2014, 32(1): 26 - 30.

[89] 于斌,陈佳,厉启芳 ,等. 清热解毒药物治疗流行性感冒疗效的 meta 分析[J]. 中国医院药学杂志, 2013, 33(17): 1451 - 1454.

[90] 蔡林利,蒋红丽,樊涛,等. 连花清瘟胶囊治疗流行性感冒疗效和安全性的系统评价[J]. 中国循证医学杂志,2012,12(11): 1396 - 1403.

[91] 宣文. 关于应用中医药防治人感染高致病性 H5N1 禽流感的可行性分析[J]. 上海中医药杂志, 2006, 40(1): 18 - 19.

[92] 马羽萍,郭雅玲,康立,等. 中药治疗甲型 H1N1 流感疗效分析[J]. 陕西中医, 2010, 31(10): 1351 - 1353.

[93] Wang C, Cao B, Liu QQ, et al. Oseltamivir compared with the Chinese traditional therapy maxingshigan - yinqiaosan in the treatment of H1N1 influenza: a randomized trial[J]. Ann Intern Med, 2011, 155(4): 217 - 225.

[94] Liu Y, Mu W, Xiao W, et al. Efficacy and safety of Re - Du - Ning injection in the treatment of seasonal influenza: results from a randomized, double - blinded, multicenter, oseltamivir - controlled trial[J]. Oncotarget, 2017, 8(33): 55176 - 55186.

[95] Okada T, Morozumi M, Matsubara K, et al. Characteristic findings of pediatric inpatients with pandemic (H1N1) 2009 virus infection among severe and non severe illnesses[J]. J Infect Chemother, 2011, 17(2): 238 - 245.

[96] Sposato B, Croci L, Canneti E, et al. Influenza A H1N1 and severe asthma exacerbation[J]. Eur Rev Med Pharmacol Sci, 2010, 14(5): 487 - 490.

[97] 中国医师协会急诊医师分会,中国急诊感染联盟. 2015 年中国急诊社区获得性肺炎临床实践指南——治疗和预后篇[J]. 中国急救医学, 2016, 36(1): 12 - 21.

[98] 孙兰,刘艾林,王振中,等. 热毒宁注射液及其组分对流感病毒神经氨酸酶的抑制作用研究[J]. 现代药物与治疗, 2014, 29(1): 27 - 31.

[99] Nakamura M, Yamanaka G, Kawashima H, et al. Clinical Application of Rapid Assay of Interleukin - 6 in Influenza - Associated Encephalopathy [J]. Dis Markers, 2005, 21(4): 199 - 202.

[100] Alsolami A, Shiley K. Successful Treatment of Influenza - Associated Acute Necrotizing Encephalitis in an Adult Using High - Dose Oseltamivir and Methylprednisolone: Case Report and Literature Review[J]. Open Forum Infect Dis, 2017, 4(3): ofx145.

[101] Bergamino L, Capra V, Biancheri R, et al. Immunomodulatory therapy in recurrent acute necrotizing encephalopathy ANE1: is it useful[J]. Brain Dev, 2012, 34(5): 384 - 391.

[102] Tabarki B, Thabet F, Al Shafi S, et al. Acute necrotizing encephalopathy associated with enterovirus infection[J]. Brain Dev, 2013, 35(5): 454 - 457.

[103] Choi SM, Boudreault AA, Xie H, et al. Differences in clinical outcomes after 2009 influenza A/H1N1 and seasonal influenza among hematopoietic cell transplant recipients[J]. Blood, 2011, 117(19): 5050 - 5056.

[104] Quispe - Laime AM, Bracco JD, Barberio PA, et al. H1N1 influenza A virus - associated acute lung injury: Response to combination oseltamivir and prolonged corticosteroid treatment[J]. Intensive Care Med, 2010, 36 (1): 33 - 41.

[105] Cao B, Gao H, Zhou B, et al. Adjuvant Corticosteroid Treatment in Adults With Influenza A (H7N9) Viral Pneumonia[J]. Crit Care Med, 2016, 44(6): e318 - 328.

[106] Chen RC, Tang XP, Tan SY, et al. Treatment of severe acute respiratory syndrome with glucosteroi: the Guangzhou experience[J]. Chest, 2006, 129 (6): 1441 - 1452.

[107] 刘凯雄,瞿介明. 糖皮质激素在甲型 H1N1 流感中的应用探讨[J]. 中国呼吸与危重监护杂志, 2010, 9(3): 226 - 227.

[108] Dunstan HJ, Mill AC, Stephens S, et al. Pregnancy outcome following maternal use of zanamivir or oseltamivir during the 2009 influenza A/H1N1 pandemic: a national prospective surveillance study[J]. BJOG, 2014, 121(7): 901 - 906.

[109] Wollenhaupt M, Chandrasekaran A, Tomianovic D. The safety of oseltamivir in pregnancy: an updated review of post - marketing data[J]. Pharmacoepidemiol Drug Saf, 2014, 23(10): 1035 - 1042.

[110] Centers for Disease Control and prevention. Avian Influenza. Interim Guidance for Infection Control within Healthcare Settings When Caring for Confirmed Cases, Probable Cases, and Cases under Investigation for Infection with Novel Influenza A Viruses Associated with Severe Disease. https://www. cdc. gov/flu/avianflu/novel - flu - infection - control. htm

[111] Grohskopf LA, Sokolow LZ, Broder KR, et al. Prevention and Control of Seasonal Influenza with Vaccines: Recommendations of the Advisory Committee on Immunization Practices - United States, 2018 - 19 Influenza Season[J]. MMWR Recomm Rep, 2018, 67(3): 1 - 20.

[112] 冯录召,彭质斌,王大燕,等. 中国流感疫苗预防接种技术指南 (2018 - 2019)[J]. 中华预防医学杂志, 2018, 52(11): 1101 - 1114.

[113] Osterholm MT, Kelley NS, Sommer A, et al. Efficacy and effectiveness of influenza vaccines: a systematic review and meta - analysis[J]. Lancet Infect Dis, 2012, 12(1): 36 - 44.

[114] Singh RK, Dhama K, Karthik K, et al. A Comprehensive Review on Equine Influenza Virus: Etiology, Epidemiology, Pathobiology, Advances in Developing Diagnostics, Vaccines, and Control Strategies[J]. Front Microbiol, 2018, 9: 1941.

[115] Barregard L, Rek D, Horvat M, et al. Toxicokinetics of mercury after long - term repeated exposure to thimerosal - containing vaccine[J]. Toxicol Sci, 2011, 120(2): 499 - 506.

[收稿日期:2019 - 06 - 11][本文编辑:裴俏]

影像技术应对新型冠状病毒感染肺炎的管理策略

贾晓茜，李新雨，同维，史医蕾，张盼，李延寿，赵志福，王美玉，赵亮，张向辉，曹乐，

樊钢练，张向利，丁晖，王德龙，牛刚，杨健，郭建新

（ 西安交通大学第一附属医院医学影像科，陕西 西安 710061）

摘要: 2019 年 12 月，武汉市发现多例不明原因肺炎患者，初期怀疑与武汉某海鲜批发市场暴露史有关，通过对病毒深度测序发现，这是一种新型的冠状病毒，世界卫生组织将其定义为 2019-新型冠状病毒，简称 2019-nCoV。该病毒传染性极强，胸部薄层 CT 扫描对该病的筛查和初步诊断有非常重要作用，影像技师成为继发热门诊、感染科和 ICU 后最危险的一线群体。本文通过对放射科的感控难点及影像技师的工作特点进行剖析，培养无菌消毒的意识，全面体系地控制感染，提出针对放射影像技师应对 2019-nCoV 肺炎的管理策略，旨在为所有影像同仁制定应对策略提供参考。

关键词:影像技术，新型冠状病毒，冠状病毒，管理策略

中图分类号：R445　　　　　　　　文献标志码：A

收稿日期：2020-02-04　　　　　　**修回日期：2020-02-09**

基金项目:本研究得到陕西省国际科技合作与交流计划项目(编号:2016KW-016)，西安交通大学第一附属医院 3D 打印医学研究课题(编号:XJTU1AF-3D-2018-003)与西安交通大学第一附属医院院基金(2018HL-11)资助。

Supported by the Shaanxi International Science Cooperation and Exchange Program (No. 2016kw-016)， 3D Printing Medical Research Project of The First Affiliated Hospital of Xi’an Jiaotong University (No. XJTU1AF-3d-2018-003) and the fund of The First Affiliated Hospital of Xi'an Jiaotong University (2018HL-11).

通讯作者:郭建新，主任技师， E-mail: gjx1665@126.com

Management strategies for imaging technique in response to pneumonia caused by novel coronavirus

JIA Xiao-qian, LI Xin-yu, TONG Wei, SHI Yi-lei, ZHANG Pan, LI Yan-shou, ZHAO Zhi-fu, WANG Mei-yu, ZHAO Liang, ZHANG Xiang-hui, CAO Le, FAN Gang-lian, ZHANG Xiang-li, DING Hui, WANG De-long, NIU Gang, YANG Jian, GUO Jian-xin

（Department of Imageology, the First Affiliated Hospital of Xi'an Jiaotong University, Xi'an 710061, China）

ABSTRACT: In December 2019, a number of patients with pneumonia of unknown cause were found in Wuhan, China. At the initial stage, it was suspected that the disease was related to the history of exposure to a seafood wholesale market in Wuhan. Through deep sequencing of the virus, it was found that it was a kind of coronavirus that had never been seen before. The World Health Organization defined it as 2019 novel coronavirus, or 2019-nCoV for short. The virus is highly infectious. CT scanning of the chest plays an important role in screening and initial diagnosis of the disease. Radiographers have become the most vulnerable first-line group after fever clinic, infection department and intensive care unit. This paper first analyzes the difficulties in radiographers' sensitivity control and their working characteristics. Then it points out that it is necessary to cultivate their awareness of aseptic disinfection and control infection comprehensively and systematically. Last the paper proposes an anti 2019-nCoV work plan of radiographer management, aiming to provide reference for all radiographers to develop coping strategies.

KEY WORDS: imaging technique; 2019-nCoV; coronavirus; management strategy

可引起人类疾病的冠状病毒有 6 种，其中 229E、OC43、NL63 和 HKU1 通常可引起普通感冒症状[1]，另外 2 种分别是严重急性呼吸综合征冠状病毒(SARS-CoV)和中东呼吸综合征冠状病毒(MERS-CoV)，起初源于人畜共患传染病，有时可致命[2]。2019 年 12 月，武汉市爆发不明原因感染的肺炎并迅速向全国甚至境外蔓延，初期，怀疑此类患者与武汉市某海鲜批发市场暴露史有关，中国科学家经过深度测序分析发现，这是一种区别于前 6 种的冠状病毒感染导致的肺炎，世界卫生组织(the World Health Organization， WHO)引起高度重视，将其定义为 2019 新型冠状病毒，简称 2019-nCoV[3]。2019-nCoV 感染后的一般症状包括发热、乏力、干咳，逐渐出现呼吸困难，也可出现更加严重或隐匿的表现。最新证据发现，2019-nCoV 可以在动物与人、人与人之间传播，且扩散较快。因此，早期发现携带病毒的患者并切断传播途径对阻止疫情继续扩散至关重要。尽管病毒核酸检测特异度非常高，是目前确诊 2019-nCoV 感染的最佳证据，但其敏感性差，受采样者和采样部位影响较大。此外，我们发现，多例 CT 初期筛查有病毒性肺炎影像学改变而病毒核酸检测为阴性的病例，最终经多次采样检测被确诊[4]。因此，影像学筛查尤其是胸部薄层 CT 扫描对 2019-nCoV 的早期筛查和确诊非常重要，成为临床诊断的必检项目，影像技师成为直面疫情的一线群体。然而，我国影像科环境设置受传统模式限制，往往将患者滞留在狭小的机房或候检区，交叉感染风险巨大;国内影像技师在校培养的内容几乎不包括感控隔离理论知识和操作培训;国外学者调查结果发现，影像技师感控知识和实践操作得分都不理想[5]，建议将无菌、消毒、手卫生、个人卫生、个人防护装备等七项感控内容作为影像科感控管理的培训和考核内容[6]。综上所述，本文根据 2019-nCoV 流行病学特点结合影像科工作实际情况，制定针对放射影像技师应对 2019-nCoV 疫情的工作方案，旨在为所有影像同行制定应对策略提供参考。

1. 建立组织构架　根据《新冠状病毒感染的肺炎诊疗方案（试行第五版）》[7]、《医疗机构内新型冠状病毒感染预防与控制技术指南（第一版）》[8]、《医院隔离技术规范》[9]、《医务人员手卫生规范》[10]、《医疗机构环境表面清洁与消毒管理规范》[11]以及《中华人民共和国传染病防治法》[12]的指引和要求，重新定义影像技术(技师、护理、预约分诊及机修组)在此次疫情防控中的作用及工作安排，在技师长的指导下，按照疫情防控实际要求，成立应急小组并进行小组分工，具体组织架构见图1。

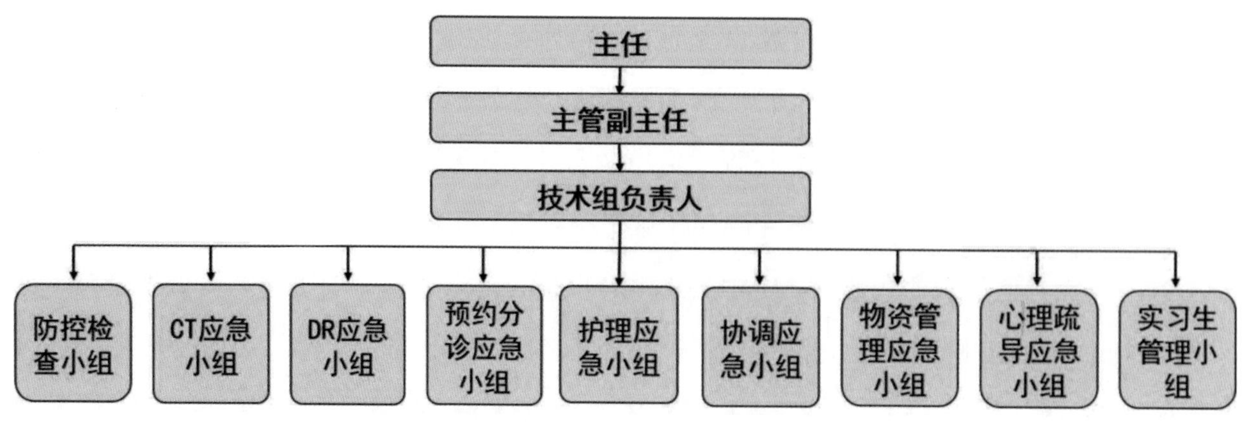

图 1 2019-nCov 疫期影像技术应急组织架构图

Fig. 1 Emergency organization chart of radiographers in the 2019-ncov epidemic period

2.工作职责

2.1 工作总则

2.1.1 2019-nCoV 为新发病毒，随着疫情的不断变化及新发症状和特点的出现，对 2019-nCoV 认识和诊疗方法也不断发生变化，国家专业机构及各学术团体针对 2019-nCoV 防控指南、工作手册和防控方案等都在不断更新，因此，要求所有负责人必须掌握实时更新的诊疗及防控规范，并从上至下分层级进行培训和考核。

2.1.2 各应急小组负责人在此次疫期起着沟通上下的桥梁作用，须及时向组员传达工作指令并及时反馈各组在疫情防控期工作中遇到的问题。

2.1.3 影像科工作环境是发生疫情后最大的薄弱环节，因此，各组负责人应在科室的领导和组织下，向传染科、发热门诊等专科学习工作区域划分要求和方法，并迅速落实。

2.1.4 制定新的工作流程和患者预约分配方案（图 2），各组协调实行弹性排班并启动人员调配应急预案。

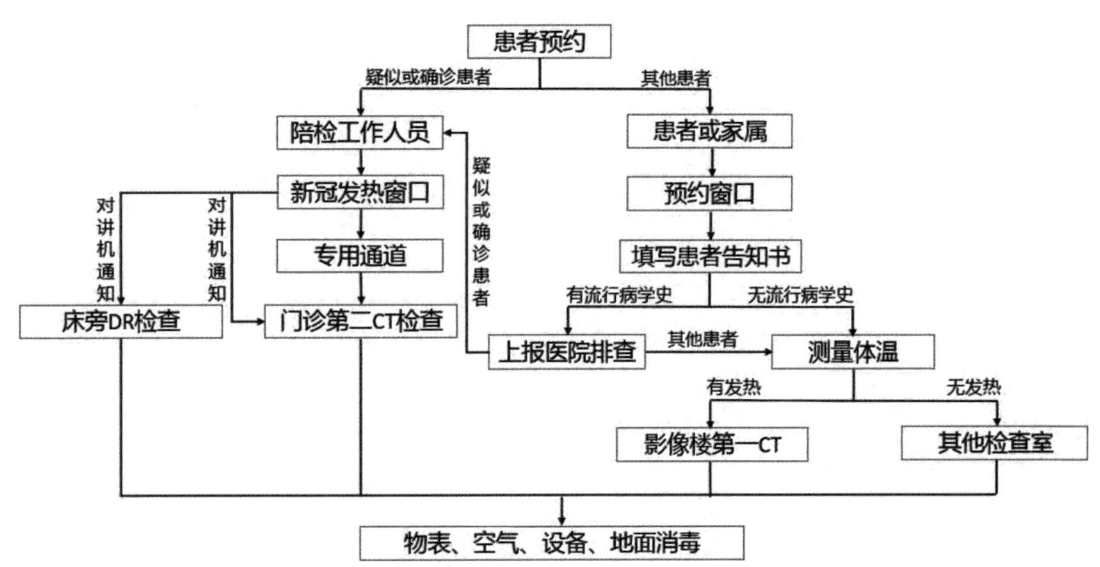

图 2 疫情期间患者检查流程图

Fig. 2 Flow chart of patient examination during the epidemic

2.2 工作细则

2.2.1 防控组：负责整个区域划分和环境改造;制定专用通道、专用检查机器、专用分诊点、患者体温监测点；根据防控标准结合科室实际情况制定各岗位防控级别；对所有一线人员进行岗前防护培训、演练和考核；监督各岗位防控落实情况并上报科室，提出整改意见。

2.2.2 CT 组：掌握 2019-nCoV 肺炎的影像学特点，并制定针对 2019-nCoV 肺炎的扫描方案，根据国家发布的诊疗方案实时更新。

2.2.3 预约组：制作 2019-nCoV 疫期患者检查告知书和预约检查引导指示牌，并根据疫情将患者分类预约分诊。

2.2.4 DR 组：做好 CT 负荷超量后随时使用移动 DR 在发热门诊扫描的应急防控准备；组织学习识别 2019-nCoV 的肺炎隐匿患者。

2.2.5 物资组：制定 2019-nCoV 疫期物资管理使用制度及使用计划；负责物资领取、分发、登记，上报每日物资使用情况；发动支援并尝试手动制作应急物资。

2.2.6 护理组：影像科护理工作人员在校期间均接受过标准预防知识和操作培训，并在医院定期进行三基培训、考核，相对其他岗位而言，护理工作人员的感控知识尤其是感控意识更强，因此，在防控具体实施工作中，应重新制定针对 2019-nCoV 疫期的护理岗位(穿刺岗、接针岗、急诊岗、体温监测岗、防控监查岗、协调岗)；协助防控组制定各岗位防控级别并监督落实情况；组织护理工作人员为全组工作人员及实习生进行 2019-nCoV 知-信-行培训(如防控知识、理论操作、落实检查)并进行“一对二”分管考核。

2.2.7 协调组：对外与院方其他科室如感控办、总值班、医务部、库房、急诊科、传染科、重症监护室、保卫科、国资办维修、后勤保障、食堂等进行协调；对内协调科室各组如诊断组、技术组、护理组、预约组、机修组等；同时还要负责各应急小组之间协调，制定疫情期间传染病职业暴露应急预案。

2.2.7.1 应急预案制定原则：按照《中华人民共和国传染病防治法》[12]国家卫健委发布 1 号公告，将 2019-nCoV 感染的肺炎纳入乙类传染病并采取甲类传染病的预防和控制措施，针对于此，为应对普通检查过程中出现 2019-nCoV 职业暴露，按甲类传染病级别制定应急预案。

2.2.7.2 应急预案处理流程：工作人员紧急防护流程、疫情上报流程、患者转运流程和用物准备。

2.2.8 实习生组：传达院方关于实习生的管理方案；通过微信群、微信公众号、视频等方式进行网络控感知信行培训、考核、网查落实情况；每天监控实习生在家身体状态并进行记录。

2.2.9 心理组：参加心理疏导培训，组织工作人员进行日常解压、疏导；及时发现和识别工作人员在 2019-nCoV 疫期出现的心理问题，如遇心理问题，迅速联系专业人员进行及时有效的干预处理，并进行记录、跟踪管理。

3.制定防控方案

3.1 感控培训

3.1.1 感控知识培训：培训标准预防基本知识、医疗隔离技术规范、2019-nCoV 相关知识等，科学合理地面对疫情。

3.1.2 操作培训：对工作人员进行多次手卫生、戴口罩、穿脱隔离衣、穿脱防护服等感控培训。

3.1.2.1 医务人员进入隔离区穿戴防护用品程序：①医务人员通过员工专用通道从清洁区进入缓冲间，认真洗手后依次戴医用防护口罩、一次性帽子或布帽、换工作鞋袜，有条件的可以更换刷手衣裤；②在进入半污染区前穿工作服，手部皮肤有破损或疑似有损伤者戴手套进入半污染区；③在进入污染区前，脱工作服换穿防护服或者隔离衣，加戴一次性帽子和一次性医用外科口罩(共穿戴两层帽子、口罩)、防护眼镜、手套、鞋套。

3.1.2.2 医务人员离开隔离区脱摘防护用品程序：①医务人员离开污染区前，应当先消毒双手，依次脱摘防护眼镜、外层一次性医用外科口罩和外层一次性帽子、防护服或隔离衣、鞋套、手套等物品，分置于专用容器中，再次消毒手，进入半污染区，换穿工作服；②离开半污染区进入缓冲间前，先洗手与手消毒，脱工作服，洗手和手消毒；③进入缓冲间后，洗手，摘去里层一次性帽子或布帽、里层医用防护口罩，沐浴更衣，并进行生理盐水漱口、75%乙醇消毒外耳道及III型安尔碘消毒鼻腔；④每次接触患者后立即进行手消毒；检查室门内外均应放置免洗手消毒凝胶，防止病毒污染门把手⑤一次性医用外科口罩、医用防护口罩、防护服或隔离衣等防护用品被患者血液、体液、分泌物等污染时须立即更换。

3.1.3 消毒方法培训

3.1.3.1 物表消毒：1000mg/L 的含氯消毒液擦拭，不耐腐蚀的使用 75%的乙醇擦拭两遍，每 4 小时 1 次；遇污染时随时消毒。有肉眼可见的污染时，使用一次性吸水材料完全清除污染物后，再用 2000mg/L 的含氯消毒液浸泡后的抹布覆盖 30 分钟后再擦拭消毒。

3.1.3.2 设备消毒：污染区设备使用 2000mg/L 的含氯消毒液擦拭，不耐腐蚀的使用 75%的乙醇擦拭；普通机房设备可使用 500~1000 mg /L 的含氯消毒液擦拭消毒，或者使用含醇的一次性消毒湿巾，每日 2 次。遇污染随时消毒。有肉眼可见污染物时，应先使用一次性吸水材料清除污染物，然后常规消毒。值得注意的是，大型仪器设备及附属配件消毒时必须严格按照厂商说明进行，必要时联系售后维修进行指导。

3.1.3.3 空气消毒：关闭所有中央空调，避免空气相互污染。污染区每 4 小时开门通风 1 次，每次时间超过 30 分钟，切记空气消毒时关闭内屏蔽门；空气消毒机持续消毒，或者无人状态下持续使用紫外线照射消毒，每日 4 次，每次 60 分钟；其他环境空气选择 1000 mg /L 的含氯消毒液喷洒消毒加通风，每日 2 次。

3.1.3.4 地面消毒：地面首选 1000mg/L 的含氯消毒液擦拭消毒，每 4 小时 1 次，遇污染时随时消毒；有肉眼可见的污染时，应使用一次性吸水材料完全清除污染物后，再用 2000mg/L 的含氯消毒液浸泡后的抹布覆盖 30 分钟后再擦拭消毒。

3.2 区域划分：本次疫期区域划分严格执行《医院隔离技术规范》，结合影像科实际情况划分为“三区两通道”：专用检查区、半污染区、清洁区； 专用检查通道、工作人员通道；增设临时缓冲间（图 3，图 4）。

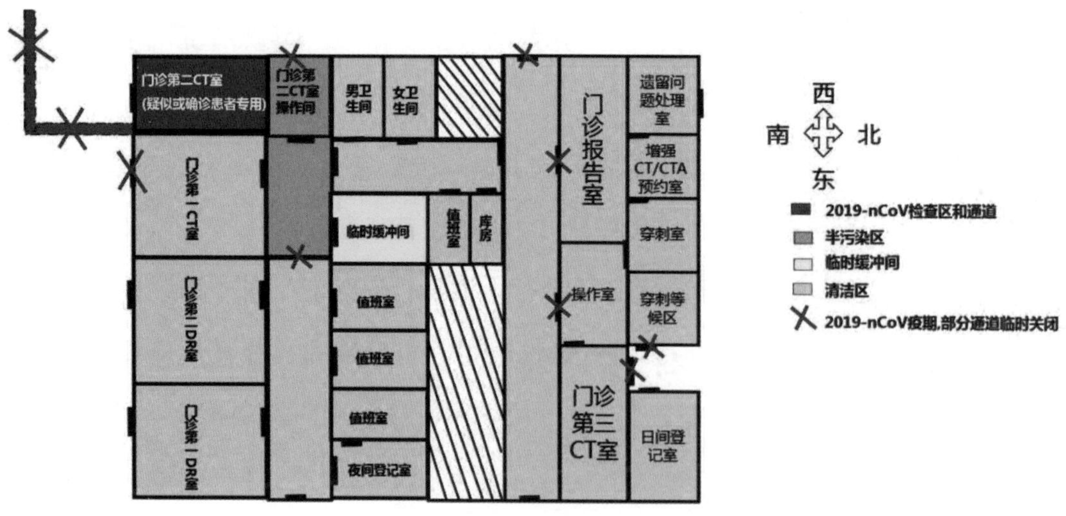

图 3 门诊影像科区域划分图

Fig. 3 Regional division of the outpatient radiology department

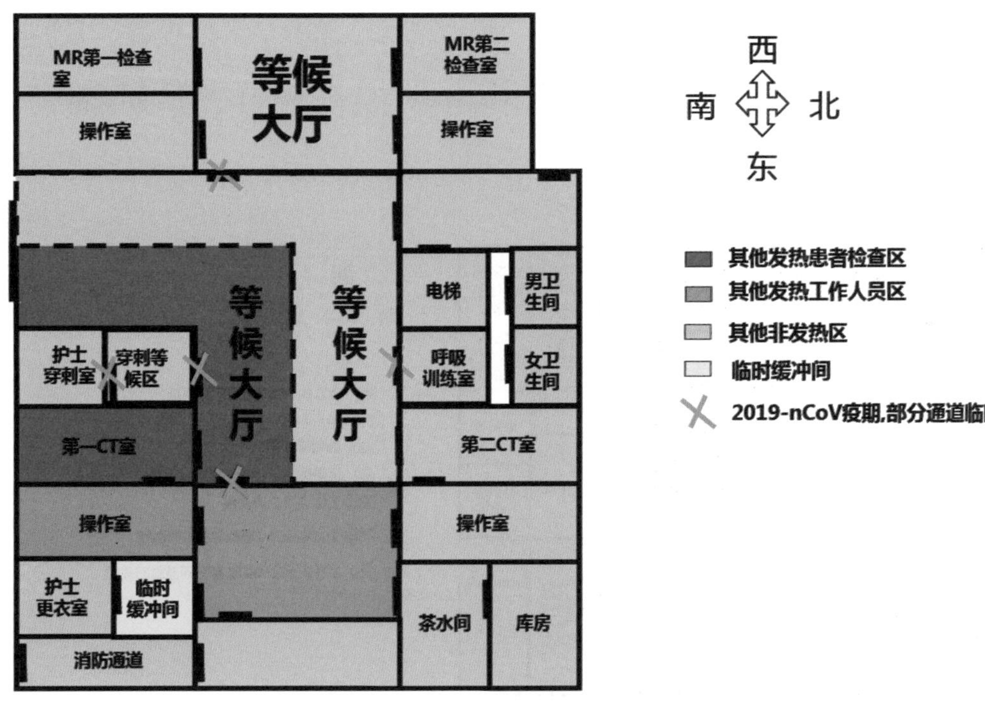

图 4 影像楼一楼区域划分图

Fig. 4 Regional division of image building on the first floor

3.3 防护标准：按照医院应急防控培训的防护标准(表 1)，结合影像科工作性质，不同岗位防护标准划分如下。专用 CT 检查岗、体温监测岗、护理穿刺接针岗、床旁 DR 岗、摆位岗、乳腺钼靶岗与患者为密切接触，为三级防护；预约分诊岗和其他检查岗为二级防护；物资岗、诊断报告岗和管理岗为一级防护。

表 1 不同防护级别标准和要求

Tab. 1 Standards and requirements at different protection levels

防护级别	适用范围	具体要求
一级防护	预检分诊、普通门诊、感染性疾病科门诊人员；密切接触者医学观察人员；样本运送人员	穿戴一次性工作帽、一次性外科口罩、工作服、隔离衣，必要时戴一次性乳胶手套，严格执行手卫生
二级防护	发热门诊、发热留观室和隔离病房；对 2019-nCoV 的肺炎出现症状的密切接触者、观察或病例；在生物安全柜内对标本进行处理和检测的人员(戴双层手套)	穿戴一次性工作帽、戴防护眼镜或面罩(防雾型)、医用防护口罩、防护服、一次性乳胶手套、一次性鞋套，严格执行手卫生
三级防护	对2019-nCoV 的肺炎出现症状的密切接触者、观察或病例；进行样本采集人员；对 2019-nCoV 的肺炎出现症状的密切接触者、观察或病例；实施可能产生气溶胶近距离治疗的操作人员；处理患者血液、分泌物、排泄物和死亡患者尸体的工作人员	穿戴一次性工作帽、全面型呼吸防护器或正压式头套、医用防护口罩、防护服、一次性乳胶手套、一次性鞋套，严格执行手卫生

附录

3.4 路线图：路线图设计原则为避免隐匿、疑似或确诊患者与其他患者、工作人员之间路线交叉。不同岗位工作人员及不同检查患者在影像科行动路线图如图 5，图 6，返回路线按图中所示路线原路返回即可。

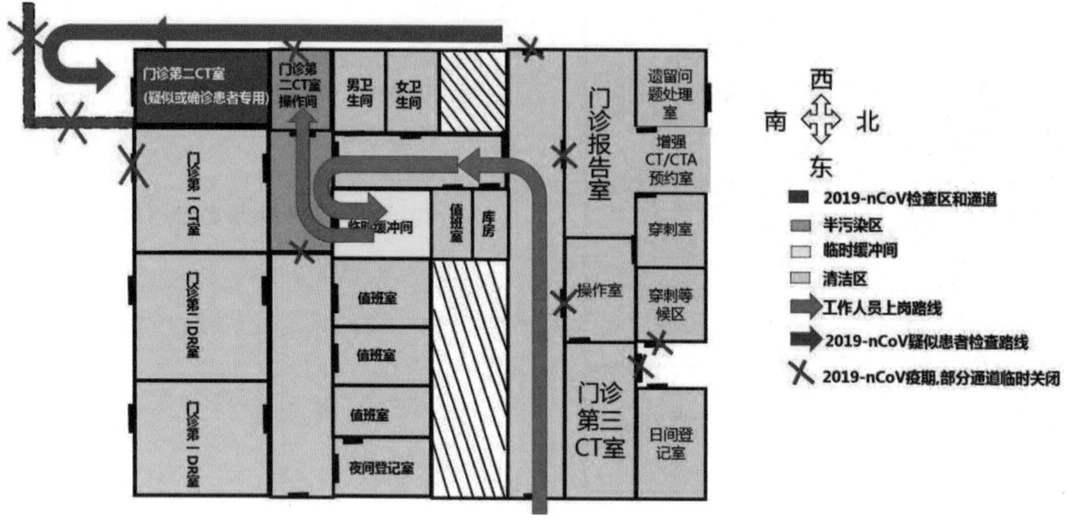

图 5 专用岗位工作人员及疑似患者检查路线图

Fig. 5 Road map for on-post specialized personnel and suspected patients in the outpatient radiology department

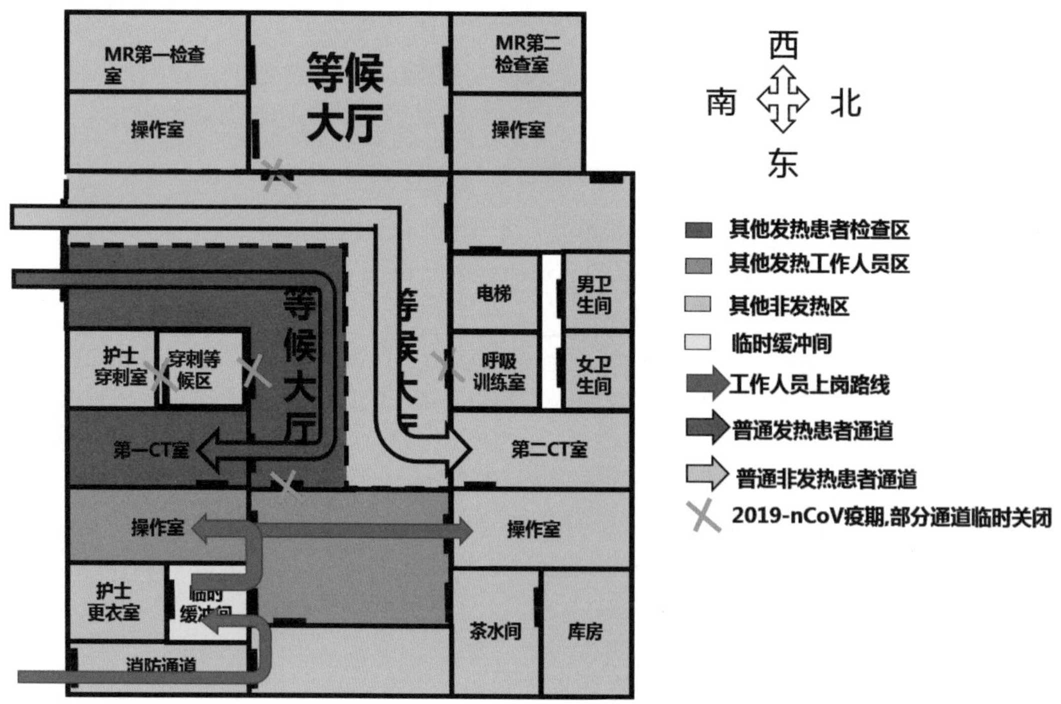

图 6 影像楼工作人员及患者路线图

Fig. 6 Road map for other medical personnel and patients in the imageology building

3.5 用物处置：医疗废物的处置应遵循《医疗废物管理条例》和《医疗卫生机构医疗废物管理办法》的要求，规范使用双层黄色医疗废物袋封装后按照常规处置流程进行处置；2019-nCoV 的肺炎疑似患者或确诊患者所有的废弃物应当视为感染性医疗废物；双层封扎、标识清楚、密闭转运；严禁胡乱丢弃口罩、手套、帽子等防护用品。

4. 工作流程

4.1 岗前准备

4.1.1 核查及评估工作人员状态：所有工作人员通过网络形式汇报自己身体心理状态及有无流行病学接触史等，由防控组及心理组进行评估，确保安全上岗。

4.1.2 充足且安全的饮食：自带饮食或由科室统一协调安排安全可靠的食物于清洁区用餐。

4.1.3 个人准备：剪短头发，剪短指甲，卸掉所有首饰，不穿毛绒类衣物，将携带病毒的可能性降至最低；穿戴成人纸尿裤；上岗前自我减压十分钟，保持良好的心理状态进行工作。

4.1.4 测量体温：开始当日工作前，必须测量体温，并记录在工作人员专用体温记录本上，体温正常才可上岗。

4.2 接诊患者工作流程及内容　工作人员按上述要求做好岗前准备，并做好所在岗位对应级别的防护。

4.2.1 接诊疑似 2019-nCoV 患者工作流程及内容

4.2.1.1 专用预约分诊岗：接到发热门诊检查通知后告知工作人员做好接诊准备；由陪检工作人员前往预约分诊处进行预约分诊；告知陪检人员必须确认患者已佩戴口罩并按照检查部位要求做好衣物准备，孕妇和未成年人还需签署特殊人群接触射线告知书；由陪检工作人员指示患者按疑似患者路线进行检查。

4.2.1.2 专用 CT 扫描岗：接到检查通知后再次确认做好准备，保持内屏蔽门关闭，用内开关打开外屏蔽门，用对讲系统呼叫患者进入，嘱陪同人员勿入操作室；使用对讲系统核对患者信息，指导患者摆好体位并注意患者安全，严防跌倒坠床；如需进入检查室，则与患者保持 1m 以上的距离并注意患者安全；选择设定好的检查序列，利用设备控制台移床定位；检查结束后，用内开关打开外屏蔽门，待患者离开后，按消毒方法进行空气消毒和设备消毒。

按照 2019-nCoV 最新版诊疗方案制定扫描方案（本科室专用机型为 Philips MX 16 排 CT）：管电压 120kVp，管电流使用自动管电流调节技术，标准分辨率，准直16×1.5，螺距 0.8631，旋转时间 0.75s；高分辨率重建方案：视野 300mm，层厚1.5mm，层间隔 1.5mm，滤波参数 Lung B，建像矩阵 1024，肺窗重建；骨算法靶重建：对需重点观察的病变，可选用此重建算法，记录病变的坐标及起始和结束位置，打开原始数据进行重建：输入起始和结束的位置，输入重建中心的坐标(即病变坐标)，根据感兴趣病变的大小，改小重建视野，层厚 1.5mm，层间隔 1.5mm，滤波参数为骨算法(SA)，最后重建得到图像。

4.2.1.3 专用移动床旁 DR 岗： 在感染科病房门口固定一台床旁 DR 机。接到检查通知后，操作技师严格按路线行动，进病房后按照临床科室要求通道进行检查，多选择语言沟通，减少与患者的接触，检查结束后对原路返回并进行机器消毒和个人消毒。

4.2.2 接诊其他患者工作流程及内容

4.2.2.1 患者体温监测岗：工作人员手持式红外线体温测量仪，除 2019-nCoV 筛查或确诊患者外，对所有进入影像科候检通道的患者及陪同人员测量体温，测量时注意伸直胳膊，尽量使工作人员与患者保持距离，体温正常者才可进入，发热患者则建议去发热门诊筛查。

4.2.2.2 预约分诊岗：工作人员要求所有患者或家属在预约前签署患者告知书(附录 1)，孕妇和未成年人还需签署特殊人群接触射线告知书；将患者分诊至相应检查室并告知患者行走路线。

4.2.2.3 护理穿刺接针岗：该岗位与患者接触距离为密切接触，严格防护并按照“三查七对”制度和消毒隔离制度为患者进行检查床旁穿刺和接针，检查过程中应注意与操作室技师保持 1m 以上的距离，不要串岗。

4.2.2.4 其他扫描岗：穿戴相应级别防护，只在自己的工作区域内行动，尽量不进入检查室，选择对讲系统进行患者信息核对和摆位，如必须进入检查室，须保持与患者 1m 以上的距离并注意患者安全。

4.2.2.5 摆位岗：针对无法进行隔室检查的岗位，每个岗位多配备一个摆位人员，按相应等级防护，并在指定工作区域内工作，不得进入扫描操作间，也要注意与操作间技师和患者三方均须核对信息，避免医疗差错事故发生，摆位时与患者保持 1m 以上的距离并注意患者安全，首选语言沟通进行摆位，减少与患者的接触。

4.3 工作人员离岗流程：按不同岗位路线图离岗，在半污染区脱掉防护用品，进行手卫生，测量体温并记录，在缓冲区进行个人清洁，75%乙醇消毒外耳道，Ⅲ型安尔碘消毒鼻腔，生理盐水漱口，有条件的彻底洗澡，时间大于 30 分钟，方可更换自己的衣物离开。

5. 上报与互查监督机制

根据本次疫情的流行病学特点，所有上报及互查监督均选用网报形式，主要通过微信群网报，既能保证消息传播的及时性，又符合感控要求。

5.1 上报内容及方法

5.1.1 检查上报：每例疑似患者检查完后，工作人员须汇报该患者信息及消毒处理措施，并于次日早 8:00 汇报 24 小时内进行检查的疑似患者总数及新增确诊病例的检查记录和潜在接触的工作人员。

5.1.2 物资汇报：由物资管理人汇报每日防护物资领用及剩余数量、领用计划，并汇报手术衣和工作衣换洗领取数量。

5.1.3 防控汇报：防控监督负责人每日互查工作人员是否按照感控及防护要求上岗，有无串岗、不规范等行为。并拍照汇报至微信群，每日 2 次，如遇不合格不规范行为，必须现场提出整改。

5.1.4 体温汇报：指定预约岗每日早上岗前汇报前一日工作人员的体温记录，如遇发热，应即时汇报。

5.1.5 流行病学史汇报：对于已经外出、有外出史或接触外来人员在家进行医学观察的同事，每日定时汇报体温等身体状态和所在地详细地址。

5.2 上报要求：上报工作是为了监督和督促做好疫情期间的防控，对自我防护和保护患者均有积极作用，因此，上报内容必须及时、有效、真实、客观，不得隐瞒、延迟、作假、包庇或随心所欲。

讨论

2019 年 12 月在湖北省武汉市爆发的 2019-nCoV 疫情，临床特征、流行病学等方面的表现与 2003 年爆发的 SARS-CoV 疫情相类似。SARS-CoV 流行时，我国在实施感染控制措施方面准备不足，吸取了很多教训[14]，在此经验教训基础上，2019-nCoV 爆发后，党和政府做出快速反应，采取了一系列措施，各地方积极响应，均按照要求进行防控。根据国家卫生健康委办公厅印发的第五版诊疗方案，该病毒的主要传染源为 2019-nCoV 感染的肺炎患者，无症状感染者也可能成为感染源；主要传播途径为飞沫传播和接触传播，气溶胶和消化道等传播模式尚待明确，人群普遍易感。初期表现以发热、乏力和干咳为主，甚至部分患者临床症状更轻微，重症病例会出现呼吸困难，严重者会快速进展为急性呼吸窘迫综合征、脓毒症休克、代谢性酸中毒或出凝血功能障碍。由于 2019-nCoV 传染力极强，因此，必须严格按照国家卫生健康委办公厅组织专家制定的《医疗机构内新型冠状病毒感染预防与控制技术指南（第一版）》[8]和《新型冠状病毒感染的肺炎防护中常见医用防护使用范围指引（试行）》[13]的要求执行防控工作。

按照国家卫健委印发的第五版《新型冠状病毒感染的肺炎诊疗方案》[7]，2019-nCoV 肺炎患者的筛查，影像学检查是据重要环节，一线影像技术工作直面疫情，成为高危人群，只有有效的隔离和防护措施才能切断患者与医务人员之间的交叉感染。按照《医院隔离技术规范》[9]，隔离的实施应遵循“标准预防”和“基于疾病传播途径及预防”原则。遵照这个原则，各大医院在传染科建设时就已经按照该技术规范建立三区两通道，即清洁区、潜在污染区（半污染区）、污染区、患者通道和工作人员通道，并有独立的通风系统。2019-nCoV 疫情爆发后，我院影像科启动紧急响应，成立应急小组，首先切断传播途径，建立隔离区域和专用通道，因要接诊全院所有科室患者，并按照影像科布局实际情况设置四区三通道（清洁区、半污染区、污染区、2019-nCoV 检查专区、患者通道、工作人员通道和 2019-nCoV 检查专用通道）进行应急，并临时搭建缓冲间进行个人清洁处置，然而，此设置方法必须在机器数量充足的前提下，才能既满足普通患者的检查需求，又能将 2019-nCoV 患者与普通患者隔离。此外，影像科采用的是与全院相通的中央空调，又值冬季正在使用时期，因此，疫情爆发后，立即关闭影像科所有中央空调，改用电暖等其他取暖方式。感控工作一直是影像科的薄弱环节，尤其是未经过在校整体规范化培训的技术工作人员，感控意识更是不容乐观。在应对此次疫情过程中，技师长利用技护联合的工作特点，充分发挥护理工作者在感控方面的积极引导作用，由护理工作者协助科室进行区域划分、通道建设及进行全员感控培训、演练、考核和监督，极大的将不同工作者的长处发挥至最大，这一应急管理思路，值得同行管理者借鉴。

随着检测技术的快速提高，病例数量的快速增加，国家卫生健康委不断更新2019-nCoV 诊疗及防控指南，各学术组织及医院也在此基础上制定不同学科应对指南，因此，本工作方案作为初版，主要为同行提供疫情爆发后的应急管理思路和相关措施，在未来阻击疫情的工作中，具体情况还会根据最新的指南进行调整和改进；此外，本工作方案中的分区和通道实际中不能完全符合《医院隔离技术规范》的要求，仅为临时搭建或用简易挡板隔断，这与大环境的设置布局有关，无法在短时间内进行彻底改造，未来阻击疫情的工作中，我们还将在各个方面继续进行整改。

结论

截至目前，影像科技术工作者在此管理策略下有条不紊进行工作并不断改进具体措施。国家主席习近平发表讲话：疫情就是命令，防控就是责任。针对此次疫情放射影像技术制作的应急管理策略为同行在面临应急事件提供管理思路，对实践操作和具体整改工作提供参考，以期在所有影像同行的努力下，共同坚决打赢2019-nCoV 阻击战。

参考文献：

[1] SU S, WONG G, SHI W, et al. Epidemiology, genetic recombination, and pathogenesis of coronaviruse [J]. Trends Microbiol, 2016, 24:490-502.

[2] CUI J, LI F, SHI ZL. Origin and evolution of pathogenic coronaviruses[J]. Nat Rev Microbiol 2019, 17: 181-92.

[3] HUANG C, WANG Y, LI X, et al. Clinical features of patients infected with 2019 novel coronavirus in Wuhan, China[J]. Lancet.2020; S0140-6736(20)30183-5. [Published online ahead of print; 2020 Jan 24]

[4] 史河水,韩小雨,樊艳青等.新型冠状病毒(2019-nCoV)感染的肺炎临床特征及影像学表现[J].临床放射学杂志, 2020:1-8[网络首发]. SHI HB, HAN XY, FAN Y, et al. Radiologic features of patients with 2019-nCoV infection[J]. Journal of Clinical Radiology, 2020:1-8. [Published online ahead of print; 2020 Feb 6]

[5] NYIRENDA D, TEN HB W, WILLIAMS R, et al. Knowledge and practices of radiographers

附录

regarding infection control in radiology departments in Malawi[J]. Radiography 2018, 24(3):56–60.

[6] NYIRENDA D, WILLIAMS R, TEN HB W. Infection control recommendations for radiology departments in Malawi[J]. Health SA, 2019, 24:1035.

[7] 国家卫生健康委办公厅、国家中医药管理局办公室印发《新型冠状病毒感染的肺炎诊疗方案(试行第五版)》(国卫办医函〔2020〕103 号)

[8] 国家卫生健康委《医疗机构内新型冠状病毒感染预防与控制技术指南(第一版)》. (国卫办医函〔2020〕65号)

[9] 中华人民共和国卫生行业标准WS/T 311—2009《医院隔离技术规范》

[10] 中华人民共和国卫生行业标准WS/T 313—2019《医务人员手卫生规范》

[11] 中华人民共和国卫生行业标准WS/T 512—2016《医疗机构环境表面清洁与消毒管理规范》

[12] 《中华人民共和国传染病防治法》

[13] 国家卫生健康委《新型冠状病毒感染的肺炎防控中常见医用防护用品使用范围指引(试行)》(国卫办医函〔2020〕75 号)

[14] The Lancet. Emerging understandings of 2019-nCoV[J]. Lancet, 2020, S0140-6736(20)30186-0. [published online ahead of print, 2020 Jan 24]

附录1

西安交通大学第一附属医院医学影像科患者告知书

为排除“新型冠状病毒的肺炎”可能的感染源，保障各位患者及工作人员的安全，特向每位患者询问病史，请各位及时、准确填写以下内容，非常感谢您的配合！

请在相关内容上画圈〇选择，并填写具体内容：

1. 您或您的家人 14 天内有武汉市或其他病例持续传播地区的旅行史或居住史。

（无）　　（有）

具体日期、地点：____________________

2. 您或您的家人 14 天内曾经接触过来自武汉市或其他病例持续传播地区的发热或有呼吸道症状的患者。

（无）　　（有）

具体日期、地点：____________________

3. 您或您的家人有聚集性发病或与新型冠状病毒感染者有流行病学关联。

（无）　　（有）

具体日期、地点：____________________

4. 您或您的家人近期有无发热、咳嗽、气短、腹泻等症状。

（无）　　（有）

具体症状、开始日期：____________________

5. 来院交通方式：①自驾________②公交________③地铁________

④长途汽车区间_____________⑤其他

6. 近 1 月外出记录：火车/动车/飞机

车次或航班号_________ 时间_________ 区间_________

7. 您或您的家人如果上述情况有变，请务必及时告知我们！

如果患者刻意隐瞒上述病史，所造成的延误诊治，疫情扩散等不良后果，均由患者本人负责，并由相关部门依法追究责任。

如果您了解其他患者有以上经历，您有权利向我们反映。

防治疫情人人有责！

患者/家属签名：　　　　关系：　　　　日期：　年　月　日

医师签名：　　　　　　　　　　　　　日期：　年　月　日

编辑　卓选鹏

新型冠状病毒肺炎诊疗方案

（试行第七版）

2019 年 12 月以来，湖北省武汉市出现了新型冠状病毒肺炎疫情，随着疫情的蔓延，我国其他地区及境外多个国家也相继发现了此类病例。该病作为急性呼吸道传染病已纳入《中华人民共和国传染病防治法》规定的乙类传染病，按甲类传染病管理。通过采取一系列预防控制和医疗救治措施，我国境内疫情上升的势头得到一定程度的遏制，大多数省份疫情缓解，但境外的发病人数呈上升态势。随着对疾病临床表现、病理认识的深入和诊疗经验的积累，为进一步加强对该病的早诊早治，提高治愈率，降低病亡率，最大可能避免医院感染，同时提醒注意境外输入性病例导致的传播和扩散，我们对《新型冠状病毒肺炎诊疗方案（试行第六版）》进行修订，形成了《新型冠状病毒肺炎诊疗方案（试行第七版）》。

一、病原学特点

新型冠状病毒属于β属的冠状病毒，有包膜，颗粒呈圆形或椭圆形，常为多形性，直径 60~140nm。其基因特征与 SARS-CoV 和 MERS-CoV 有明显区别。目前研究显示与蝙蝠 SARS 样冠状病毒（bat-SL-CoVZC45）同源性达 85%以上。体外分离培养时，新型冠状病毒 96 个小时左右即可在人呼吸道上皮细胞内发现，而在 Vero E6 和 Huh-7 细胞系中分离培养需约 6 天。

对冠状病毒理化特性的认识多来自对SARS-CoV和MERS-CoV的研究。病毒对紫外线和热敏感，56℃ 30分钟、乙醚、75%乙醇、含氯消毒剂、过氧乙酸和氯仿等脂溶剂均可有效灭活病毒，氯己定不能有效灭活病毒。

二、流行病学特点

（一）传染源。

目前所见传染源主要是新型冠状病毒感染的患者。无症状感染者也可能成为传染源。

（二）传播途径。

经呼吸道飞沫和密切接触传播是主要的传播途径。在相对封闭的环境中长时间暴露于高浓度气溶胶情况下存在经气溶胶传播的可能。由于在粪便及尿中可分离到新型冠状病毒，应注意粪便及尿对环境污染造成气溶胶或接触传播。

（三）易感人群。

人群普遍易感。

三、病理改变

根据目前有限的尸检和穿刺组织病理观察结果总结如下。

（一）肺脏。

肺脏呈不同程度的实变。

肺泡腔内见浆液、纤维蛋白性渗出物及透明膜形成；渗出细胞主要为单核和巨噬细胞，易见多核巨细胞。Ⅱ型肺泡上皮细胞显著增生，部分细胞脱落。Ⅱ型肺泡上皮细胞和巨噬细胞内可见包涵体。肺泡隔血管充血、水肿，可见单核和淋巴细胞浸润及血管内透明血栓形成。肺组织灶性出血、坏死，可出现出血性梗死。部分肺泡腔渗出物机化和肺间质纤维化。

肺内支气管黏膜部分上皮脱落，腔内可见黏液及黏液栓形成。少数肺泡过度充气、肺泡隔断裂或囊腔形成。

电镜下支气管黏膜上皮和 Ⅱ 型肺泡上皮细胞胞质内可见冠状病毒颗粒。免疫组化染色显示部分肺泡上皮和巨噬细胞呈新型冠状病毒抗原阳性，RT-PCR 检测新型冠状病毒核酸阳性。

（二）脾脏、肺门淋巴结和骨髓。

脾脏明显缩小。淋巴细胞数量明显减少，灶性出血和坏死，脾脏内巨噬细胞增生并可见吞噬现象；淋巴结淋巴细胞数量较少，可见坏死。免疫组化染色显示脾脏和淋巴结内 $CD4^{+}$T 和 $CD8^{+}$T 细胞均减少。骨髓三系细胞数量减少。

（三）心脏和血管。

心肌细胞可见变性、坏死，间质内可见少数单核细胞、淋巴细胞和（或）中性粒细胞浸润。部分血管内皮脱落、内膜炎症及血栓形成。

（四）肝脏和胆囊。

体积增大，暗红色。肝细胞变性、灶性坏死伴中性粒细胞浸润；肝血窦充血，汇管区见淋巴细胞和单核细胞细胞浸润，微血栓形成。胆囊高度充盈。

（五）肾脏。

肾小球球囊腔内见蛋白性渗出物，肾小管上皮变性、脱落，可见透明管型。间质充血，可见微血栓和灶性纤维化。

（六）其他器官。

脑组织充血、水肿，部分神经元变性。肾上腺见灶性坏死。食管、胃和肠管黏膜上皮不同程度变性、坏死、脱落。

四、临床特点

（一）临床表现。

基于目前的流行病学调查，潜伏期1~14天，多为3~7天。

以发热、干咳、乏力为主要表现。少数患者伴有鼻塞、流涕、咽痛、肌痛和腹泻等症状。重症患者多在发病一周后出现呼吸困难和/或低氧血症，严重者可快速进展为急性呼吸窘迫综合征、脓毒症休克、难以纠正的代谢性酸中毒和出凝血功能障碍及多器官功能衰竭等。值得注意的是重型、危重型患者病程中可为中低热，甚至无明显发热。

部分儿童及新生儿病例症状可不典型，表现为呕吐、腹泻等消化道症状或仅表现为精神弱、呼吸急促。

轻型患者仅表现为低热、轻微乏力等，无肺炎表现。

从目前收治的病例情况看，多数患者预后良好，少数患者病情危重。老年人和有慢性基础疾病者预后较差。患有新型冠状病毒肺炎的孕产妇临床过程与同龄患者相近。儿童病例症状相对较轻。

（二）实验室检查。

1. 一般检查

发病早期外周血白细胞总数正常或减少，可见淋巴细胞计数减少，部分患者可出现肝酶、乳酸脱氢酶（LDH）、肌酶和肌红蛋白增高；部分危重者可见肌钙蛋白增高。多数患者C反应蛋白（CRP）和血沉升高，降钙素原正常。严重者D-二聚体升高、外周血淋巴细胞进行性减少。重型、危重型患者常有炎症因子升高。

2. 病原学及血清学检查

（1）病原学检查：采用RT-PCR或/和NGS方法在鼻咽拭子、痰和其他下呼吸道分泌物、血液、粪便等标本中可检测出新型冠状病毒核酸。检测下呼吸道标本（痰或气道抽取物）更加准确。标本采集后尽快送检。

（2）血清学检查：新型冠状病毒特异性IgM抗体多在发病3~5天后开始出现阳性，IgG抗体滴度恢复期较急性期有4倍及以上增高。

（三）胸部影像学。

早期呈现多发小斑片影及间质改变，以肺外带明显。进而发展为双肺多发磨玻璃影、浸润影，严重者可出现肺实变，胸腔积液少见。

五、诊断标准

（一）疑似病例。

结合下述流行病学史和临床表现综合分析：

1. 流行病学史

（1）发病前 14 天内有武汉市及周边地区，或其他有病例报告社区的旅行史或居住史；

（2）发病前 14 天内与新型冠状病毒感染者（核酸检测阳性者）有接触史；

（3）发病前 14 天内曾接触过来自武汉市及周边地区，或来自有病例报告社区的发热或有呼吸道症状的患者；

（4）聚集性发病（2 周内在小范围如家庭、办公室、学校班级等场所，出现 2 例及以上发热和/或呼吸道症状的病例）。

2. 临床表现

（1）发热和/或呼吸道症状；

（2）具有上述新型冠状病毒肺炎影像学特征；

（3）发病早期白细胞总数正常或降低，淋巴细胞计数正常或减少。

有流行病学史中的任何一条，且符合临床表现中任意 2 条。无明确流行病学史的，符合临床表现中的 3 条。

（二）确诊病例。

疑似病例同时具备以下病原学或血清学证据之一者：

1. 实时荧光 RT-PCR 检测新型冠状病毒核酸阳性；

2. 病毒基因测序，与已知的新型冠状病毒高度同源；

3. 血清新型冠状病毒特异性 IgM 抗体和 IgG 抗体阳性；血清新型冠状病毒特异性 IgG 抗体由阴性转为阳性或恢复期较急性期 4 倍及以上升高。

六、临床分型

（一）轻型。

临床症状轻微，影像学未见肺炎表现。

（二）普通型。

具有发热、呼吸道等症状，影像学可见肺炎表现。

（三）重型。

成人符合下列任何一条：

1. 出现气促，RR≥30 次/分；

2. 静息状态下，指氧饱和度≤93%；

3. 动脉血氧分压（PaO_2）/吸氧浓度（FiO_2）≤300mmHg（1mmHg=0.133kPa）。

高海拔（海拔超过 1000 米）地区应根据以下公式对 PaO_2/FiO_2 进行校正：$PaO_2/FiO_2 \times$ [大气压(mmHg)/760]。

肺部影像学显示 24-48 小时内病灶明显进展>50%者按重型管理。

儿童符合下列任何一条：

1. 出现气促（<2 月龄，RR≥60 次/分；2～12 月龄，RR≥50 次/分；1～5 岁，RR≥40 次/分；>5 岁，RR≥30 次/分），除外发热和哭闹的影响；

2. 静息状态下，指氧饱和度≤92%；

3. 辅助呼吸（呻吟、鼻翼扇动、三凹征），发绀，间歇性呼吸暂停；

4. 出现嗜睡、惊厥；

5. 拒食或喂养困难，有脱水征。

（四）危重型。

符合以下情况之一者：

1. 出现呼吸衰竭，且需要机械通气；

2. 出现休克；

3. 合并其他器官功能衰竭需 ICU 监护治疗。

七、重型、危重型临床预警指标

（一）成人。

1. 外周血淋巴细胞进行性下降；

2. 外周血炎症因子如 IL-6、C 反应蛋白进行性上升；

3. 乳酸进行性升高；

4. 肺内病变在短期内迅速进展。

（二）儿童。

1. 呼吸频率增快；

2. 精神反应差、嗜睡；

3. 乳酸进行性升高；

4. 影像学显示双侧或多肺叶浸润、胸腔积液或短期内病变快速进展；

5.3月龄以下的婴儿或有基础疾病（先天性心脏病、支气管肺发育不良、呼吸道畸形、异常血红蛋白、重度营养不良等），有免疫缺陷或低下（长期使用免疫抑制剂）。

八、鉴别诊断

（一）新型冠状病毒感染轻型表现需与其他病毒引起的上呼吸道感染相鉴别。

（二）新型冠状病毒肺炎主要与流感病毒、腺病毒、呼吸道合胞病毒等其他已知病毒性肺炎及肺炎支原体感染鉴别，尤其是对疑似病例要尽可能采取包括快速抗原检测和多重PCR核酸检测等方法，对常见呼吸道病原体进行检测。

（三）还要与非感染性疾病，如血管炎、皮肌炎和机化性肺炎等鉴别。

九、病例的发现与报告

各级各类医疗机构的医务人员发现符合病例定义的疑似病例后，应当立即进行单人间隔离治疗，院内专家会诊或主诊医师会诊，仍考虑疑似病例，在2小时内进行网络直报，并采集标本进行新型冠状病毒核酸检测，同时在确保转运安全前提下立即将疑似病例转运至定点医院。与新型冠状病毒感染者有密切接触的患者，即便常见呼吸道病原检测阳性，也建议及时进行新型冠状病毒病原学检测。

疑似病例连续两次新型冠状病毒核酸检测阴性（采样时间至少间隔24小时）且发病7天后新型冠状病毒特异性抗体IgM和IgG仍为阴性可排除疑似病例诊断。

十、治疗

（一）根据病情确定治疗场所。

1. 疑似及确诊病例应在具备有效隔离条件和防护条件的定点医院隔离治疗，疑似病例应单人单间隔离治疗，确诊病例可多人收治在同一病室。

2. 危重型病例应当尽早收入ICU治疗。

（二）一般治疗。

1. 卧床休息，加强支持治疗，保证充分热量；注意水、电解质平衡，维持内环境稳定；密切监测生命体征、指氧饱和度等。

2. 根据病情监测血常规、尿常规、CRP、生化指标（肝酶、心肌酶、肾功能等）、凝血功能、动脉血气分析、胸部影像学等。有条件者可行细胞因子检测。

3. 及时给予有效氧疗措施，包括鼻导管、面罩给氧和经鼻高流量氧疗。有条件可采用氢氧混合吸入气（H_2/O_2：66.6%/33.3%）治疗。

4. 抗病毒治疗：可试用α-干扰素（成人每次500万U或相当剂量，加入灭菌注射用水2mL，每日2次雾化吸入）、洛匹那韦/利托那韦（成人200mg/50mg/粒，每次2粒，每日2次，疗程不超过10天）、利巴韦林（建议与干扰素或洛匹那韦/利托那韦联合应用，成人500mg/次，每日2至3次静脉输注，疗程不超过10天)、磷酸氯喹(18岁~65岁成人。体重大于50公斤者，每次500mg、每日2次，疗程7天；体重小于50公斤者，第一、二天每次500mg、每日2次，第三至第七天每次500mg、每日1次)、阿比多尔(成人200mg，每日3次，疗程不超过10天)。要注意上述药物的不良反应、禁忌证(如患有心脏疾病者禁用氯喹)以及与其他药物的相互作用等问题。在临床应用中进一步评价目前所试用药物的疗效。不建议同时应用3种及以上抗病毒药物，出现不可耐受的毒副作用时应停止使用相关药物。对孕产妇患者的治疗应考虑妊娠周数，尽可能选择对胎儿影响较小的药物，以及是否终止妊娠后再进行治疗等问题，并知情告知。

5. 抗菌药物治疗：避免盲目或不恰当使用抗菌药物，尤其是联合使用广谱抗菌药物。

(三) 重型、危重型病例的治疗。

1. 治疗原则：在对症治疗的基础上，积极防治并发症，治疗基础疾病，预防继发感染，及时进行器官功能支持。

2. 呼吸支持：

(1) 氧疗：重型患者应当接受鼻导管或面罩吸氧，并及时评估呼吸窘迫和/或低氧血症是否缓解。

(2) 高流量鼻导管氧疗或无创机械通气：当患者接受标准氧疗后呼吸窘迫和/或低氧血症无法缓解时，可考虑使用高流量鼻导管氧疗或无创通气。若短时间（1~2 小时）内病情无改善甚至恶化，应当及时进行气管插管和有创机械通气。

（3）有创机械通气：采用肺保护性通气策略，即小潮气量（6~8mL/kg 理想体重）和低水平气道平台压力（≤30cmH_2O）进行机械通气，以减少呼吸机相关肺损伤。在保证气道平台压≤35cmH_2O 时，可适当采用高 PEEP，保持气道温化湿化，避免长时间镇静，早期唤醒患者并进行肺康复治疗。较多患者存在人机不同步，应当及时使用镇静以及肌松剂。根据气道分泌物情况，选择密闭式吸痰，必要时行支气管镜检查采取相应治疗。

（4）挽救治疗：对于严重 ARDS 患者，建议进行肺复张。在人力资源充足的情况下，每天应当进行 12 小时以上的俯卧位通气。俯卧位机械通气效果不佳者，如条件允许，应当尽快考虑体外膜肺氧合（ECMO）。其相关指征：①在 FiO_2＞90%时，氧合指数小于 80mmHg，持续 3-4 小时以上；②气道平台压≥35cmH_2O。单纯呼吸衰竭患者，首选 VV-ECMO 模式；若需要循环支持，则选用 VA-ECMO 模式。在基础疾病得以控制，心肺功能有恢复迹象时，可开始撤机试验。

3. 循环支持：在充分液体复苏的基础上，改善微循环，使用血管活性药物，密切监测患者血压、心率和尿量的变化，以及动脉血气分析中乳酸和碱剩余，必要时进行无创或有创血流动力学监测，如超声多普勒法、超声心动图、有创血压或持续

附录

心排血量（PiCCO）监测。在救治过程中，注意液体平衡策略，避免过量和不足。

如果发现患者心率突发增加大于基础值的20%或血压下降大约基础值20%以上时，若伴有皮肤灌注不良和尿量减少等表现时，应密切观察患者是否存在脓毒症休克、消化道出血或心功能衰竭等情况。

4. 肾功能衰竭和肾替代治疗：危重症患者的肾功能损伤应积极寻找导致肾功能损伤的原因，如低灌注和药物等因素。对于肾功能衰竭患者的治疗应注重体液平衡、酸碱平衡和电解质平衡，在营养支持治疗方面应注意氮平衡、热量和微量元素等补充。重症患者可选择连续性肾替代治疗（continuous renal replacement therapy，CRRT）。其指征包括：①高钾血症；②酸中毒；③肺水肿或水负荷过重；④多器官功能不全时的液体管理。

5. 康复者血浆治疗：适用于病情进展较快、重型和危重型患者。用法用量参考《新冠肺炎康复者恢复期血浆临床治疗方案（试行第二版）》。

6. 血液净化治疗：血液净化系统包括血浆置换、吸附、灌流、血液/血浆滤过等，能清除炎症因子，阻断“细胞因子风暴”，从而减轻炎症反应对机体的损伤，可用于重型、危重型患者细胞因子风暴早中期的救治。

7. 免疫治疗：对于双肺广泛病变者及重型患者，且实验室检测 IL-6 水平升高者，可试用托珠单抗治疗。首次剂量 4~8mg/kg，推荐剂量为 400mg、0.9%生理盐水稀释至 100ml，输注时间大于 1 小时；首次用药疗效不佳者，可在 12 小时后追加应用一次（剂量同前），累计给药次数最多为 2 次，单次最大剂量不超过 800mg。注意过敏反应，有结核等活动性感染者禁用。

8. 其他治疗措施

对于氧合指标进行性恶化、影像学进展迅速、机体炎症反应过度激活状态的患者，酌情短期内（3～5 日）使用糖皮质激素，建议剂量不超过相当于甲泼尼龙 1～2mg/kg/日，应当注意较大剂量糖皮质激素由于免疫抑制作用，会延缓对冠状病毒的清除；可静脉给予血必净 100mL/次，每日 2 次治疗；可使用肠道微生态调节剂，维持肠道微生态平衡，预防继发细菌感染。

儿童重型、危重型病例可酌情考虑给予静脉滴注丙种球蛋白。

患有重型或危重型新型冠状病毒肺炎的孕妇应积极终止妊娠，剖腹产为首选。

患者常存在焦虑恐惧情绪，应当加强心理疏导。

（四）中医治疗。

本病属于中医“疫”病范畴，病因为感受“疫戾”之气，各地可根据病情、当地气候特点以及不同体质等情况，参照下列方案进行辨证论治。涉及到超药典剂量，应当在医师指导下使用。

1. 医学观察期

临床表现1：乏力伴胃肠不适

推荐中成药：藿香正气胶囊（丸、水、口服液）

临床表现2：乏力伴发热

推荐中成药：金花清感颗粒、连花清瘟胶囊（颗粒）、疏风解毒胶囊（颗粒）

2. 临床治疗期（确诊病例）

2.1 清肺排毒汤

适用范围：结合多地医生临床观察，**适用于轻型、普通型、重型患者，在危重型患者救治中可结合患者实际情况合理使用。**

基础方剂：麻黄9g、炙甘草6g、杏仁9g、生石膏15～30g（先煎）、桂枝9g、泽泻9g、猪苓9g、白术9g、茯苓15g、柴胡16g、黄芩6g、姜半夏9g、生姜9g、紫菀9g、冬花9g、射干9g、细辛6g、山药12g、枳实6g、陈皮6g、藿香9g。

服法：传统中药饮片，水煎服。每天一服，早晚各一次(饭后四十分钟)，温服，三服一个疗程。

如有条件，每次服完药可加服大米汤半碗，舌干津液亏虚者可多服至一碗 （注：如患者不发热则生石膏的用量要小，发热或壮热可加大生石膏用量)。若症状好转而未痊愈则服用第二个疗程，若患者有特殊情况或其他基础病，第二疗程可以根据实际情况修改处方，症状消失则停药。

处方来源：国家卫生健康委办公厅 国家中医药管理局办公室《关于推荐在中西医结合救治新型冠状病毒感染的肺炎中使用“清肺排毒汤”的通知》(国中医药办医政函〔2020〕22号)。

2.2 轻型

(1) 寒湿郁肺证

临床表现：发热，乏力，周身酸痛，咳嗽，咯痰，胸紧憋气，纳呆，恶心，呕吐，大便粘腻不爽。舌质淡胖齿痕或淡红，苔白厚腐腻或白腻，脉濡或滑。

推荐处方：生麻黄6g、生石膏15g、杏仁9g、羌活15g、葶苈子15g、贯众9g、地龙15g、徐长卿15g、藿香15g、佩兰9g、苍术15g、云苓45g、生白术30g、焦三仙各9g、厚朴15g、焦槟榔9g、煨草果9g、生姜15g。

服法：每日1剂，水煎600mL，分3次服用，早中晚各1次，饭前服用。

(2) 湿热蕴肺证

临床表现：低热或不发热，微恶寒，乏力，头身困重，肌肉酸痛，干咳痰少，咽痛，口干不欲多饮，或伴有胸闷脘痞，无汗或汗出不畅，或见呕恶纳呆，便溏或大便粘滞不爽。舌淡红，苔白厚腻或薄黄，脉滑数或濡。

推荐处方：槟榔10g、草果10g、厚朴10g、知母10g、黄芩 10g、柴胡 10g、赤芍 10g、连翘 15g、青蒿 10g（后下）、苍术 10g、大青叶 10g、生甘草 5g。

服法：每日 1 剂，水煎 400mL，分 2 次服用，早晚各 1 次。

2.3 普通型

（1）湿毒郁肺证

临床表现：发热，咳嗽痰少，或有黄痰，憋闷气促，腹胀，便秘不畅。舌质暗红，舌体胖，苔黄腻或黄燥，脉滑数或弦滑。

推荐处方：生麻黄 6g、苦杏仁 15g、生石膏 30g、生薏苡仁 30g、茅苍术 10g、广藿香 15g、青蒿草 12g、虎杖 20g、马鞭草 30g、干芦根 30g、葶苈子 15g、化橘红 15g、生甘草 10g。

服法：每日 1 剂，水煎 400mL，分 2 次服用，早晚各 1 次。

（2）寒湿阻肺证

临床表现：低热，身热不扬，或未热，干咳，少痰，倦怠乏力，胸闷，脘痞，或呕恶，便溏。舌质淡或淡红，苔白或白腻，脉濡。

推荐处方：苍术 15g、陈皮 10g、厚朴 10g、藿香 10g、草果 6g、生麻黄 6g、羌活 10g、生姜 10g、槟榔 10g。

服法：每日 1 剂，水煎 400mL，分 2 次服用，早晚各 1 次。

2.4 重型

（1）疫毒闭肺证

临床表现：发热面红，咳嗽，痰黄粘少，或痰中带血，喘懑气促，疲乏倦怠，口干苦粘，恶心不食，大便不畅，小便短赤。舌红，苔黄腻，脉滑数。

推荐处方：化湿败毒方

基础方剂：生麻黄 6g、杏仁 9g、生石膏 15g、甘草 3g、藿香 10g（后下）、厚朴 10g、苍术 15g、草果 10g、法半夏 9g、茯苓 15g、生大黄 5g（后下）、生黄芪 10g、葶苈子 10g、赤芍 10g。

服法：每日 1～2 剂，水煎服，每次 100ml～200ml，一日 2～4 次，口服或鼻饲。

（2）气营两燔证

临床表现：大热烦渴，喘懑气促，谵语神昏，视物错瞀，或发斑疹，或吐血、衄血，或四肢抽搐。舌绛少苔或无苔，脉沉细数，或浮大而数。

推荐处方：生石膏 30～60g（先煎）、知母 30g、生地 30～60g、水牛角 30g（先煎）、赤芍 30g、玄参 30g、连翘 15g、丹皮 15g、黄连 6g、竹叶 12g、葶苈子 15g、生甘草 6g。

服法：每日 1 剂，水煎服，先煎石膏、水牛角后下诸药，每次 100　～200mL，每日 2～4 次，口服或鼻饲。

推荐中成药：喜炎平注射液、血必净注射液、热毒宁注射液、痰热清注射液、醒脑静注射液。功效相近的药物根据个体情况可选择一种，也可根据临床症状联合使用两种。中药注射剂可与中药汤剂联合使用。

2.5 危重型

内闭外脱证

临床表现：呼吸困难、动辄气喘或需要机械通气，伴神昏，烦躁，汗出肢冷，舌质紫暗，苔厚腻或燥，脉浮大无根。

推荐处方：人参15g、黑顺片10g（先煎）、山茱萸15g，送服苏合香丸或安宫牛黄丸。

出现机械通气伴腹胀便秘或大便不畅者，可用生大黄5～10g。出现人机不同步情况，在镇静和肌松剂使用的情况下，可用生大黄5～10g和芒硝5～10g。

推荐中成药：血必净注射液、热毒宁注射液、痰热清注射液、醒脑静注射液、参附注射液、生脉注射液、参麦注射液。功效相近的药物根据个体情况可选择一种，也可根据临床症状联合使用两种。中药注射剂可与中药汤剂联合使用。

注：重型和危重型中药注射剂推荐用法

中药注射剂的使用遵照药品说明书从小剂量开始、逐步辨证调整的原则，推荐用法如下：

病毒感染或合并轻度细菌感染：0.9%氯化钠注射液250mL加喜炎平注射液100mg bid，或0.9%氯化钠注射液250mL加热毒宁注射液20mL，或0.9%氯化钠注射液250mL加痰热清注射液40mL bid。

高热伴意识障碍：0.9%氯化钠注射液250mL加醒脑静注射

液 20mL bid。

全身炎症反应综合征或/和多脏器功能衰竭：0.9%氯化钠注射液 250mL 加血必净注射液 100mL bid。

免疫抑制：葡萄糖注射液 250mL 加参麦注射液 100mL 或生脉注射液 20～60mL bid。

2.6 恢复期

（1）肺脾气虚证

临床表现：气短，倦怠乏力，纳差呕恶，痞满，大便无力，便溏不爽。舌淡胖，苔白腻。

推荐处方：法半夏 9g、陈皮 10g、党参 15g、炙黄芪 30g、炒白术 10g、茯苓 15g、藿香 10g、砂仁 6g（后下）、甘草 6g。

服法：每日 1 剂，水煎 400mL，分 2 次服用，早晚各 1 次。

（2）气阴两虚证

临床表现：乏力，气短，口干，口渴，心悸，汗多，纳差，低热或不热，干咳少痰。舌干少津，脉细或虚无力。

推荐处方：南北沙参各 10g、麦冬 15g、西洋参 6g，五味子 6g、生石膏 15g、淡竹叶 10g、桑叶 10g、芦根 15g、丹参 15g、生甘草 6g。

服法：每日 1 剂，水煎 400mL，分 2 次服用，早晚各 1 次。

十一、出院标准和出院后注意事项

（一）出院标准。

1. 体温恢复正常3天以上；

2. 呼吸道症状明显好转；

3. 肺部影像学显示急性渗出性病变明显改善；

4. 连续两次痰、鼻咽拭子等呼吸道标本核酸检测阴性（采样时间至少间隔24小时）。

满足以上条件者可出院。

（二）出院后注意事项。

1. 定点医院要做好与患者居住地基层医疗机构间的联系，共享病历资料，及时将出院患者信息推送至患者辖区或居住地居委会和基层医疗卫生机构。

2. 患者出院后，建议应继续进行14天的隔离管理和健康状况监测，佩戴口罩，有条件的居住在通风良好的单人房间，减少与家人的近距离密切接触，分餐饮食，做好手卫生，避免外出活动。

3. 建议在出院后第2周和第4周到医院随访、复诊。

十二、转运原则

按照国家卫生健康委印发的《新型冠状病毒感染的肺炎病例转运工作方案（试行）》执行。

十三、医疗机构内感染预防与控制

严格按照国家卫生健康委《医疗机构内新型冠状病毒感染预防与控制技术指南（第一版）》、《新型冠状病毒感染的肺炎防护中常见医用防护用品使用范围指引（试行）》的要求执行。